公安民警防治艾滋病培训系列教材

编委名单

主　审　徐和平　许云江　郭　宝　马敏艾

主　编　高运弘　解　宇　李云昭　杨鸿斌

副主编　雷宇靖　朵　林　王　清　万志红
沙　莉　李锦昆　杨春兰　邓临新

编写人员　高运弘　解　宇　李云昭　杨鸿斌
雷宇靖　朵　林　王　清　万志红
沙　莉　李锦昆　杨春兰　邓临新
刘　凌　施金阳　王晓锋　张睿达
张　蓓　陈韫韬　王明媚　吴新梅
杨雅茹　刘静波　李素琼　陈抒云
李　阳　邓　玲　胡　轶　薛皓铭
赵欣如　张智钦　赵冬子　杨丽华
钟君睿　任开勤　王　岚　朱红梅

公安民警防治艾滋病培训系列教材

公安民警预防控制艾滋病教程

主　审　徐和平　许云江

　　　　郭　宝　马敏艾

主　编　高运弘　解　宇

　　　　李云昭　杨鸿斌

云南大学出版社

图书在版编目（CIP）数据

公安民警预防控制艾滋病教程/高运弘等主编．—昆明：云南大学出版社，2009

ISBN 978-7-81112-930-4

Ⅰ．公…　Ⅱ．高…　Ⅲ．警察—艾滋病—预防（卫生）—教材　Ⅳ．D631.15　R512.910.1

中国版本图书馆 CIP 数据核字（2009）第 168872 号

公安民警预防控制艾滋病教程

主　编　高运弘等

策划编辑：伍　奇
责任编辑：伍　奇　和六花　王　磊
封面设计：刘　雨
出版发行：云南大学出版社
印　　装：昆明理工大学印务包装有限公司
开　　本：850mm×1168mm　1/32
印　　张：13
字　　数：338 千
版　　次：2009 年 9 月第 1 版
印　　次：2009 年 9 月第 1 次印刷
书　　号：ISBN 978-7-81112-930-4
定　　价：28.00 元

地　　址：昆明市一二·一大街云南大学英华园内（邮编：650091）
发行电话：0871-5033244　5031071
网　　址：http：//www.ynup.com
E - mail：market@ynup.com

前 言

艾滋病病毒感染者人数的快速增长，给公安机关和广大民警的执法、管理工作带来了新的问题和挑战。对艾滋病病毒感染者的执法和管理是一项法律性、政策性和专业性很强的工作，提高公安机关和广大民警的执法水平和管理能力以及更新执法观念，有效遏制艾滋病的流行蔓延，减少公安民警 HIV 职业暴露的风险，是公安机关亟须研究和解决的问题。针对当前艾滋病病毒感染者违法犯罪日益增多和吸毒人员中感染艾滋病病毒的比例较高的实际，进一步树立公安民警预防控制艾滋病的理念，并提高其相关法律法规和政策的水平以适应构建社会主义和谐社会的需要十分重要。

正因如此，在云南省防治艾滋病局、云南省公安厅禁毒局、云南警官学院、云南省第四轮全球基金/中英艾滋病项目办和云南省中澳亚洲区域艾滋病项目办的大力支持下，我们组织有关人员编写了《公安民警预防控制艾滋病教程》一书供广大民警学习。在本书的编写过程中，我们参考了国内外公开出版物中的一些资料及数据，并得到了一些专家学者的指导，在此一并表示衷心的感谢。

本书由云南省防治艾滋病局局长徐和平、云南省公安厅禁毒局副局长许云江、云南警官学院院长郭宝、副院长马敏艾教授主审，由云南省公安厅禁毒局两禁处处长高运弘、副处长杨鸿斌，云南省防治艾滋病局交流合作处处长解宇，云南警官学院基础部主任李云昭教授主编并对全书进行统稿。参加本书编写工作的除以上人员外，还有云南省公安厅禁毒局两禁处任开勤、云南省第四轮全球基金/中英艾滋病项目办雷宇靖、张睿达、邓玲、胡轶、张智钦、赵冬子，云南省中澳亚洲区域艾滋病项目办朵林、薛皓铭、赵欣如、杨丽华、钟君睿，云南省卫生厅规划财务处施金阳，《卫生软科学》编辑部王晓锋、万志红、沙莉、李锦昆、邓临新、刘凌、杨春兰、张蓓、陈韫韬、王明媚、李素琼、吴新梅、杨雅茹、刘静波、王岚、朱红梅，大理学院陈抒云，山东大学政治与公共管理学院李阳等。

由于时间仓促，加之我们水平有限，特别是对一些问题还有待进一步研究和探讨。因此，在本书中难免存在错误和不足之处，欢迎批评指正。

编　者

二○○九年八月

目 录

第一章　艾滋病概述

艾滋病（AIDS）全名为获得性免疫缺陷综合征，是由人类免疫缺陷病毒——艾滋病病毒（HIV）感染引起，渐进性地损害人体的免疫功能，使人体抵抗力逐渐下降，从而容易引起以机会性感染和恶性肿瘤为主要临床特征的传染性疾病，其病死率极高，目前还没有治愈的药物和方法，但可以预防。艾滋病主要通过血液传播（共用针具注射毒品、输入含艾滋病病毒的血液或血制品等）、性接触传播（与带有艾滋病病毒的人发生性关系）和母婴传播（母亲感染了艾滋病病毒，可在怀孕期间、生孩子过程中以及母乳喂养时传染婴儿）。与艾滋病病毒感染者或艾滋病病人的日常生活和工作接触不会感染艾滋病病毒。从感染了艾滋病病毒到可以从血液中检测出艾滋病病毒抗体的这一段时间叫窗口期，一般为三个月。目前，常用的方法是采血样做艾滋病病毒抗体检测来知道自己是否感染了艾滋病病毒。建议高危行为发生三个月以后再进行检测，艾滋病病毒抗体如果是阳性，说明已经感染了艾滋病病毒，如果是阴性则说明没有被感染。

重点问题

- 艾滋病及其症状
- 艾滋病的传播途径
- 艾滋病的预防及检测

第一节　艾滋病及其特征

人们之所以如此关注艾滋病问题是由这种疾病的特点决定的。现在，尽管全社会对艾滋病的宣传教育力度较之以前大大加强了，但部分人对艾滋病问题仍然存在某种偏见。随着艾滋病的快速蔓延传播，导致其已成为严重的社会问题和公共卫生问题。公安民警由于职业特点，在执法和警务活动中接触吸毒人员、卖淫嫖娼人员等高危人群并发生 HIV 职业暴露的机会明显高于其他行业，且在艾滋病防治工作中也承担着更为特殊的任务，因此，有必要了解和掌握预防艾滋病的相关知识与技能。

一、艾滋病

艾滋病（AIDS）是一种由艾滋病病毒（HIV）感染引起的传染性疾病，在 20 世纪 70 年代或更早些时候被发现，最初在中部非洲和拉丁美洲的一些国家开始出现。1982 年，医学界证实艾滋病是一种新的流行性疾病，其中文名称是获得性免疫缺陷综合征，其英文全称是“Acquired Immune Deficiency Syndrome”，取其每一个单词的首字母即缩写为“AIDS”。1986 年，国际病毒分类委员会将艾滋病病毒命名为“人类免疫缺陷病毒”，其英文全称是“Human Immunodeficiency Virus”，取其每一个单词的首字母即缩写为“HIV”。

H（Human）人类：此病毒仅能感染人类；

I（Immunodeficiency）免疫缺陷：此病毒主要攻击人体的免疫系统，造成人体免疫功能缺陷（免疫系统不能维持正常功能）；

V（Virus）病毒：此病原体是一种病毒，其特征是利用人类细胞的机制完成自我复制。

艾滋病是一种由于机体感染了人类免疫缺陷病毒而发生的传染病。艾滋病的“获得性”是说该病不是由遗传因素决定而是后天获得的；“免疫缺陷”是指人体内抵抗感染疾病的免疫机能发生了故障，从而使人体缺乏足够的抵抗力来保护机体健康；“综合征”是指由于免疫缺陷引起的一系列症状和体征。艾滋病目前没有特效药物可以治愈，也无有效的生物疫苗可以预防，病死率极高。

（一）艾滋病病毒直接破坏人体的免疫系统

艾滋病病毒进入人体后，主要破坏人体的辅助淋巴细胞(T4 细胞或称 CD4 细胞)，同时也侵犯人体的巨噬细胞、骨髓细胞和神经胶质细胞。CD4 细胞在维持人体的细胞免疫和体液免疫中具有重要的枢纽作用。CD4 细胞被破坏，也就直接破坏了人体的免疫功能。人体感染艾滋病病毒后，随着时间的推移，CD4 细胞的数量会逐渐减少，使机体抵抗疾病的能力大大下降，为各种病原菌的感染和癌症的发生打开了大门。

（二）艾滋病病毒感染者和艾滋病病人

艾滋病病毒（HIV）感染者和艾滋病病人（AIDS）是两个概念，二者是有区别的。艾滋病病毒代表人类免疫缺陷病毒，一个人感染了艾滋病病毒以后，此病毒就开始攻击人体免疫系统，人体免疫系统的功能之一就是击退疾病。感染了艾滋病病毒但又没有出现任何症状和体征，或出现了症状及体征也不能称作艾滋病病人。因为人体的免疫功能虽然已经遭到了破坏，但还没有完全丧失，不足以诊断为艾滋病病人，而应称之为艾滋病病毒（HIV）感染者。

感染艾滋病病毒之后，随着其对人体免疫系统破坏程度的加深加快，人体就容易机会性感染疾病，如肺炎、脑膜炎、肺结核等。随着艾滋病病毒感染者出现渐进性免疫系统损害，感染者就会发展为艾滋病病人。有证据表明，大约 20% 的艾滋病病毒感染者在感染后5年内会发展为艾滋病病人，约50%的艾滋病病毒感染者在10年内会发展为艾滋病病人。但是，也有少数艾滋病病毒感染者可以长期存活（病程无进展在10年以上）。

在这里需要说明的是，艾滋病本身不是一种病，而是一种无法抵抗其他疾病的状态或综合征。人不会死于艾滋病，而会死于与艾滋病相关的疾病，即所谓艾滋病相关综合征。

二、感染艾滋病病毒后的临床表现

一般情况下，一个人感染了艾滋病病毒后并不会立即发病，更不会立即死亡，而是要经过一个很长的潜伏期，大约7～10年才会发病。在这个时期感染者没有任何不适，外表与其他健康人一样，不同的是感染者能把艾滋病病毒传播给他人。从感染上艾滋病病毒到发展为艾滋病患者（AIDS），直至死亡，不同的国家分期标准不一样。根据我国卫生部2000年2月制定的分期标准，我国将其分为以下四个阶段：

（一）急性HIV感染期

HIV进入人的机体后，一部分人会首先经历急性HIV感染期。急性HIV感染期在接触HIV后约1～6周，其症状为非特异性，并且常在发生后1～4周内自然恢复。其临床表现为发热、出汗、乏力、肌肉疼痛、厌食、恶心、腹泻和无渗出的咽炎等类似病毒性感冒的症状，有时感染者有头痛、怕光和脑膜刺激等病症。25%～50%的感染者躯干出现皮疹，可以是斑丘疹、玫瑰疹或荨麻疹。少数感染者会出现脑炎、周围神经炎和急性上行性多发性神经炎。体检发现有：颈、腋、枕部淋巴结肿大，皮疹，偶有肝脾肿大，个别有口腔食管溃疡或念珠菌感染等。

（二）无症状HIV感染期

一部分人没有急性HIV感染期，而直接进入无症状HIV感染期，此时期又称临床潜伏期。无症状感染期持续时间的长短与感染 HIV 的数量及类型、感染途径、免疫系统抑制的程度、营养状态以及生活习惯等有关，不同的感染者无症状期的长短不一，平均为 5～10 年。在这一时期有部分病人可出现艾滋相关病变，主要表现为不明原因的淋巴结肿大。处于无症状期的感染者没有出现症状，而且由于持续时间长，因此他们是重要的 HIV 传染源。

（三）艾滋病临床期

经历了漫长的无症状 HIV 感染期后是艾滋病期。其临床表现可遍及肌体每一个系统，病人可出现不明原因的持续不规则低热、慢性腹泻、渐进性消瘦、乏力及各种机会性感染，如卡氏肺孢子虫性肺炎、口腔念珠菌感染、组织胞浆菌感染，弓形体病及隐孢子虫病，新生隐球菌脑膜炎或肺炎、进展迅速的活动性肺结核、反复发生的细菌性肺炎、败血症、反复发生的疱疹病毒感染，并有神经系统病变和卡波济肉瘤、淋巴瘤等，中青年患者会出现痴呆症。

（四）艾滋病终末期

艾滋病病毒感染者一旦进入临床症状期后，如果得不到及时的抗病毒治疗，患者很快就进入终末期，随之死亡。

三、HIV 抗体检测和窗口期

人体感染 HIV 后，在相当长的一段时间内没有明显的症状和体征。因此，从自我感觉和外表上无法确认是否感染 HIV，只有通过检测 HIV 抗体才能知道是否感染。如果有人曾暴露于感染 HIV 的危险中，想知道自己是否感染，就必须到指定的机构做 HIV 抗体检测。但需注意的是，人体感染 HIV 后，一般需要两周的时间才能逐渐产生 HIV 抗体。窗口期是指从人体感染 HIV 后到外周血液中能够检测出 HIV 抗体的这段时间，目前还没有国际上和国内统一认可的窗口期，比较流行的说法分别是 6

周、3个月和6个月，一般为1~6个月。在这段时间内，血液中检测不到HIV抗体，但病毒具有很强的传染性。只有等到窗口期过后，血液中才会有足够数量的HIV抗体可以检测出来。但是不能忽视的是，不同个体对HIV的免疫反应不一，抗体出现的时间也不一致，尤其对近期具有高危行为的人，一次检测结果阴性不能轻易排除感染，应隔2~3个月再检测一次。检测方法分为初筛和确证试验，只有确证试验结果呈阳性才能判定感染了HIV。如果检测结果是阴性，又不在窗口期内，则表明没有感染HIV。不同途径的感染可能感染不同的亚型，但都可以在窗口期后的抗体测试中检测出来。同时，进入体内的HIV数量多寡也不会影响窗口期的长短。也就是说，不论是输血感染、性行为感染、哺乳感染或其他形式的感染，也不论感染的HIV多少，一般都会在窗口期后出现抗体阳性反应。除极少特例外，不存在有的特定感染窗口期长而有的特定感染窗口期短的现象。

四、感染HIV后的治疗

尽管全世界都在致力于攻克艾滋病这个“世纪癌症”，但目前还没有彻底治愈的方法，疫苗的研制也遥遥无期。近几年来，三种联合疗法，包括三种不同的抗病毒药物，针对治疗艾滋病病毒感染者身上出现的机会性感染，三种治疗方法已经降低了发展中国家艾滋病并发症的死亡率。然而，这些药物目前还非常昂贵，通常还有很强的副作用，长期的副作用对人体健康的影响至今还尚未知晓。目前，我国实行了“四免一关怀”政策，即为所有艾滋病人免费提供抗病毒治疗的药品。然而对于大多数感染者，若想延长生命周期，重要的是要建立积极乐观的生活态度；获得来自其他感染者、家人以及朋友的支持；吃各种各样有营养的食物，保持营养平衡；缓解压力，降低工作强度都是极为重要的。保持这样做就可以健康的生活较长时间，而不至于恶化成艾滋病病人。如果出现了机会性感染，要尽快联系相关组织接受治疗。

五、对 HIV 的灭活

HIV 的体外生活力弱，对理化因子的耐受力不及乙型肝炎病毒。因此，凡是用于灭活乙型肝炎病毒的方法都可将 HIV 灭活。此外，HIV 对热和化学试剂敏感，对紫外线不敏感。0.2% 的漂白粉溶液、0.2% 的次氯酸钠、0.3% 的双氧水（过氧化氢）、0.5% 的来苏儿、75% 的酒精处理 5 分钟即可灭活病毒；在 56℃ 的温度下作用 30 分钟即可将病毒全部灭活；pH 值小于 6 或大于 10 的溶液，在 10 分钟内可灭活病毒。注射器具、医疗用具经过高温消毒、煮沸或蒸汽消毒完全可以达到消毒目的。HIV 在干燥环境中很快会失去活性。美国疾病控制中心研究证明，干燥环境中的 HIV 浓度在几小时之内降低 90% ~99% 。

第二节　艾滋病的传播途径及预防方法

感染艾滋病病毒的人是艾滋病唯一的传染源，包括艾滋病患者与无症状的艾滋病病毒感染者。因此，艾滋病病毒传播必须具有以下四个基本条件：

（1）排出，病毒必须从感染者的身体内排出。

（2）存活，病毒必须处于能够存活的条件下。

（3）足量，必须有足够多能引起感染的病毒。

（4）侵入，病毒必须进入另一个人的体液中。

那么，艾滋病病毒究竟存在于人体的什么部位呢？研究表明，艾滋病病毒在人体中只存活于体内的白细胞内，白细胞存在于血液、精液、阴道液等体液中，所以艾滋病病毒存在于人的体液中。但在感染了艾滋病病毒的人的各种体液中病毒的浓度是不同的，按照从高到低的顺序为：血液 > 精液 > 脑脊液、胸水、腹水、伤口渗出液 > 阴道分泌物 > 尿液、粪便。体液中艾滋病病毒浓度越高，具有的传染性越强。感染艾滋病病毒的妇女的母乳中也有病毒，可通过哺乳传染给婴儿。此外，人体的唾液、汗液、泪液等体液中也存在病毒，但由于量少而不足以引起传播。

一、HIV/AIDS 的传播途径

目前的研究表明，人体主要会通过以下三种途径感染 HIV：

（一）血液传播

HIV 大量存在于艾滋病感染者和病人的血液中，通过输入被污染的血液或血液制品、移植 HIV 感染者或病人的器官、与 HIV 感染者和病人共用注射器、针头、使用不洁的医疗器具或理发、美容工具等，均可导致 HIV 的感染。

经血液传播 HIV 的几率视不同的传播形式而不同：如果使用含有 HIV 的血液和血制品，一次感染机会可达 95% ~100%；静脉吸毒者共用不清洁的注射器感染的几率也很高，传播的几率大于 70%；针头刺伤皮肤传播的几率约为 1∶400 ~1∶300。另外，在临床医疗工作中的交叉感染，如针头、牙钻和注射器等器械消毒不严格或与 HIV 感染者共用器械等也会导致感染。据统计，2007 年我国经注射吸毒传播 HIV 的感染率为 42%。

（二）性接触传播

通过同性或异性的性行为传播，是世界上最主要的 HIV 传播途径，有性病者更容易感染，男性传给女性的几率高于女性传给男性的几率。目前全球约 80% 的 HIV 感染者都是通过这种方式感染的。研究表明，在不同的性行为中，肛交具有最大的传染危险，其次是无保护的阴道性交、口交等。据统计，2007 年一年中，在我国 5 万新发 HIV 感染者中，异性性传播占 44.7%，男男性传播占 12.2%。

（三）母婴传播

感染了HIV的妇女可在怀孕、分娩或哺乳时将病毒传给胎儿或婴儿，母亲传给其婴儿的几率为15%～50%，主要通过孕期胎盘传染，孕妇生产产道传染和产后通过母乳传染。受感染的儿童存活时间较短，50%大约在两岁前死亡，80%存活不到5岁。在世界范围内，不同的地区传播概率有所不同，非洲为25%～40%，美国和欧洲为15%～25%。据统计，我国2007年经母婴传播HIV病例在新发HIV感染者中占1.1%。

可见，暴露于感染HIV的危险中，并不等于一定会感染上HIV。因为人体是否感染HIV受到许多因素的影响，不同的感染途径，其影响因素不同，被感染HIV的几率也不同。

二、预防HIV的感染

请记住：艾滋病是可以预防的，但一旦染上艾滋病病毒就无法挽回。针对HIV的传播途径，我们可以采取相应的措施来预防：

（一）预防HIV血液传播

使用无菌针具；不共用针具；对注射器皿进行彻底消毒；对血液进行检测以及施行控制感染的方法，能极大地减少艾滋病病毒的医源性感染。普遍性预防措施的内容包括对器具进行有效消毒；对锋利的器具和使用过的物品进行认真的处理，避免与皮肤伤口和黏膜接触。要记住，大部分因针头刺伤而引起的感染是发生在急救时。

（二）预防HIV性传播

坚持使用质量好的安全套；对性传播疾病加以治疗；避免插入式的性接触。需要说明的是，安全套虽然有一定的预防作用，但并不能绝对保证不被感染。

（三）预防 HIV 母婴传播

感染 HIV 的妇女如果怀孕，应考虑做人工流产；怀孕时应采取母婴阻断治疗措施；感染 HIV 的妇女所生的婴儿，不论产妇血液中的艾滋病病毒抗体是否呈阳性，都不应由其本人哺乳。

按照以上原则并根据不同情况，可采取如下预防方法：

方法一：无针对性（非特异性）的预防措施

1. 血液传播的预防

（1）供输血用的血液应经过艾滋病病毒抗体检测。

（2）严禁吸毒、贩毒。

（3）医院和防疫部门应尽可能启用一次性注射器或对注射器实行严格消毒；针灸治疗用针也须经严格消毒；医务工作者应注意不能有外伤、针刺伤等意外事故，不能直接接触患者的血液、分泌液等。

2. 性传播的预防

性传播是艾滋病传播的主要途径。因此，做到洁身自爱，不要有性乱行为，这是防止感染艾滋病病毒的最简略、最有效的措施。倡导安全性行为，使用安全套。使用安全套是预防艾滋病的有效措施之一。比如，实践中引导使用安全套后，乌干达孕妇艾滋病病毒的感染率由 1990—1993 年的 21% 降低至 1995 年的 15%，泰国军人的艾滋病病毒感染率原为 3.7%，1995 年降低至 2.4%。

3. 母婴传播的预防

（1）感染艾滋病病毒的妇女不应怀孕。

（2）近年的临床实践表明，在孕妇分娩前 3 个月供给治疗艾滋病的药物二叠氮胸苷，能够预防 70% 带有艾滋病病毒的母亲所生婴儿感染艾滋病病毒。

方法二：艾滋病病毒感染者不能使艾滋病病毒再次传播

（1）已经感染艾滋病病毒的人不会很快发病死亡。因此，感染者不要消极绝望，艾滋病的治疗已出现了希望的曙光。

（2）不能发生艾滋病病毒的再次感染。不能有细菌、病毒、霉菌等各种感染，因为许多微生物会激活潜伏体内的艾滋病病毒。

（3）不能将艾滋病病毒传给他人。发生性行为时应使用安全套，不要献血，艾滋病病毒抗体阳性的孕妇应停止妊娠，不要与他人共用注射器、刮胡刀、剃刀、牙刷等，定时、认真地消毒被血液、精液等分泌物玷污的物品。

（4）应戒烟酒、戒毒，过健康、有规律的生活，定期去医院做必要的检查。

方法三：对艾滋病病毒污染物的消毒

艾滋病病毒很容易被杀灭，但其一旦进入人体后却是致命的，因而要严把消毒关。

艾滋病病毒感染者或艾滋病患者平时不会排出病毒，故对其周围物品不必进行特殊的消毒。而一旦物品被他们的血液或体液污染时，必须认真消毒。

1. 药剂消毒

（1）含氯消毒剂中常用的为次氯酸钠。消毒剂中含氯500/ppm～5 000/ppm，对被艾滋病病毒污染的物体处理10～30分钟即可达到消毒目的，遇有患者血液、体液沾染的物体时使用含氯10 000/ppm的溶液。

（2）碘伏消毒剂亦可用于消毒。用含碘50/ppm～150/ppm的溶液处理被艾滋病病毒污染的物体10～30分钟即可。

（3）75%的乙醇（酒精）可用于对手的消毒，作用10分钟即可。

（4）戊二醛多用于医疗器械的消毒。

2. 热消毒

艾滋病病毒对干燥和热敏感，在56℃条件下作用30分钟，或100℃条件下作用（如煮沸）20分钟能够杀灭艾滋病病毒。

方法四：艾滋病病毒感染者、病人的家庭预防

家中有艾滋病病毒感染者或艾滋病患者，无疑会给家庭带来许多不便。理解、关爱、鼓舞，并自动地运用一些心理咨询，有助于整个家庭气氛的和谐。美国一家医院的调查证明，存在家庭成员与不知已感染艾滋病病毒的人共同生活时，在无性交的情况下被艾滋病病毒感染的例子。相似的报告也强调要保证与艾滋病病毒感染者共同生活、学习、工作、就餐、社交的安全性。

通常认为艾滋病病毒感染者没有并发感染时，无须住院。艾滋病病毒感染者如无特殊情况出现，也无须住院。但为确保安全，避免家人被传染，因此尚需运用一些防范措施。

（1）不要与艾滋病病毒感染者或病人发生性接触，夫妻间的性生活要使用安全套。

（2）被艾滋病病毒感染者或病人的血液、分泌物、排泄物等污染的物品应进行消毒处理。

（3）手上有创伤、皮肤病（包括湿疹、皮炎等）时，就不要接触艾滋病病毒感染者或病人。如确有需要接触时要戴橡胶手套，发生直接接触时应定时对被污染部位消毒。

（4）艾滋病病毒感染者或病人的衣物不要与家人衣物相混，应分别洗涤。有血液或排泄物污染的衣物应先消毒，再洗涤。

（5）与艾滋病病毒感染者或病人有性接触者应定期到医院做临床和血清检查。

（6）艾滋病病毒感染者或病人出现精神混乱时，应送医院治疗。

方法五：对感染艾滋病病毒的母亲及所生孩子的建议

（1）感染艾滋病病毒的妇女，尽可能不要生育。

（2）不要母乳喂养。

（3）婴儿出生后应作及时诊断，使被感染了艾滋病病毒的婴儿赢得第一时间的治疗。

（4）出生3个月的婴儿应用叠氮胸苷（AZT）等药物进行预防性治疗，能够削减70%的婴儿免受艾滋病病毒的感染。

三、不会传播 HIV 的情况

除了上述三大传播途径外，一般的行为是不会感染 HIV 的。HIV 不会通过空气及日常生活接触传播，如握手、拥抱、礼节性接吻、咳嗽、打喷嚏、一起喝茶、共同进餐、共用工具或办公用具、共用马桶、公用电话、一起游泳等都不会传播 HIV，蚊虫叮咬也不会传播。

第三节 艾滋病的检测方法及诊断标准

如第一节内容所述，如果怀疑自己曾经暴露于 HIV 之下，只凭自己的所谓感觉或症状并不能确定是否已经被感染了，只有通过检测才能判断是否感染 HIV。

一、HIV 实验室检测

HIV 实验室检测指对人体血液、组织液、排泄物、组织、器官、精液以及有关血液制品、生物组织或其他物品等进行 HIV 或其相应标志物的实验室测定，包括分离 HIV、检测 HIV 抗原、测定核酸和检测 HIV 抗体。

二、HIV 实验室的检测方法

实验室检测 HIV 感染的方法有检测 HIV 抗体和检测 HIV 病毒物质等。

（一）HIV 抗体检测

检测血液中的 HIV 抗体是目前临床和公共卫生工作中最常用的检测 HIV 感染的实验室方法，而且也是敏感性较好的实验室检测 HIV 感染的方法。

HIV 抗体检测一般要经过两个步骤：

（1）初筛试验。我国最常用的初筛试验是酶联免疫吸附试验（ELISA），此外还有明胶颗粒凝集试验（PA）和快速检测等。

（2）确证试验。当初筛试验阳性时，为了避免假阳性，在初筛试验出现反应后，再做蛋白印迹试验（Western Blot，WB）或固相放射免疫沉淀试验（SPIP）、免疫荧光 CIFA 等来确证。只有确证试验阳性，才能认为是 HIV 抗体阳性，才能诊断为 HIV 感染。

除了检测血液外，国外一些生物制品公司现在已经研制出检测唾液和尿液中的 HIV 抗体的试剂盒，但我国目前临床诊断 HIV 感染还要求检测血液。

（二）HIV 病毒检测

直接检测 HIV 病毒需要复杂的实验室技术，而且由于检测方法的假阳性和假阴性以及检测价格昂贵、费时等原因，直接检测 HIV 的方法目前在我国主要用于研究。在极少数情况下，如为了早期诊断感染 HIV 的母亲所生的婴儿的感染状况等，也可以应用 HIV 病毒检测。

三、HIV 检测试剂

初筛用的 HIV 抗体检测试剂，必须是 HIV－1/2 混合型，经卫生部批准或注册，经过检验确定合格，并在有效期内。因为目前已发现的艾滋病病毒有 HIV－1 和 HIV－2 两种类型及许多亚型，两者虽然属同一家族，但又有许多不同，用检测 HIV－1 型的试剂不能检测出所有的 HIV－2 型。世界上大部分艾滋病是由 HIV－1型引起的。

常用的免疫印迹 HIV 抗体确认试剂有 HIV－1 型、HIV－2 型和 HIV－1/2 混合型，如用单一型的 WB，先作 HIV－1 型，再作 HIV－2 型测定。

四、HIV/AIDS 的诊断标准

按照我国 2001 年修订的对艾滋病病毒感染者和病人的诊断标准如下：

（一）急性 HIV 感染

1. 流行病史

（1）不安全性生活史。

（2）静脉注射毒品史。

（3）输入未经 HIV 抗体检测的血液或血制品史。

（4）HIV 抗体呈阳性感染者所生的子女。

（5）其他（如职业暴露或医源性感染史）。

2. 临床表现

（1）发热、头痛、乏力、咽痛、全身不适等症状。

（2）传染性单核细胞增多症者。

（3）颈、腋及枕部淋巴结肿大。

（4）脑膜脑炎或急性多发性神经炎。

（5）皮疹。

（6）肝脾肿大。

3. 实验室检查

（1）HIV 抗体由阴性转为阳性（经确认试验证实）。

（2）病人血浆中 HIV－RNA 呈阳性。

4. 确诊标准

病人近期内有流行病学史和临床表现中的现象，再结合实验室检查即可确诊，或仅实验室检查中的第一项就可确诊。

（二）无症状 HIV 感染

1. 流行病史

诊断标准同急性 HIV 感染。

2. 临床表现

常无任何表现，偶有全身淋巴结肿大。

3. 实验室检查

（1）HIV 抗体阳性，并经过确认试验确认。

（2）病人血浆中 HIV－RNA 呈阳性。

4. 确诊标准

病人近期内有流行病学史和临床表现中的现象，再结合实验室检查即可确诊，或仅实验室检查中的第一项就可确诊。

（三）艾滋病人

1. 流行病史

诊断标准同急性 HIV 感染。

2. 临床表现

（1）原因不明的持续不规则低热超过 1 个月。

（2）原因不明的持续全身淋巴结肿大超过 1 个月（淋巴结直径 >1cm）。

（3）慢性腹泻多于 3～5 次/日，且 3 个月内体重下降超过 10%。

（4）口腔或内脏受白念珠菌感染。

（5）卡氏肺孢子虫肺炎。

（6）皮肤黏膜或内脏的 Kaposi 肉瘤。

（7）活动性肺结核或非结核分支杆菌病。

（8）反复发作的疱疹病毒感染。

（9）明显的中枢神经系统占位性病变的症状和体征，或出现痴呆。

（10）巨细胞病毒感染。

（11）弓形虫脑病。

（12）反复发生的细菌性肺炎。

（13）淋巴瘤。

（14）败血症。

（15）新型隐球菌脑膜炎或隐球菌肺炎。

（16）青霉菌感染。

（17）其他条件致病菌感染。

3. 实验室检查

（1）HIV 抗体阳性，并经过确认试验确认。

（2）病人血浆中 HIV－RNA 阳性。

（3）CD4＋T 淋巴细胞数＜200/μl。

4. 确诊标准

有流行病学史、实验室检查 HIV 抗体阳性，并经过确认试验确认，或血浆中 HIV－RNA 阳性，加临床表现中的任何一项，即可确诊为艾滋病患者。或在 HIV 抗体阳性并经过确认试验确认及血浆中 HIV－RNA 阳性两项中有一项阳性，再加 CD4＋T 淋巴细胞数＜200/μl，也可确诊为艾滋病患者。

需要注意的是，检测结果如果出现不确定结果意味着什么呢？不确定结果是指在进行 HIV 抗体检测确认试验（WB）时，试验条带上出现了蛋白带型，但按照《全国艾滋病检测工作规范》的标准，这些带型尚不足以诊断为 HIV 抗体阳性。出现不确定结果，应建议其3个月后复查。如果复查结果转阳，表明受检者已经感染HIV；如果复查时条带全部消失，则为阴性结果，表明受检者没有感染；如果复查时条带没有变化或发生了变化但也不足以诊断为阳性，则应建议其3个月后再复查一次，如果3个月后还不足以诊断为阳性，则应作为阴性对待。

五、能够做艾滋病病毒检测的机构

按照《全国艾滋病检测工作规范》的要求，只有经过专门审批的HIV抗体检测实验室才能从事HIV的检测。

目前，各省、自治区、直辖市的疾病控制中心（或卫生防疫站）、国境卫生检疫机构、各级血站和血液中心、部分皮肤病性病防治医院（门诊）、综合医院、传染病医院等，均有HIV抗体检测实验室；各省、市、自治区其他的具体检测机构可通过以上单位查询。上述机构在提供HIV抗体检测的同时也提供有关艾滋病方面的咨询，包括热线电话、信函咨询和门诊咨询等。

第四节　艾滋病病毒传播常见的问题

一般的接触不会导致感染HIV，HIV也不会通过空气、皮肤或者唾液传染。感染者的体液含有病毒，但只有存在于血液、精液、阴道分泌液、母乳中的病毒量大时才会导致传播。成年人感染艾滋病病毒的途径必须是通过血液和血液接触（如通过共用注射器具、输血和血液制品）以及性接触传染。要杜绝公安工作中HIV传染最根本的方法就是防止自己的血液与HIV感染者的血液发生直接接触。

一、蚊虫叮咬不传播 HIV

研究表明，蚊虫叮咬不会传播 HIV。蚊子叮咬时，把一个人的血液吸入其胃里的一个部位，然后又把从胃里分泌出的唾液注入人体肌肤，导致皮肤瘙痒（蚊子的唾液会传播疟疾，疟疾是由一种微生物引起的，可以存在于人体体内和蚊子体内）。如果人们能从蚊子身上感染艾滋病病毒的话，那么非洲的儿童就会成为最主要的感染人群，但事实上不是这样的，艾滋病病毒的感染主要发生在年轻人身上，因为他们处于性活跃期；还主要发生在注射毒品的人身上，以及一些从母亲那里直接感染上的婴儿。

二、开展性教育的目的是为了减少不安全的性行为发生

由于艾滋病的流行正从高危人群向普通人群蔓延，HIV 通过性传播的比例在大大增加。此外，全世界的性病感染情况表明，不管在哪个国家，哪种宗教里，许多人在他们青少年时期，或者更早就处于性活跃期。调查还表明，对年轻人灌输正确的性知识，有助于延后他们第一次发生性行为的年龄，并且能够鼓励他们选择安全性行为的方式，例如使用安全套与一夫一妻制等。在感染率下降的一些国家，例如泰国和乌干达，感染比率下降得最多的是年轻人，这表明在青少年变得性活跃之前就改变其行为模式，要比他们行为模式定形以后再作改变容易得多。因此，性教育的目的是为了减少不安全的性行为而不是鼓励纵情。

三、感染 HIV 的妇女可以生下健康的婴儿

感染了 HIV 的母亲生下的婴儿，四个中有三个不会受到 HIV 感染。如果母亲在分娩前服用一个疗程的抗病毒药物，做剖腹产且不采用母乳喂养，那么她所产下的婴儿感染 HIV 的几率可以大幅下降到 10%。对怀孕妇女所感染的疾病，包括性病都

应进行及时治疗，在怀孕期间使用安全套，这些都是很重要的。同时避免施行人工羊膜穿刺和阴道扩张手术，都可降低感染 HIV 的几率。

四、感染上 HIV 的典型例子

多数情况下，HIV 感染者都是通过与他（她）信任的人有亲密接触后感染上病毒的。比如，中国云南省盈江县太平镇放板村的一户傣族家庭是一个非常典型的情况，丈夫因吸毒与他人共用注射器于 1999 年被感染 HIV（血液传播）；性生活中丈夫将 HIV 传染给他的妻子（性传播）；妻子怀孕后产下一个携带 HIV 的婴儿（母婴传播）。

思考题：

1. 怎样才能早期发现个体是否感染艾滋病病毒？
2. 什么是艾滋病检测的窗口期？
3. 艾滋病的潜伏期有多长？
4. 如何有效预防艾滋病病毒的传播？

第二章　艾滋病的发展趋势

全球艾滋病的流行仍在继续蔓延——每天有 15 000 例新的艾滋病病毒感染者，有 8 000 人因艾滋病而死亡。在亚洲，艾滋病既在具有高危行为的人群中传播，也在普通人群中传播。目前，印度有近 400 万人是艾滋病病毒感染者。自艾滋病病毒开始流行以来，全球已经有 6 000 万人感染了艾滋病病毒。其中非洲的艾滋病病毒流行最为严重——有 7 个国家成年人的感染率超过了 20%。如果用普通人的语言来解释这些数据的话，就是说在这些国家，一个 15 岁的人在其一生中将面临 50% 的感染艾滋病病毒的危险。在加勒比海的一些地方，艾滋病病毒感染率已经上升到了总人口的 3% 或更高。最近几年，东欧经历了艾滋病病毒感染率发展最快的时期。艾滋病的传播和流行不仅严重影响人的身体健康，对经济和社会也造成了严重的危害。由于艾滋病的流行，艾滋病病毒感染者及其家庭的医疗费用大大增加，一些艾滋病病毒感染者部分或全部丧失劳动能力，有的因为社会歧视而失业或失学，许多家庭一贫如洗，甚至家破人亡。由于艾滋病的流行，使一些地区的经济发展受到严重影响；医疗救治压力越来越大，消耗了巨大的卫生资源，造成了沉重的经济负担；同时引发了救治关怀患者、照顾孤儿寡老、消除社会危害和维护群众健康等一系列社会问题。

重点问题

- 全球艾滋病的流行态势
- 中国艾滋病的流行态势
- 艾滋病流行造成的危害

第一节 艾滋病的流行态势

艾滋病（AIDS）是由人类免疫缺陷病毒（HIV）引起的病死率极高的严重疾病，通过血液、性行为和母婴三条途径传播。二十多年来，艾滋病在全球广泛流行，严重影响了人类的健康和社会的发展。艾滋病不仅是医学问题，而且是严重的社会问题，给社会、经济、家庭和个人带来了灾难性后果。在短时间内，非洲国家由经济发展和计划免疫而增加人均期望寿命的成就，已被艾滋病带来的死亡抵消了，其他一些国家的情况也是如此，艾滋病在威胁着人类的生存、发展和稳定。因此，艾滋病比任何其他疾病对社会和经济发展及人民健康带来的危害性都大，必须采取迅速有效的措施加以控制。

一、全球艾滋病的流行态势

（一）全球艾滋病的流行现状

自从艾滋病（AIDS）于1981年首次发现以来，迄今为止在全球已造成累计约2 500万人死亡，尽管近年来在世界范围内的抗逆转录病毒治疗和护理方法得以改进，但艾滋病依然是有史以来最具灾难性的流行病。根据我国卫生部最新公布的数据表明，截至2006年，全球累计存活HIV感染者总人数为3 950万，其中成人为3 720万，女性为1 770万，年龄不满15岁的儿童为230万。这些感染者的区域分布情况如下：西欧和中欧74万，东欧和中亚170万，东亚75万，南亚和东南亚780万，大洋洲8.1万，亚撒哈拉非洲地区2 470万，中东和北非46万，北美140万，加勒比海地区25万，拉丁美洲170万。从这些数据可以看出，艾滋病在全球流行的区域差异特点非常明显，亚撒哈拉非洲地区依然是全球艾滋病流行情况最为严重的地区。

2006 年，全球新发 HIV 感染者总数为 430 万，其中成人 380 万，年龄不满 15 岁的儿童 53 万。2006 年因艾滋病死亡的人总数 290 万，其中成人 260 万，年龄不满 15 岁的儿童 38 万。

2006 年全球每天有超过 11 000 人被感染 HIV，在这些新发 HIV 感染者当中，有 95% 以上发生在中低收入的国家；约 1 500 人为年龄不满 15 岁的儿童；约 10 000 人为成人，在这些被感染的成人中约有 50% 为女性，约 40% 为 15 ~ 24 岁的青少年。

世界上感染 HIV 的人中有 2/3 的人（妇女则达到 77%）生活在撒哈拉以南非洲地区。南部非洲的艾滋病持续流行。在六个南部非洲国家（博茨瓦纳、莱索托、纳米比亚、南非、斯威士兰、津巴布韦）孕妇的 HIV 感染率为 20% 甚至更高。在其中的两个国家（博茨瓦纳、斯威士兰）孕妇的感染率更达到 30%。南非是世界上艾滋病疫情最严重的地区，目前还没有证据显示疫情有下降的趋势。在临近的莫桑比克，HIV 流行率显著地在增加。尽管津巴布韦孕妇的 HIV 感染率仍然很高，但是津巴布韦全国的 HIV 感染率有下降的趋势。国际社会仍需要作出巨大的努力才能保持这种下降的趋势。东部非洲，一个 HIV 流行率显著低于南部非洲的地区，自 20 世纪 90 年代中期以来，乌干达孕妇的 HIV 感染率降低的趋势同样也出现在肯尼亚的市区。上述乌干达和肯尼亚两个国家的疫情下降趋势可能是行为改变的原因。此外，东部非洲 HIV 的流行率这几年也始终保持稳定。

在亚洲和大洋洲的一些国家和地区 HIV 的流行率也在不断增高，尤其是在中国、巴布亚新几内亚和越南；其他一些国家包括巴基斯坦和印度尼西亚可能处于 HIV 的流行边缘。在亚洲，艾滋病的流行是由静脉注射毒品和性交易引起的，只有少数几个国家在大力采取干预措施来应对上述高危行为。同样的情况也出现在东欧和中亚，这些地区的 HIV 流行率在上升，妇女感染 HIV 的数量也在上升（尤其是贫困人群里的妇女最受影响）。在美洲，妇女感染 HIV 的人数也在上升，尤其是那些贫困家庭的妇女。

拥有众多人口的亚洲目前处于控制艾滋病蔓延的关键时期。一方面，大部分亚洲国家 HIV 携带者人数不到总人口的 1%，HIV 的传播仍主要局限于高危人群中；另一方面，该地区已成为 HIV 传播最快的地区之一，现在全球四分之一的新增病例均出现在亚洲，大多数感染者集中存在于选择性人群中。

在欧美等高收入发达国家，随着抗逆转录病毒疗法的普及，艾滋病死亡率已大幅度下降。但因为一些人放松了警惕，参与吸毒、色情交易、同性性交等高危行为，许多发达国家的新增感染人数又呈反弹趋势。

迄今为止，艾滋病已经吞噬了 300 万儿童的生命，现今还有 100 万儿童感染 HIV，新感染者约 1/10 是儿童，9/10 出生在非洲。女孩子感染的高峰年龄比男孩子要小。在新感染 HIV 的人中约有 60% 是 15 ~ 24 岁的青少年，男女比例为 1∶2。由于感染的母亲哺乳和预防婴儿感染的药物昂贵，导致母婴传播 HIV 的几率在 15% ~ 35%；由于儿童感染 HIV 后发展到 AIDS 速度很快，所以这些孩子大多等不到长大就夭折了。到 2010 年，如果艾滋病的传播仍未得到控制，那么在流行严重的地区，艾滋病将使婴儿死亡率增加到 75%，使 5 岁以下儿童死亡率增加一倍还多。

目前，全球每年有 280 万人因感染艾滋病毒而死亡，研究者估计在未来 25 年，全球将有近 1.2 亿人死于艾滋病。即便由于医学技术等发展使艾滋病传播得以控制，乐观估计全球从 2006 年到 2030 年也会有 8 900 万人死亡。在一些国家和地区艾滋病已成为成年人的主要死因。

（二）全球艾滋病流行的特点

（1）HIV 感染者中约一半为妇女。

（2）每年新感染者中约一半为妇女，10% 是儿童。

（3）全球女性感染机会是同龄男性的 2.5 倍，在某些地区高达 6 倍。

（4）东部非洲和南非部分地区，十几岁的女童中有 1/3 以上感染艾滋病病毒。

目前亚洲的艾滋病是继非洲以后最大的流行地区，这是因为亚洲人口众多，有一些地方文化、教育、社会、经济相当落后。艾滋病的三大传播途径在亚洲不少地区都严重存在，比如静脉注射吸毒在亚洲许多国家都广为存在，印度、缅甸、越南、柬埔寨，包括中国的局部地区，艾滋病通过静脉注射吸毒方式的传播十分严重。在吸毒人群当中，HIV 感染率高达 20% ~30%。再如，性传播在亚洲地区主要是异性性传播，在一些国家性商业非常旺盛，性病流行十分严重。性病是传播艾滋病的一个重要因素，还有就是血液传播和医源性的传播，因为亚洲地区很多地方卫生条件比较差，医疗设备比较落后，人员素质也比较低，所以这些方面的传播比较严重。一个根本问题是好多国家还没有把艾滋病的预防作为政府的重要职责去做，在政策和经济投入方面都远远不如西方发达国家，所以联合国艾滋病规划署认为，到 2010 年左右，亚洲的艾滋病形势将比非洲严重。

二、中国艾滋病的流行态势

（一）中国艾滋病的流行现状

纵向地看，可以将其在中国的发展分为四个阶段：

第一阶段即传入期。1985 年为起点，感染者多为外国人或海外华人。

第二阶段即散发期。从 1989 年 10 月在云南省西南边境吸毒人群中发现146例HIV感染者至1994年底，这一阶段我国大部分的HIV感染者为该地区的吸毒者，同时全国其他地区在性病患者、暗娼、归国人员中也发现了HIV感染者。

第三阶段即增长期。以1994年底至1995年为界限，在各地吸毒者、性病患者、流动人口及有偿供血人员等人群中发现数量较多的HIV感染者。在这一阶段仍以血液传播为主，但通过性接触传播的比例也在增加。

第四阶段即快速增长期。以1996年以后HIV感染者成倍增加为标志，年龄以20～4O岁者占的比例最大（78%），传播途径以血液传播（静脉注射吸毒、供血及血液制品）为主，性接触传播为次，母婴传播病例也在增加。其特点就是以很快的速度波及全国。

目前中国的艾滋病病毒感染者估计为70万，而真正发现的只有22万多例，也就是说，有70%的传染源我们根本就不知道。从1994年到现在，艾滋病病例报告数一直以平均每年30%～40%的速度快速增长。原因是我国人口基数大，虽然70万相对于13亿来说是一个很小的数字，但我国进入艾滋病快速增长期已经十多年了，现在中国艾滋病疫情已经处在由高危人群向普通人群大面积扩散的临界点，正处在艾滋病真正大流行的前沿，如果防治措施不当，据专家保守估计，到2010年，中国的艾滋病病毒携带者将增加到1 000万人，届时中国将成为世界上受艾滋病影响最严重的国家之一。

自从20世纪80年代中期艾滋病开始进入中国以来，中国有三个地区的艾滋病问题特别严重。第一个艾滋病多发地区是和东南亚的毒源地“金三角”相邻的中国西南边境省份。由于毒品走私猖獗，云南、广西、贵州等省份的吸毒者感染艾滋病病毒的人数日益增多；第二个艾滋病多发地区是新疆。自从国际刑警当局大力打击从“金三角”地区经中国西南省份向香港偷送海洛因的活动以后，越来越多的毒品转由新疆流向西方，导致新疆吸毒者人数急剧增加；第三个艾滋病多发地区是河南。在这个省份卖血最为普遍，由于抽血设备未经彻底消毒，导致大量卖血的人感染艾滋病病毒。

据卫生部公布的《中国艾滋病（如何治疗艾滋病）防治联合评估报告（2007 年）》称，截至 2007 年 10 月底，全国累计报告艾滋病病毒感染者和艾滋病病人 22 万多例，其中艾滋病病人 62 838 例，死亡报告 22 205 例。中国艾滋病感染者数量在亚洲已占第 2 位，在世界已占第 14 位。

截至 2007 年年底，我国艾滋病病毒感染者和患者约 70 万，全国人群感染率为 0. 05%，其中艾滋病病人 8. 5 万人。2007 年，新发艾滋病病毒感染者 5 万，因艾滋病死亡 2 万人。在 5 万新发感染者中，异性性传播占 44. 7%，男男性传播占 12. 2%，注射吸毒传播占 42%，母婴传播占 1. 1%。

目前，中国艾滋病的严峻形势主要表现在以下几个方面：

（1）云南省累计报告艾滋病病毒感染率居中国之首，2008 年底公布的数据为 6. 3 万人。

（2）河南省艾滋病病毒感染者已上升到 3. 5 万人。

（3）新疆的艾滋病疫情一直处于上升状态。

（4）北京的艾滋病感染者以年均 50% 的速度递增。

（5）广东省艾滋病的流行已由高危人群向一般人群扩散。

（6）湖北省艾滋病处于快速增长期。

（7）浙江省艾滋病病毒感染者呈增长态势。

（8）中国艾滋病病毒感染者以青少年为主。

（9）中国已成为世界艾滋病增长最快的国家之一。

据调查，经性途径感染艾滋病病毒呈上升趋势。中国男性之间的性行为引起的艾滋病传播，需要引起更多的注意。目前，估计中国的艾滋病病毒感染人群中有 7% 是通过男性间性行为感染的。对男性同性恋人群的调查数据显示，目前该人群艾滋病病毒感染率在1%～4%。另外，感染者的流动和性病疫情上升等也是造成艾滋病疫情蔓延的重要因素。

（二）中国艾滋病流行的特点

（1）艾滋病疫情地区差异大。截至2006年底，艾滋病疫情报告数累计最多的省份依次是：云南、河南、广西、新疆、广东。其中云南、河南的艾滋病报告数大于3万；广西、新疆、广东的艾滋病报告数大于1万；宁夏、青海、西藏的艾滋病报告数小于100。在感染途径上，各地区差异也十分明显。

（2）艾滋病疫情继续呈上升趋势。近年来，中国报告疫情数字增加明显。这一方面反映了疫情的上升，另一方面是由于近年来监测力度加大，发现的病人和感染者人数增加。

（3）呈现明显的人群聚集性。

（4）传播途径仍以吸毒传播为主。但性传播、母婴传播的比例也呈上升趋势。

（5）艾滋病发病和死亡人数持续增加。根据报告，截至2007年10月底，全国累计报告艾滋病病毒感染者和艾滋病病人22万多例，其中艾滋病病人62 838例，死亡报告22 205例。

（6）艾滋病由高危人群向一般人群扩散的态势仍在继续。根据报告，2006年全国流调及部分省哨点的流调资料显示，部分地区孕产妇、婚检及临床匿名检测人群中艾滋病病毒感染率已经达到较高水平，个别地区婚检人群感染率大于1%，孕产妇艾滋病病毒的感染率达到5%，与周边高流行国家孕产妇艾滋病病毒感染率水平类似。

（7）女性感染者比例上升。根据报告，2000年中国报告艾滋病病毒感染者中女性的比例为19.4%，到2007年女性感染的比例已增至27.8%，而在每年新报告的艾滋病病毒感染者中，男女感染HIV性别比例从20世纪90年代的5∶1增加到目前的2∶1。

三、云南省艾滋病流行态势

（一）云南省艾滋病流行现状

云南省艾滋病流行始于20世纪80年代后期的边境注射吸毒人群，5年后艾滋病流行经注射吸毒人群从边境地区向内地扩散，注射吸毒人群感染率上升迅速，6个地区注射吸毒人群感染率超过40%。目前艾滋病流行已波及性工作者、嫖客、性病患者等性乱人群，该人群HIV感染率上升明显。一般人群中呈现低水平流行，但局部地区孕妇感染率超过1%。云南省艾滋病流行可划分为三个阶段：1987—1989年为云南省艾滋病流行的传入阶段，1990—1995年为艾滋病流行的扩散阶段，1995年至今为流行的快速增长阶段。目前，云南省呈现吸毒人群HIV感染率居高不下、性传播明显增加、一般人群HIV感染率逐年增高、流行地区范围广及地域差别大的流行态势。

云南省艾滋病流行在地域上的传播规律，先在局部地区流行，然后由流行中心向周边地区，沿交通发达地区扩散；人群的传播规律是先从外来人员开始，然后是本地吸毒人群和暗娼，再是他（她）们的配偶，最后到一般人群，如长途车司机等。1987年发现首例艾滋病病人（外国旅游者），1989年在边境地区静脉注射吸毒人群中首次发现HIV流行。

从1989年到1999年，云南省的艾滋病流行完成了从散发期到低流行、经过中流行进入高流行的过程。有关资料显示，云南的泛滥期出现在2007年，其发展轨迹与联合国在全球重灾区——撒哈拉以南非洲地区调查出来的传播速度非常相似。

1989年通过流行病学调查，在中缅边境注射吸毒人群中首次发现146例HIV感染者，云南省1989年到2007年6月累计报告艾滋病病毒感染者为53 642例，艾滋病病人为4 535例，艾滋病死亡人数为 1 899 例。其中 2007 年 1 ~6 月报告艾滋病病毒感染者为 4 691 例，艾滋病病人为 600 例，艾滋病死亡人数为 131 例。

从上述数据可以看出，云南省艾滋病流行的总体情况是：艾滋病疫情态势仍然严峻，存在艾滋病疫情进一步蔓延的危险，表现在以下几点：

（1）疫情仍呈上升趋势。艾滋病在全省流行的区域继续扩大，由 1989 年的 1 个县到 2006 年的 129 个县。被 HIV 感染的人数持续增加，1989—2006 年累计实际感染人数已超过 8 万人。其中 HIV 感染者为 48 951 例，占全国总感染人数的 25.5%；AIDS 病例为 3 935 例，占全国 AIDS 总病例的 8.2%；AIDS 死亡人数为 1 786 例，占全国 AIDS 死亡总数的 13.1%。

（2）艾滋病正由高危人群（吸毒、卖淫、嫖娼）向一般人群快速扩散。桥梁人群（暗娼）感染率持续上升，2005 年已超过 86 个县流行，最高超过 10%；孕产妇（一般人群）感染率持续上升，2006 年已达到 0.38%。

（3）艾滋病传播由单一途径变为三种途径并存，注射吸毒 HIV 感染率上升态势趋缓，性传播明显加快。注射吸毒者中的 HIV 感染率从 1995 年的 6.8% 上升到 1999 年的 27.8%，2002 年后，感染率波动在 18.3% ~22.7%；暗娼感染率从 1995 年的 0.5% 上升到 2006 年的 3.1%，个别地区已超过 10%。

（4）艾滋病发病和死亡高峰已经到来。全省累计艾滋病死亡人数已经超过 1 万人，医院报告 HIV 感染者的比例已从 1% 上升到 10.5%。

1989 年 HIV 流行仅分布于 1 个县，之后流行地区范围逐渐扩大，1989 年到 2006 年 6 月，全省 16 个州（市）的 129 个县（市）均报告发现 HIV 感染者，感染人数分布为：德宏州 10 589 人；红河州 7 734 人；昆明市 5 606 人；大理州 4 691 人；临沧市3 637人；文山州2 867人。截至2008年年底，在报告HIV/AIDS流行的16个州（市）中，有5个州（市）的注射吸毒人群感染率>5%，同时孕妇感染率>1%，属广泛流行阶段；12个州（市）的注射吸毒人群感染率>5%，但孕妇感染率<1%，属聚集流行阶段。

（二）云南艾滋病流行的特点

（1）类亚洲模式，始于注射吸毒人群，流行模式明显有别于欧美和非洲。

（2）由边境地区向内地扩散，全省普遍流行，且地区差异极大。

（3）农村包围城市，新的高危人群中各种职业均有，无业、工人、个体户、商业服务人员、公务员明显增加，建筑工人、筑路工人等成为主力军。

（4）从少数民族到汉族，汉族已成为主角，达到60%。

（5）年龄向高龄化变化，中年及以上在逐渐增加。

（6）女性感染者明显增加，性别比逐渐改变，男女比例从40:1上升到2.45:1。

（7）HIV传播从单一途径（注射吸毒）到三个途径都有，性传播途径快速增加，其构成已接近注射吸毒比例（50%）。

（8）吸毒人群中的艾滋病流行率维持在较高水平，部分县已与周边国家相近（最高70%），瑞丽、盈江、临翔、个旧、开远、砚山等6个县（市、区）已超过70%。

（9）艾滋病病毒传播正通过桥梁人群（暗娼）向一般人群扩散。

（10）发病和死亡高峰逐渐到来。医院报告感染者比例从低于1%（1995年）增加到10.5%（2007年），每年全省报告死亡病例超过100例，德宏州报告死亡病例超过1 600人。

云南省艾滋病的流行情况除以上特点外，还发生了五个转变：

（1）边境地区为主→全省流行。

（2）农村地区为主→城市、农村并存。

（3）少数民族为主→汉族为主。

（4）男性感染为主→女性明显增加。

（5）吸毒途径为主→吸毒、性传播相互推动。

第二节　艾滋病的危害

目前，艾滋病病毒感染率在继续上升，艾滋病在许多国家对人的平均寿命造成了严重影响。与其他致死性传染病的传播特点不同，艾滋病病毒的感染有选择性，主要影响年轻人和社会上的主要劳动力，这些人中的患病和死亡人数在扩大，受他们赡养的人也因此受到影响。此外，与其他的传染病（如疟疾和痢疾等）不同的还有艾滋病病毒在人体中的潜伏时间很长，因此相比其他致死率高且发病迅速的传染病，艾滋病病毒有更长的时间和更多的机会传染给其他人，这就大大增加了普通人群感染艾滋病的机会，这也是艾滋病最可怕的特点。

在不少人的意识里，艾滋病一开始是外国人的病，是由性乱、吸毒等违背法律和道德的行为引起的。而1985年在浙江省检测出的中国第一例艾滋病病毒感染者，却是由于身患血友病后使用了国外的血液制品而感染艾滋病病毒的，这时人们才开始意识到艾滋病可以通过血液传播，后来进一步发现感染艾滋病病毒的妇女可以将艾滋病病毒直接传给她的后代。但是，直到今天，人们依然视艾滋病为道德意义上的敌人，对艾滋病患者普遍存在歧视心理。而由于艾滋病的巨大危害性和目前的不可治愈性，不少人“谈艾色变”，对艾滋病及艾滋病人充满恐惧。目前全球艾滋病感染人数已经达到4 600万人，中国感染艾滋病病毒的人已达70万，中国的艾滋病形势十分严峻，我们身边的每一个人都在艾滋病病毒面前显得那么苍白无力，我们每一个人的生命都有可能受到艾滋病病毒的威胁。因此，艾滋病不仅是一个公共卫生问题，同时也是一个社会问题，社会中的每一个成员都有可能成为艾滋病流行的直接或间接受害者。艾滋病对个人、家庭和社会都将造成灾难性的危害。

一、艾滋病流行对人类的危害

（一）艾滋病对个人的影响

艾滋病病毒感染者容易受到社会的歧视，很难得到亲友的关心和照顾。另外，艾滋病病毒感染者一旦知道自己感染了艾滋病病毒，无异于听到死刑的宣判，心理上会产生巨大的压力。艾滋病病毒感染者一旦发展成为艾滋病人，健康状况就会迅速恶化，患者不但要承受巨大的心理压力，还要承受身体上巨大的痛苦。

（二）艾滋病对家庭的影响

社会上对艾滋病病毒感染者的种种歧视态度会殃及其家庭，他们的家庭成员和他们一样，也要背上沉重的心理负担。由此极易产生家庭不和，甚至导致破裂。艾滋病病毒感染者因此无处栖身，被迫推向社会，引起其他问题。

因为多数艾滋病病毒感染者处于养家糊口的年龄，往往是家庭经济的主要来源。当他们本身不能再工作，又需要支付高额的医药费时，其家庭经济状况就会很快恶化。有艾滋病病人的家庭，其结局一般都是留下孤儿无人抚养，或留下父母无人养老送终。

（三）艾滋病对社会经济的影响

在现有的医疗技术水平范围内，艾滋病至少在短时期还无法治愈。艾滋病发作以后，一般在短短几年甚至几个月内就可导致死亡。因而增加了死亡率，降低了人类平均期望寿命，给人类健康带来严重威胁。

从艾滋病病毒感染到艾滋病发作的潜伏期较一般传染性疾病长，艾滋病病毒感染者在未发作期间无任何症状，有可能在无意中感染其他人，而被感染者也不会对其采取防范措施。另外，这种长潜伏期也决定了目前感染状况的危害将在未来（10 年或更长时间）显现出来，其影响是深远的。

艾滋病病毒传播的一个主要途径是性接触，而这种生理的需要是人类的本能，从而极易造成大范围的传播，防不胜防。艾滋病主要侵害那些年富力强的 20 ~ 45 岁的成年人，而这些成年人是社会的生产者、家庭的抚养者、国家的保卫者，他们的损失对家庭、社会来说是无法弥补的。

艾滋病不放过精英。根据欧美和非洲的经验，受到较好教育、科学文化水平较高人群的感染率即使不高于其他人群的水平也是与其他人群基本持平的。这些精英是国家的栋梁，这种损失对国家是致命的。

二、艾滋病流行对社会造成的危害

未能在艾滋病蔓延之前就积极采取有效防治措施的国家，将来会遭遇更大的挑战。艾滋病一旦形成蔓延之势，就会波及更多个人和群体，其传播速度之快超乎想象和控制能力，给个人、家庭和社会造成严重后果，危及国家安全、民族兴旺、社会稳定和经济发展。由于艾滋病目前无法治愈，因此对人们健康及社会经济发展的危害超过了其他任何疾病，给个人、家庭、社会和经济发展带来了灾难性后果。

（一）劳动人口减少，人才损失严重

艾滋病夺去的大多是 19 岁至 49 岁青壮年的生命，使国家丧失大批青壮年劳动力及科技人才。在部分撒哈拉以南非洲国家（如博茨瓦纳和斯威士兰），据估计有 1/3 以上的成年人感染了

艾滋病病毒。同样位于该地区的南非的艾滋病病毒感染人数最多，超过500万，如不加以遏制，个别国家将面临亡国灭种的灾难。

（二）直接影响经济发展

艾滋病会对传播严重的国家造成灾难性的经济影响。据估计，当艾滋病病毒的感染率达到8%时（13个非洲国家已达到此比例），每年对经济增长的影响为1%。艾滋病已使非洲许多国家的经济持续发展成为一句空话，国内生产总值减少幅度在坦桑尼亚达15%～20%，肯尼亚为14.5%，纳米比亚为8%。另外，防控艾滋病已经耗费了大量的社会财富，在过去7年里，仅世界银行就通过赠款、贷款和信贷共承诺了17亿美元用于遏制艾滋病的项目。

（三）防治艾滋病的费用成为国家财政负担，影响生活水平甚至加剧贫困化

每年需要耗费巨资来防治艾滋病，对本来就贫穷落后的国家来说是巨大的财政负担。根据世界卫生组织统计，仅1999年，非洲国家花费在治疗艾滋病人身上的医药费至少在25亿美元以上，相当于非洲国家全年卫生预算的总和。

（四）艾滋病使人均寿命大幅度下降

非洲是艾滋病流行的重灾区，世界上70%的艾滋病病毒感染者或艾滋病患者集中在非洲大陆。1998年，非洲有20万人死于战争和地区性冲突，而死于艾滋病的人却10倍于战争，达200万之众，平均每天有5 500人被“世纪瘟疫”夺去生命。在博茨瓦纳、纳米比亚、斯威士兰和津巴布韦等疫情比较严重的国家，15～49岁的人群中，艾滋病病毒感染率高达20%～30%。20世纪90年代初，南非的艾滋病病毒感染者仅占总人口的0.76%，目前已达到22.8%，十多年时间感染人数猛增了30倍。感染者已超过总人口10%的9个非洲国家，到2010—2015

年，人口预期寿命将平均减少 17 年。

（五）艾滋病使大批儿童成为孤儿

根据联合国人口基金组织提供的一份报告，乌干达因艾滋病失去单亲或双亲的儿童达 110 万，居非洲国家首位。如果不采取有效措施，到 2010 年，非洲大陆因艾滋病而失去双亲的孤儿将会达到 1 040 万。全世界每天约有 2 000 个婴儿在母亲怀孕、生产时或通过母乳喂养的过程中感染艾滋病病毒。如果不进行有效的医疗干预，艾滋病病毒呈阳性的母亲所生育的婴儿中至少会有 1/3 感染上该病毒。

（六）艾滋病造成并加剧歧视

在艾滋病发现初期，社会上往往流传着恐怖的故事、错误的报道、惊慌失措的反应和带有歧视的政策，阻碍人们以理性的态度对待这种疾病，目前这一问题并没有从根本上得到解决。

（七）对个人和家庭造成巨大危害，影响社会安定

艾滋病病毒感染者或艾滋病患者的就业、上学、医疗、婚姻、生育都受到严重影响，由于被迫停止工作或减少工作时间，收入因此减少，加剧家庭贫困化，已有不少家庭因此而破裂。

三、艾滋病流行产生的社会危害的特点

（一）普遍性

不论男女老少，每个人都是艾滋病的易感染者，都可能受到来自不同途径（血液传播、性传播、母婴传播）的感染。任何一个社会成员的健康和生命都可能受到艾滋病的威胁。

（二）长期性

感染艾滋病病毒后，因潜伏期长，作为传染源的艾滋病病毒感染者或艾滋病人对周围健康人群形成长期威胁，并可能传染给许多人。艾滋病发病后，患病期间消耗的医疗费用和卫生资源极大，对社会形成长期压力。艾滋病一旦流行，会延续数代，成为

人类的长期灾难。艾滋病造成家庭破裂，感染者受到社会歧视，丧失读书与就业的机会。感染了艾滋病的父母病故后，孤儿的抚育和其父母的赡养问题成为长期的社会问题。

（三）毁灭性

艾滋病目前尚缺乏可以治愈的药物。它主要侵害精力体力旺盛、性成熟并正处于活跃期的青壮年，青壮年感染艾滋病病毒后，造成大量劳动力和兵源的缺失，直接影响国家的经济建设和国防力量的补充。艾滋病还导致艾滋病病毒感染者和患者家破人亡。由此可见，艾滋病带给个人、家庭、社会的损失和破坏是毁灭性的。

四、艾滋病流行对经济的危害

目前，艾滋病流行已成为影响人类社会发展和经济发展最重要的难题之一。在艾滋病流行严重的国家和地区（人口数在100万以上，成人艾滋病患病率在2%以上），艾滋病流行造成的社会经济危害已经得到证实。研究表明，一个有艾滋病病人的家庭，为了治疗需花费大量金钱，给家属带来沉重的经济负担；家庭成员为照顾病人不得不减少工作和学习时间，家庭收入将受到进一步损失。在云南省，1989年检测出的146例感染艾滋病病毒的静脉吸毒者，到1999年底，已有107人（65.64%）死亡，平均死亡年龄35.22岁，年死亡率为10.13%，远远大于全国人口平均死亡率6.5‰（1998年《卫生统计年鉴》），其中，死于艾滋病或与艾滋病相关疾病的有53人，平均死亡年龄为36.89岁，平均每个感染者家庭需负担15岁及以下未成年子女0.72人，60岁以上老人1.57人。另一项研究表明，我国19%的艾滋病病毒感染者家庭有5岁以下儿童，这些儿童在他们未成年以前将失去单亲或双亲而成为孤儿。

艾滋病病毒感染者及病人医疗费用很高。1999年，中国预防医学科学院对北京两家收治艾滋病病毒感染者及病人的医院进行回顾性调查，收集1994年到1999年9月接受治疗的感染者及病人的资料（门诊病例97例，住院病例82例），发现艾滋病病毒感染者及病人平均年住院次数为1.4次，年住院总天数为89.6天，平均年门诊次数为2.7次，平均每人每年医疗费用为54 549元人民币，其中87.22%为住院费用。进一步对1999年收治的29例感染者及病人进行分析，发现29例被调查者的平均年住院次数为1.27次，门诊次数为7.54次，平均每人每年住院费用为23 231元人民币，门诊费用为16 009元人民币，接受抗病毒治疗的病人每年需另外增加23 857元人民币的抗病毒治疗费用。艾滋病病人的平均年住院次数、住院天数及住院费用均明显高于无症状感染者。可见，治疗艾滋病的费用远远高于有艾滋病患者家庭的经济承受能力。

艾滋病可带来惊人的经济损失。我国的一项研究结果显示：若以艾滋病病人平均死亡年龄为35岁和中国人劳动年龄至60岁及每人每年创造社会财富约1.5万元人民币计算，平均一人因感染艾滋病病毒减少创造社会财富而造成的经济损失约37万元人民币。目前，我国的艾滋病病毒感染者或患者已达70万人，全国因艾滋病病毒感染者增加的医疗费用和经济损失将达2 590亿元人民币。如果不采取积极有效的措施，到2010年，我国艾滋病病毒感染者将达到1 000万人左右，随之而来的经济损失可达4 600亿至7 700亿元人民币，这只是艾滋病的治疗费用。由此可见，艾滋病对宏观经济的直接影响之大。

艾滋病还给家庭、社会增加了巨大的负担：据专家估计，我国一个艾滋病人的医疗费用相当于我国一个家庭年收入的一半到1.1倍，这对个人和家庭来讲，无疑是难以承受的。另外，青壮年大多承担扶养孩子和赡养老人的义务，一旦早逝，会严重影响家庭和下一代的生活。再则，遗留下无依无靠的孤儿和老人，将给社会带来沉重的负担。

艾滋病对社会进步、经济发展和人民生活的影响是多方面且复杂的：

（1）根据亚撒哈拉非洲及泰国艾滋病流行情况来看，艾滋病在一个地区的传播流行一般都从高危人群开始，然后传播到一般人群。如果在艾滋病流行早期政府不能采取控制措施，或控制措施不得力，或控制措施不正确，艾滋病从高危人群扩散到一般人群是不可避免的。我国人口基数大，一旦艾滋病传播到一般人群，其造成的社会及经济危害将是十分严重的。因此，及时采取科学有效的措施防止艾滋病从高危人群向一般人群扩散，应引起政府及每个公民的高度重视。

（2）随着艾滋病病毒感染人数和艾滋病病人数量的不断增加，他们对医疗卫生服务的利用及卫生资源的消耗也相应增加。由于艾滋病的治疗费用昂贵，许多病人往往等到自己坚持不住时才去接受治疗。一旦错过了早期治疗的机会，往往是花很多钱却于事无补。因此，卫生部门应向公众提供机会性感染及早期治疗机会性感染各种好处的信息，以利于病人作出明智的选择并尽量合理利用有限的卫生资源。另外，对于贫困的感染者或病人，政府应考虑负担起他们用于姑息治疗及机会性感染治疗的费用。

（3）随着妇女中艾滋病病毒感染者人数的不断增加，艾滋病婴儿的问题也将日益严重。

五、艾滋病对儿童的影响

（一）因艾滋病而沦为孤儿

艾滋病危机给发展中国家儿童所造成的破坏性影响尚未完全被人们理解。因艾滋病所造成的孤儿人数（因艾滋病所产生的孤儿，以下简称“艾滋孤儿”），尤其是非洲的艾滋孤儿人数，绝不亚于一次突发性事件所造成的后果。由于原本就贫困的社会要与这一大规模的灾难相抗争，它们在社会发展中取得的成就，诸如儿童健康、营养和教育水平的改善都将因此而付诸东流。

（二）孤儿危机的严重性

损失是疾病和死亡的必然结果，但艾滋病造成的巨大代价是不同寻常的。迄今为止，艾滋病已经使得820万儿童沦为失去单亲或双亲的孤儿，其中绝大多数在撒哈拉以南的非洲。艾滋孤儿的总人数还在继续增加，在赞比亚，1 000万的全国人口中，艾滋病孤儿的数量已经达到了70万。在南非，20世纪90年代初期，艾滋病病毒的感染人数只有总人口的0.7%，而到了2000年，短短几年的时间里，艾滋病病毒的感染人数已经达到了总人口的22.8%，如果不采取措施的话，到2020年，南非的人口将出现负增长。

这些儿童经受的个人悲痛是巨大的。正当世界上最贫穷的、受到影响最严重的一些国家在奋力与艾滋病作斗争和照料由此产生的孤儿的时候，随之出现的是更巨大的社会危机。这场危机的规模之大在人类历史上是前所未有的。在大多数工业化国家，孤儿人数通常都不到1%。在艾滋病开始肆虐之前的发展中国家，大家庭和社区接纳孤儿人数的比例仅略高于儿童总数的2%。相比之下，乌干达现在因艾滋病而沦为孤儿的人数在儿童总人数中所占的比例已经高达11%；在赞比亚，这一人数达9%；在津巴布韦为7%；在马拉维为6%。总之，妇女中艾滋病流行越广，孤儿的人数就越多。

眼下这种孤儿危机的严重性有增无减：在35个国家中，仅在1994年至1997年期间，沦为艾滋孤儿的人数就分别增加了一倍、两倍甚至三倍。人们担心由于艾滋病，亚洲的孤儿人数比例将增加两位数。联合国艾滋病规划署称，现在与携带艾滋病病毒的母亲居住在一起的儿童的人数远远大于已经成为孤儿的人数，这对未来而言是一个令人不安的前景。

那些因艾滋病失去母亲或双亲的儿童是社会中最可怜的成员。由于他们沾上了艾滋病这个不好听的名字而在社会上受到孤立，获得免疫接种的可能性较小，营养不良和变成文盲的可能性就较大，而且还更容易遭受虐待和剥削。谋求平息这一危机并保护儿童所需的人力和物力资源是国际社会应当采取紧急行动的头等大事。

（三）艾滋病对儿童生活的影响

艾滋病正在一些非洲国家侵蚀着人们通过艰苦努力在婴儿和儿童生存方面取得的宝贵成就，这是这种疾病所造成的破坏性最大且最不明显的后果之一。例如，在博茨瓦纳，到2000 年艾滋病将成为64%的5 岁以下儿童死亡的原因。这将使这个国家在儿童保健方面业已取得的令人瞩目的成就毁于一旦。在南非和津巴布韦，预测艾滋病在一段时期内将是造成儿童死亡率增加一倍的主要原因，一些专家甚至预言将出现增长幅度更大的儿童死亡率。美国人口普查局估计，至 2010 年，津巴布韦 5 岁以下儿童的死亡率将是既往不存在艾滋病情况下儿童死亡率的 3. 5 倍，婴儿死亡率可能增加一倍。在某些非洲国家，医院报告 3/4 的儿科住院病人是患艾滋病的儿童。

艾滋病对儿童产生的影响已经不仅仅限于病毒感染了，因为在遭受打击最严重的国家里成百上千万名儿童失去了父母或监护人，这给他们的健康、营养状况和教育带来极大风险。人们已经看到生活在被艾滋病所殃及的家庭中的儿童在营养方面受到越来越大的影响。在坦桑尼亚卡盖拉所做的一项调查发现，贫困家庭的食品消费在成人艾滋病患者死亡时下降了 15% 。这种下降可能对儿童的成长产生重大影响。此外，艾滋病造成孤儿面临发育迟缓的风险要高于平均数。据世界银行估计，孤儿中发育迟缓者的比例大约为 50% 。

在受艾滋病影响的家庭中，儿童因家人难以支付学费或需要他们外出挣钱而中途辍学，许多国家的儿童识字率估计将有所下降。在大家庭中生活的孤儿一般都是首先被剥夺接受教育机会的人。在赞比亚所做的一项调查表明，在城市地区，32%的孤儿失学，而非孤儿的失学比例为25%；在农村地区，68%的孤儿不能入学。艾滋孤儿使本来就不完善的卫生保健系统面临着更严重的负担。在津巴布韦，政府估计，到2005年，艾滋病将消耗掉国家整个医疗卫生预算的60%。在大多数发展中国家，这一疾病还在增加卫生保健的费用，并减少人们获得保健的机会，穷人受到的影响最大。在许多地区，父母因艾滋病死去后留下的健康儿童面临死于可预防疾病的风险更大，因为他们的疾病往往被归咎于艾滋病而得不到治疗。还有迹象表明，艾滋孤儿获得免疫接种和满足其卫生保健需求的可能性也比其他儿童要小48%。

艾滋病对社会经济产生的许多影响眼下仍然难以估量。但是，毫无疑问，卫生保健开支的增加和家庭收入的大幅度减少正在使财政更加拮据，尤其加重了妇女的负担，而且还使得幸存下来的儿童面临着营养不良、文盲和疾病的更大风险。艾滋病还使得正处盛年、有技术和受过教育的人员大量流失，从而可能对未来的发展产生可怕影响。

思考题：

1. 艾滋病在全球的流行态势如何？
2. 艾滋病的流行对社会经济造成了怎样的危害？
3. 艾滋病对儿童造成危害的严重性是什么？

第三章　吸毒与减低危害措施

艾滋病在中国的流行对经济和社会的影响已经显现，对人民的身体健康和生命安全造成了巨大的危害。在目前还没有疫苗可以预防和特效药物进行治疗的情况下，健康教育和行为干预是控制艾滋病流行的主要策略和有效措施。减低危害是一种注重实效和人道主义的方法，是专门为预防 HIV/AIDS 而制定的一种策略，向静脉吸毒者提供各种服务，包括同伴教育、美沙酮维持治疗、清洁针具交换等，其目的就是要减少因静脉注射吸毒造成对个人和社会的危害，特别是导致艾滋病的传播，对整个社会都有益处。

重点问题

- 毒品的危害
- 脱毒治疗与戒毒
- 减低危害的基本措施
- 关爱艾滋病病毒感染者

第一节　毒品的危害

一、毒品的特征

（一）毒品的特征

任何毒品都具有三个基本特征：依赖性（成瘾性）、危害性与非法性，这三点通常被称为毒品的三大基本属性。

1. 毒品的依赖性

（1）毒品的耐受性。耐受性是机体对毒品反应的一种适应性状态。当长期反复使用某种毒品时，机体对该毒品的反应敏感性降低，药效随之减弱。为了达到与原来相同的反应和药效，就要逐步增加毒品的剂量，这种现象就是毒品的耐受性。不同种类的毒品产生耐受性的快慢不同，鸦片类毒品产生耐受性快，而镇静催眠类毒品产生耐受性慢。

某些毒品还产生交叉耐受性（cross tolerance），即机体对某种毒品产生耐受性后，对另一种毒品的敏感性降低，如对鸦片类毒品产生耐受的个体，对其他鸦片类毒品的耐受性提高。

（2）毒品的依赖性。毒品的依赖性是一种药物综合征，是由于长期反复服用毒品，毒品与机体相互作用引起的生理和心理状态。

2. 毒品的危害性

毒品的依赖性直接导致了对毒品的滥用，而滥用的结果不仅损害吸毒者的身心健康，而且诱发多种犯罪，危及社会治安，破坏国家经济，影响政局稳定，极大地阻碍了人类社会的发展和进步。

3. 毒品的非法性

毒品对人类社会产生的巨大危害，迫使各个国家对其进行严格的立法管制。毒品的非法性也称为毒品的被管制性。因此，被管制性是毒品的本质属性，也是其法律属性，即按照国家关于麻醉药品、精神药品的有关管理规定，滥用麻醉药品、精神药品，非法种植、制造、加工、运输、贩卖、走私上述药品属违法犯罪行为，将受到法律的制裁。

另外，酒精、烟草等物品也具有依赖性、滥用性及危害性，但由于种种原因，多数国家未将它们列入毒品管制范围，即不具有被管制性，所以目前饮酒、吸烟不称为吸毒。

在毒品的这三个属性中，依赖性是最主要的，依赖性决定了毒品的其他属性。依赖性是毒品的物质特征，危害性是毒品的本质特征，违法性是毒品的法律特征。依赖性导致滥用毒品，导致危害性，因而受到法律所禁止。

（二）毒品成瘾机制

1. 耐药作用的形成

耐药作用（tolerance）是服用很多毒品后出现的一种现象，即不断服用相同剂量的毒品产生的作用越来越小。科学研究使我们认识到人的身体以一种发展的方式去补偿由于吸入毒品而引起的化学不平衡。当一个人需要的毒品带来的刺激作用越来越小时，就可能通过增加毒品的剂量来战胜身体产生的耐药作用。当一个人身上的耐药作用增高到一定的水平时，这些毒品就会引起很危险的后果。一些有规律地使用毒品的人最终会服用相当高的剂量，这一剂量早就能杀死那些没有耐药作用的人。

不同种类的毒品产生耐药性的快慢不同，鸦片类毒品产生耐药性快，镇静催眠药类毒品就慢，致幻剂则多不产生耐受性。某些毒品还产生交叉耐药性，即机体对某些毒品产生耐药性后，对另一种毒品的敏感性降低。

毒品的耐药性是可逆的，停止使用毒品后耐药性逐步消失，机体对毒品的反应又恢复到原来的水平。所以，一些鸦片类毒品成瘾戒毒后的复吸者，即使服用低于平时所用的剂量，也会因过量而中毒。

2. 身体依赖性的产生

身体依赖是毒品成瘾的病理生理学特征。身体依赖通过停止服药综合征（withdrawal syndrome）的出现来定义。假设一个人已经开始吸毒，并有了耐药作用，这个人又增加了吸毒量，不断使用较大的剂量，致使身体每天或每星期不断接受着毒品的进入。在使用了一定毒品后，这个人若突然停止吸毒，身体中就开始出现由此而引起的一组综合症状，例如若对海洛因上瘾，一旦停止使用，这个人就会流鼻涕，可能会感冒、发烧、腹泻或者出现其他症状。当一种毒品停止使用后在不同的人身上出现一系列连续的症状，这些症状的集合就是停止服药综合征。各种毒品引起的停止服药综合征是不同的，出现停止服药综合征的一个解释模式是毒品首先破坏了身体的正常生理平衡，神经系统察觉到身体生理的失衡，但在反复使用毒品后，身体正常的运行机制产生需要补偿毒品的作用，若突然停止使用毒品，补偿机制就会失衡。由此看来，耐药作用明显先于身体依赖。以不断使用海洛因为例，刚开始使用时，肠蠕动减慢，接着出现便秘，在持续使用几天后，身体中的其他机能开始抵消海洛因产生的作用，使肠内再恢复运动（耐药作用）。如果突然停止使用海洛因，补偿机能会产生太多的肠蠕动，腹泻是最明显的停止使用海洛因后出现的症状。

根据补偿机能的假设，停止服药综合征的出现据说会反映身体（或生理）对毒品的依赖（physical/physiological dependence）。换句话说，吸毒者已经依赖一定剂量的毒品的作用，停止吸毒会产生一种不平衡，这种不平衡在几天内会缓慢地得到恢复。

3. 强化的形成

“强化”也即我们通常所说的“心理依赖”，是吸毒成瘾的病理心理学特征，是指由于使用毒品产生特殊的心理效应，在精神上驱使其表现为一种定期连续使用毒品的渴求和强迫行为，以获得心理上的满足和避免精神上的不适。

心理学中的术语“强化”是用来描述一个过程：一种行为后紧跟着一些结果，从而产生为了得到这些结果而重复这种行为的不断增长的需要。这种结果也可以描述为令人愉快的或有所“奖赏”的状况（如将美味的食品给一个有些饿的人），也可以描述一个人终于摆脱了疼痛和不舒服。所以，行为本身为其结果所加强或强化。对动物进行的药理行为试验的主要结果表明，一些毒品的供给可以强化导致毒品供给的行为。研究人员训练实验室的老鼠和猴子压杠杆，杠杆被压时的唯一结果是少量静脉注射海洛因、可卡因或其他毒品，结果被试验的老鼠和猴子不断重复压杠杆行为。由于某些特定的毒品而不是所有毒品都能产生这种功能，所以可以认为某些毒品具有“强化特性”，并且可以认为，在这些毒品和那些使人上瘾的毒品之间有普遍的关联。

“强化”或称“心理依赖”可改变吸毒者的生活方式、情感、性格、心理素质和意志行为等。毒品的心理依赖十分顽固长久，对吸毒者留下的心理烙印极难消除，这也是吸毒者在摆脱生理依赖后重新复吸的重要原因。

二、毒品的分类

（一）按法律管制可分为麻醉药品和精神药物

国际管制的麻醉药品有128种，精神药物有99种。依据2007年10月30日国家食品药品监督管理局、公安部、卫生部联合公布的2007年版《麻醉药品品种目录》和《精神药品品种目录》，我国目前管制的麻醉药品有123种，精神药品有132种。

（二）按来源可分为天然类、人工合成类和半人工合成类

天然毒品是自然界植物中含有具有明显生理活性的毒品，可将植物的某一部分直接吸食、饮用或通过简单的提取分离过程得到含量较高的毒品，鸦片、大麻、吗啡、古柯就属于这一类。

人工合成类毒品是利用两种或两种以上的化学物质，通过一系列化学反应生产出来的毒品，如苯丙胺类兴奋剂、镇静催眠类药物。

半人工合成类毒品指的是将天然品加工成为毒品或者是天然植物毒品与化学物质共同合成制得，如从鸦片中提炼吗啡，吗啡与醋酸酐反应制得海洛因。

（三）按对中枢神经系统的生理作用可分为兴奋剂、抑制剂和迷幻剂

兴奋剂是对人体中枢神经系统产生兴奋作用的药物，如可卡因，苯丙胺等；抑制剂是对人体中枢神经产生抑制作用的药物，如巴比妥类药；迷幻剂是对人体中枢神经产生迷幻作用的药物，如大麻、苯环已哌啶（PCP）。

三、毒品的危害

（一）吸毒的生理危害

1. 产生身体依赖

毒品作用于人体，使人体体能产生适应性改变，形成在药物作用下的新的平衡状态。

2. 毒品危害人体的肌体

无论用什么方式吸毒，对人体的肌体都会造成极大的损害。不洁注射导致感染各种疾病，如细菌性心内膜炎、破伤风、败血病、横断性脊髓炎，并极易传染乙肝、丙肝等血清型肝炎。不洁注射是传播艾滋病病毒的重要途径。肌肉或皮下注射毒品，注射部位的皮肤可能出现脓肿、感染、色素沉着、疤痕硬结等症状。长期吸食毒品对呼吸道系统造成恶性刺激，轻者易患气管炎，重者会导致肺炎、肺气肿和肺癌。

3. 吸毒危害神经系统

吸食毒品后，一种危险是会引起一系列的神经系统病变，如惊厥、针颤麻痹、周围神经炎、弱视、远离注射部位的肌功能障碍。长期吸毒会引起智力减退和个性改变。静脉注射伴有掺杂物的毒品，也可直接引起脑栓塞。各种毒品直接发挥作用的部位大多集中在脑部，长期反复吸毒对中枢神经系统是一种恶性刺激，不可避免地会产生直接毒性作用，导致神经细胞或组织不可逆的病理性改变，其中尤以阿片类、巴比妥类和甲基苯丙胺类毒品危

害最大。毒性作用的范围可能仅限于脑内的某个区域，也可能弥漫全脑，可以仅发生于中枢系统的某个环节，也可能波及外周神经，纵深到颈椎、胸椎区。常见的病理性改变包括弱视、横断性脊髓炎，突发性下肢瘫痪、肢体感觉异常、末梢神经炎等，并可见侵犯白质及灰质的急性坏死病灶。另一种危险是痛觉的消失，由此可能导致严重病症的延误。

除了以上的病理性改变外，还会引发各种精神障碍，尤其对先天性精神异常或人格缺陷的吸毒者，更是危险。精神障碍的出现与毒品对中枢系统的毒性作用有着必然的关系，在大多数情况下伴有神经系统的病理性改变。与病理性改变相比较而言，吸毒所致的精神障碍在性质上也许对吸毒者乃至其家庭和社会的危害更大。毒品所导致的精神、意志的麻醉和瓦解作用在吸毒者中普遍存在，对于我们正常的不吸毒的人来说，精神障碍是一种疾病状态，吸毒者所追求的恰恰是这种几近病态的感受，如幻听、幻视等，对客观环境中并不存在的感官刺激，吸毒者却能感觉到，并确信这是真的，在幻觉的支配下，吸毒者会作出危险的动作和意外行为，很容易造成吸毒者的死亡。吸毒后的另一种精神障碍是思维障碍，主要表现为妄想，其内容多荒诞不经、离奇恐怖，并常有被迫害及罪恶感，在这种思维的支配下，吸毒者常常会出现伤（杀）人或自杀（伤）的行为。

无论是出于缓解一时的焦虑、紧张、压抑等心理失衡，还是仅仅是想尝试而吸毒成瘾，最终都会导致机体产生松弛、沉迷、委靡不振、冷漠、嗜睡等一系列身体、精神、行为与人格的改变，使吸毒者同以前判若两人，对家庭、社会失去责任感，道德沦丧，生活颓废，为获得毒品不惜以身试法，结果不但自己身陷囹圄，往往祸及家庭和社会。

4. 吸毒危害消化系统

绝大多数毒品均有抑制食欲的作用。部分吸毒成瘾者就是误认为毒品可以用来减肥而开始吸毒的，毒品的抑制食欲作用不仅可引起身体消瘦，还可引起某些人体必需的维生素和矿物质流失，从而引起一系列营养不良综合征。吸毒常引起胃肠蠕动减慢进而引起便秘，这种便秘非常顽固，成为令吸毒者苦恼的痼疾，有时吸毒者每隔一周或十余天才大便一次，排便时出血也很常见。此外，胃肠蠕动减慢还可引起肠梗阻。

5. 吸毒危害心血管系统

很多毒品可以对心血管系统产生直接毒性。静脉注射毒品引起的感染会对循环系统发生不良影响，吸毒经常引起各种心律失常和缺血性改变，其表现与不同毒品的药理作用有关；吸毒会引起心血管系统的并发症，且很难治愈，甚至导致吸毒者的死亡。毒性作用除了毒品本身的因素之外，毒品中掺杂的其他有害物质也是很重要的因素。常见的毒性作用可分为两大类：一类是对心脏的危害，引起如细菌性心内膜炎、心肌病、心律不齐、心包炎、心肌梗塞及血流动力学参数的改变；另一类是对外周血管系统的危害。常见的有血栓性静脉炎、动脉炎、动脉损伤、动脉瘤、动脉闭合、坏死性血管炎等，严重的还会导致脑溢血、心衰等致死性疾病。

6. 呼吸系统危害

吸毒可通过三种主要途径对呼吸系统造成严重破坏。经呼吸道滥用毒品对呼吸道有直接刺激；通过不同途径进入体内的毒品对呼吸道的特异性毒性作用；由吸毒引起的营养不良和感染也可能波及呼吸系统。

7. 损害免疫系统

各种各样的感染是吸毒者发病和死亡的主要原因之一。研究表明，各类毒品都会不同程度地削弱机体的免疫功能，使各种器官脏器的机会性感染发生率增加。各种因吸毒引起的感染，应用抗生素也很难治愈，由此形成多年不愈的慢性感染。各类毒品的毒性作用表现为长期应用后对整个免疫系统包括非特异性和特异性（包括体液免疫和细胞免疫）功能的全面抑制。其结果或者是IL－2分泌和NK细胞的活性减低，或者是单核吞噬细胞功能受抑，或者是T细胞介导的淋巴细胞增殖反应减弱，或者是B淋巴细胞免疫应答功能受损。因为毒品种类的不同，其对机体免疫功能的影响也不尽相同，但都证实毒品对免疫系统有直接的毒性作用。除此之外，近年的研究还提示：一些毒品如阿片类，可以通过神经—内分泌—免疫调节网络影响免疫功能。例如，吗啡能作用于中枢神经系统，通过中枢的阿片受体介导发挥免疫抑制作用。

机体免疫功能降低后的直接影响是机体对外界病原入侵的抵抗力降低，再加上吸毒者本人大多不注意个人卫生、身体的营养状况等条件也很差，一旦有细菌或病毒侵入机体，很容易形成感染灶，继而造成全身广泛扩散，最终导致吸毒者的死亡。尤其严重的是采用静脉注射方式吸毒的人，经常使用或与其他人共用不洁的注射器，很容易将外界的病原，如肝炎病毒甚至艾滋病病毒带入体内，轻者造成注射部位的感染，重者引发肝炎或艾滋病。调查显示，在吸毒者中广泛流传着肝炎和艾滋病，并且传播很快。几乎只要是吸毒者，就必定合并有肝炎。在艾滋病患者中，有相当部分（65%）是通过静脉注射毒品的吸毒者，再加上吸毒者中普遍存在的卖淫、嫖娼、同性恋等性淫乱行为，无疑为肝炎和艾滋病的传播和蔓延提供了条件。

另外，由于毒品的生产大多出自地下实验室和一些简陋的手工作坊，在制作的过程中不可避免地掺杂大量有害物质的感染源，加之在毒品的买卖过程中一些人为了牟取更高的利润也会掺入一些杂质，使得吸毒者极易并发各种感染，如肺炎、肺脓肿、细菌性心内膜炎、菌血症、组织蜂窝织炎、注射部位脓肿、动脉炎等各种各样的炎症。各种感染经久不愈和广泛蔓延，使吸毒者免疫功能进一步受损，形成恶性循环，威胁吸毒者的生命。

（二）吸毒的心理危害

毒品进入人体后作用于人的神经系统，使吸毒者出现一种渴求用药的强烈欲望，驱使吸毒者不顾一切地寻求和使用毒品。一旦出现精神依赖后，即使经过脱毒治疗，在急性期戒断反应基本控制后，要完全康复原有生理机能往往需要数月甚至数年的时间。

吸毒会导致吸毒者的人格发生深刻变化，由于毒品的抑制和兴奋作用，使吸毒者的思维、行为和情绪受到严重影响。长期使用毒品，使得吸毒者的注意力、抑制力、记忆力、耐受力、持久力等受到明显破坏。对毒品的依赖性使吸毒者丧失兴趣、责任感、羞耻感等，产生情绪不稳定、疑心重、敌对感强、偏执、惊恐等现象。

（三）吸毒对家庭、社会的危害

[**案例**]

“丢丢”的故事

一个刚刚被民警从吸毒者手中解救出来的孩子，当时只有3岁。北京和平里派出所的夏恒靖民警回忆当时解救“丢丢”的情景，用了“触目惊心”这个词，“我只能说在电影里看过这种情景，就是可以说体无完肤，从面部来讲，从嘴唇到鼻子到眼皮甚至耳根，烫的没有一点好的皮肤。当时那孩子身上一丝不挂，没有一点布丝，背靠着墙里角，双手被绑在背后，而且脑袋顶在墙上流泪”。全身300处烫伤，4天4夜没有吃一点东西，喝一口水，“丢丢”的生命已经是命悬一线。夏恒靖民警告诉记者，“孩子趴在我肩膀上，只说了一句话，叔叔我渴了，当时就晕过去。到了和平医院，当时一看，大夫说这孩子没法救了”。这是谁的孩子？为什么会受到这样非人的虐待？警方连夜对与“丢丢”一同居住的3个吸毒人员进行了审讯，证实“丢丢”没有爸爸，他的妈妈叫郭立芹，当时只有22岁，一直在北京卖淫、吸毒，因欠别人3 600元钱的毒品债，就把3岁的儿子“丢丢”作为抵押品，许诺3天为限，用钱换回儿子。但一个星期过去，郭立芹始终没有露面，幼小的“丢丢”在后来4天的时间里，竟成为三个吸毒者毒瘾发作时的主要发泄对象。

——中央电视台经济频道

1. 吸毒对家庭的危害

吸毒是导致分居、离婚率高的重要原因之一。在家庭中，无论是丈夫吸毒还是妻子吸毒，都会对家庭造成致命的打击。首先，吸毒往往会造成家庭经济困难。吸毒是支出非常高的行为，吸毒一段时间后，就会给家庭造成程度不等的经济困难。其次，吸毒行为影响吸毒者与家人的情感交流。吸毒者都倾向于自我封闭，或自得其乐，对家人的情感需要毫不关心，往往会让家人觉得他（她）对自己漠不关心。再次，不少人的吸毒行为会导致家庭暴力。

2. 吸毒对社会的危害

（1）吸毒造成社会人力资源损失。人力资源的损失包括显现人员损失和非显现人员损失。显现人员损失主要是指那些因吸毒而直接致死者。对于任何国家而言，成人劳动力都是物质生产和社会生活的中坚力量，吸毒不仅摧毁了许多成年人，使他们失去了为社会创造财富的能力，吸毒还腐蚀着青年一代，使他们在肉体上、心灵上受到创伤，社会蒙受巨大损失。

（2）吸毒行为还会加速各种疾病的传播，如性病、肝炎、艾滋病等。艾滋病的传播不仅会引发公共卫生方面的问题，更重要的是会引发严重的社会问题，甚至危及国家安全。

（3）吸毒还会诱发与毒品有关的犯罪。由于吸毒人群的存在，造成对毒品的庞大需求，加上各国政府对毒品的严格控制，更加刺激了毒品消费市场。庞大的市场需求，加上毒品供应的欠缺，使得毒品业成为最牟利的行业之一。因此，许多人不惜冒生命危险而从事毒品的种植、加工、走私、贩卖等犯罪活动。据联合国毒品与犯罪问题办公室《2008 年全球毒品报告》，2008 年全球共查获可卡因 705 吨，海洛因 58 吨，冰毒 16 吨，摇头丸 4 吨。可见，吸毒的存在和蔓延是毒品犯罪猖獗的主要诱因。

（4）吸毒还会引发各种危害社会治安的违法犯罪行为的发生。昂贵的吸毒费用，以及吸毒后导致工作能力的丧失而失去经济来源，使得绝大多数吸毒者无能力支付吸毒所需费用，很多人抵御不住强烈毒瘾的折磨，为了获得毒资不惜铤而走险。往往采取盗窃、抢劫、杀人、诈骗、卖淫等方式获取毒资。此外，吸毒引发的家庭不稳定，是造成社会不安定的因素之一。

（5）吸毒不仅浪费社会财富、增加国家的投入，而且影响国家经济的顺利发展。一方面大量的金钱用于毒品交易，对国家的正常经济贸易产生冲击。另一方面使得大量的金钱浪费在吸毒这种无益于社会的行为上。毒品不仅消耗着人类的财富，而且为了与毒品作斗争，各国政府投入了大量的资金用于禁毒教育、治疗和研究项目。我国在挽救、治疗吸毒者，开展禁毒教育和科研，加大缉毒力度等方面都投入了大量的人力、物力和财力。

（6）吸毒引发的毒品问题还会造成国家政治腐败，从而引发政局不稳，威胁国家的政治基础。从国外的大量事实来看，一些贩毒集团利用贩毒积累的财富，一方面大肆行贿，收买政界、军界、金融界要员，为犯罪活动提供庇护；另一方面利用雄厚的资金培养代言人，向政界渗透。

(7) 吸毒刺激了毒品的加工生产，毒品的种植会造成生态环境的破坏。毒品在加工、生产过程中需要大量的各种化学配剂，同时排放出有毒的“三废”物质，破坏自然资源，污染生态环境，有的地方因种植、加工毒品已造成严重的后果。

第二节　脱毒治疗与戒毒

一、脱毒治疗

(一) 脱毒治疗的概念及特征

脱毒治疗（detoxifcation）是指在隔绝海洛因的条件下，采用各种方法和使用不同种类的药物，以清除或减轻海洛因依赖者急性戒断症状为主要目的的治疗过程，并且要求在治疗结束后，急性戒断症状基本清除或仅残留有少量的轻度戒断症状。

海洛因依赖脱毒治疗过程的长短，因所使用药物和方法的不同而不尽相同。一般来说，采用非阿片类药物治疗者，疗程多在10天以内；采用同类（阿片类）药物替代递减治疗者则疗程相对较长，多在15天以上；若将同类药物替代和将非阿片类药物治疗结合起来，则疗程多为10天左右。

就海洛因依赖的整个治疗程序而言，脱毒治疗是较为简单和较为容易的过程，其治疗方法也较为成熟。完成脱毒治疗并不是治疗的结束，而是进一步治疗的开始，它仅仅意味着躯体上症状的基本消除，更多的诸如行为、情绪、态度、思维、职业技能和社会适应等方面的问题还有待于在随后的康复治疗中加以解决。

(二) 脱毒治疗的目的

脱毒治疗并不等于戒毒治疗，脱毒治疗中所要解决的问题并不是戒毒治疗过程中要解决的全部问题。因此，应该把脱毒治疗看成是戒毒治疗的一个部分，或是戒毒治疗的一个阶段，这个治疗阶段有着其本身的侧重点和治疗目的。我们见到的吸毒者绝大部分人在绝大部分时间使用海洛因的理由不是因为有戒断症状，而是因为对海洛因特殊作用（如欣快感）的追求。吸毒者的行为包含两个方面的问题，即依赖与成瘾，前者表现为戒断症状，后者则应加上对海洛因的强烈的渴求感，所以脱毒治疗的侧重点为减轻和消除戒断症状。包括以下几个方面：

（1）尽可能地缓解和控制戒断症状，解除躯体对阿片类物质的依赖。

（2）为进一步康复治疗创造条件：①使脱毒者在生理上有条件接受进一步的康复治疗；② 在一定程度上影响脱毒者，使其能选择进一步的康复治疗；③与脱毒者及其家人建立较好的、相互信任的治疗合作关系，以利于进一步的康复治疗。

（3）帮助脱毒者认识到与吸毒有关的高危险行为：①共用注射针具与 HIV/AIDS 的关系；②共用注射针具与乙型、丙型等肝炎的关系；③药物滥用与其他疾病的关系等。

（三）脱毒治疗的原则

1. 尽可能地控制戒断症状，确保脱毒的成功

戒断症状是脱毒过程中必然出现的客观现实，故是否能有效地控制戒断症状是关系到脱毒者能否顺利完成脱毒治疗的一个重要方面。若戒断症状不能被有效地控制，脱毒者便可能因此而脱离治疗或者是在治疗中采取极不合作的态度而影响治疗。因此，脱毒治疗过程中应注重戒断症状的控制问题。

2. 应根据脱毒者的具体情况采取不同的脱毒方法和选用不同的脱毒药物

海洛因依赖者是各种各样的，到戒毒机构寻求脱毒治疗的脱毒者也同样是各种各样的，各人的吸毒史、吸毒量、身体状况、

能接受治疗的时间等都可能因人而异，故单纯的脱毒治疗模式、单纯的治疗方法和治疗药物不可能适用于所有的脱毒者。因此，应根据脱毒者的具体情况和要求，合理选择适合于不同脱毒者的不同的治疗方案，以达到脱毒成功之目的。

3. 实事求是、按章办事，切忌迎合或敌视脱毒者

脱毒治疗过程既是一个医疗过程，同时也是一个对涉及违法行为的特殊人群的管理过程。医疗方面主要包括脱毒过程中出现的戒断症状、并发症和躯体其他疾病的诊断和治疗，故应该采取实事求是的态度。对所出现的戒断症状应该进行仔细的分析与判断，去伪存真，对确实存在的戒断症状给予及时地治疗和处理；对那些被夸大的戒断症状要合理的给予指出；对出现的并发症和躯体的其他疾病也要及时地明确诊断和及时给予治疗。

管理方面主要包括对脱毒者不良行为的限制和干预，故应该建立严格的病房管理制度，并照章办事，不讲人情和决不妥协，否则再好的脱毒治疗方法都将无法实施和进行，再好的脱毒药物也将失去疗效。

（四）脱毒治疗的方法

（1）药物替代递减。

（2）中枢 α－2 受体激动剂疗法。

（3）镇静催眠药疗法。

（4）中医中药疗法。

（5）阿片受体拮抗剂疗法。

（6）非药物脱毒法，包括冷火鸡法、硬戒法以及某些应用宗教环境的戒毒法等。

（五）脱毒治疗完成的标准

接受脱毒治疗并不都意味着脱毒成功。特别是在家庭中自行脱毒者和在自愿戒毒机构接受脱毒的病人，由于存在着诸多原因，实际上在许多情况下是没有完成脱毒治疗的，或者说是没有

达到脱毒标准的。海洛因依赖脱毒治疗结束的标准，或称脱毒成功标准通常为：

(1) 停止使用控制或缓解戒断症状的药物：包括用于替代递减的阿片类药物和用于控制戒断症状的非阿片类药物，如中枢α-2 受体激动剂、镇静催眠药、抗精神病药、中药戒毒药。

(2) 急性戒断症状完全或基本消除，或仅残留少量轻度的戒断症状。

(3) 尿吗啡检测阴性，同时排除体内存在有其他替代物，如美沙酮、杜冷丁、盐酸二氢埃托啡等尿吗啡反应呈阴性的物质。

(4) 纳洛酮催促试验阴性。

(六) 脱毒治疗在整个戒毒过程中的地位及其局限性

脱毒治疗不是完整意义上的戒毒治疗，脱毒治疗是整个戒毒治疗的第一步，是治疗的手段而非治疗的最终目的。那种简单地将脱毒等同于戒毒的观点，实际上是忽视了戒毒的真正含义；相反，那种只注重心理及行为治疗而忽视脱毒药物的作用和脱毒治疗方法的观点则极易导致悲观主义的结果。应该看到，海洛因依赖者对不同的脱毒药物和脱毒方法的接受程度是有区别的，脱毒治疗过程中的合作程度也是不一样的。有效的脱毒方法和脱毒药物，可使海洛因依赖者较为顺利地完成脱毒过程，使他们能在没有或基本没有戒断症状的基础上，以合作、信任的态度和方式接受进一步的行为矫正、心理治疗和康复。

二、戒　毒

(一) 戒毒和戒毒体系

目前，“戒毒”一词在概念上比较含糊，人们通常所说的“戒毒”实际上指的是脱毒治疗过程。这种习惯上将“戒毒”等同于“脱毒”的说法虽然没有什么值得更多讨论的地方，但应该看到的是这种说法的明显不足之处就是容易使人们将“脱毒”简单地看成是“戒毒”，误认为脱毒成功就是戒毒成功，从而忽视了脱毒结束后更重要的，包括行为矫正、情绪控制、思维方式改变、职业技能和重返社会等诸多方面在内的康复治疗（rehabilitation）。

按《新华字典》“戒”字的第三种解释是“革除嗜好；戒烟、戒酒”。由此推论，可见“戒毒”应该是指革除躯体上和心理上对毒品的依赖，并不再使用毒品。从这个意义上讲，戒毒的完整意义应该包括脱毒治疗、康复治疗和回归正常社会三个阶段。理解这一点是非常重要的，它有助于我们认识到戒毒过程是一个长期的、改变人的“系统工程”，这不仅需要药物、需要医务人员，更重要的是需要家庭、需要社区、需要社会和戒毒者本人的共同努力。因此，我们的戒毒工作也应围绕着这个要求而展开，让家庭、社区工作人员、社会工作者及其相关人员共同来帮助戒毒者，这样才能使他们真正摆脱毒品。

我国目前的戒毒体系主要是：社区戒毒、强制戒毒和一些卫生医疗单位开设的自愿戒毒。

（二）戒毒的基本阶段

对吸毒者进行戒毒治疗，一般应包括三个阶段：脱毒、康复、重新步入社会的辅导。

（1）脱毒。为减轻吸毒者停掉毒品后出现的戒断反应，给予戒毒者以药物治疗或控制其出现的戒断反应的过程，脱毒是戒毒治疗的第一步和基础。

（2）康复。脱毒后，吸毒者仍存在心理依赖和一定的身体依赖，对毒品的渴求和稽延性戒断反应仍要持续很长时间。所以，要对戒毒者在脱毒的基础上进行康复治疗，以巩固脱毒效果，克服心理依赖。

（3）重新步入社会的辅导，亦称帮教。帮教是指在完成上述两个阶段后，重点帮助戒毒者为重返社会做好各方面的思想准备，如开展帮教，教他们如何社交、求职、处理家庭关系和应付生活中的压力等，激发其抗拒毒品的觉悟与决心，并在他们离开戒毒机构后建立固定的联系，进行定期的随访和检查。

三、常见的戒毒方法

（一）自然戒断法

自然戒断法又称冷火鸡法或干戒法，是指强制中断吸毒者的毒品供给，仅提供饮食与一般性照顾，使其戒断症状自然消退而达到脱毒目的的一种戒毒方法。其特点是不给药，缺点是较痛苦。

（二）药物戒断法

药物戒断法又称药物脱毒治疗，是指给吸毒者服用戒断药物，以替代、递减的方法，减缓、减轻吸毒者戒断症状的痛苦，逐渐达到脱毒的戒毒方法。其特点是使用药物脱毒。

（三）非药物戒断法

非药物戒断法是指用针灸、理疗仪等，减轻吸毒者戒断症状反应的一种戒毒方法，其特点是通过辅助手段和心理暗示的方法减轻吸毒者戒断症状痛苦达到脱毒目的，缺点是时间长，巩固不彻底。

四、毒瘾能不能戒除

虽然目前世界上吸毒成瘾者的戒断率很低，但对毒瘾能不能戒除这个问题的回答是肯定的。我国在新中国成立后仅用三年时间，就使 2 000 万个“瘾君子”戒除了毒瘾的事实就是雄辩的证明。戒除毒瘾关键在内因，只要真正认识到毒品的危害性，不受任何环境和他人的影响，横下一条心，坚决同毒品决裂，吸毒时间再长的人也能戒除。“云南王”龙云吸鸦片成瘾至少有半个世纪的历史。1949 年秋，受蒋介石排挤，蛰居香港，中共派人敦劝龙云早日北上，龙云下决心不把吸食鸦片的恶习带往新中国，毅然戒吸，在很短的时间内即告成功。1950 年离开香港回到新中国的怀抱。现在国内的吸毒者吸毒时间很少有比龙云长的，龙云能戒除，其他吸毒者一样也能戒除。

第三节 减低危害措施

一、减低危害的概念

减低危害是指在暂时不能停止吸毒的情况下，采用一些方法来减低与毒品使用相关的危害。主要的相关危害是指经血液传播艾滋病病毒、乙肝和丙肝病毒。

一项在全球 99 个城市开展的国际性评估数据显示：实施了减低危害综合措施的城市，艾滋病传播的风险减少了 19%；而对于没有实施减少危害综合措施的城市，艾滋病传播的风险增加了 8%。

目前，国际上针对注射吸毒者的降低危害活动包括：

（1）倡导减少艾滋病预防的障碍（尤其是法律方面的障碍）。

（2）解释共用针具、注射器、刀片或文身工具的危险性。

（3）鼓励注射吸毒者：①每次都使用洁净的注射设备；②不要将用过的针具和注射器借给他人使用；③随时备有洁净的针具和注射器。

（4）检查常见感染，如局部脓肿、肺炎、结核和肝炎。

（5）已经被证明在艾滋病预防和降低危害中的有效的其他策略包括：①教育，尤其是同伴教育咨询；②排除获取洁净针具的障碍（尤其是警方和法律方面的障碍）；③增加药物治疗的可用性、可及性和选择性，条件许可时，可进行转介；④增加获得初级卫生保健的可及性，尤其是涉及静脉注射吸毒人群友好的、适宜的服务。

（6）帮助艾滋病病毒感染者和患者稳定自己的生活方式，将关怀、预防整合到药物替代及其他治疗和支持服务中。

此外，应该认识到，如果艾滋病病毒感染者和患者服用美沙酮，再服用有些药物可能会引起戒断症状，诸如以下几种药物：

（1）利福平。

（2）抗病毒治疗药物，包括依发韦仑、奈韦拉平和蛋白酶抑制剂。

抗病毒治疗的特殊注意事项包括：

（1）与接收注射吸毒者和性工作者的康复中心建立联系。

（2）在康复营地和艾滋病关怀与治疗项目之间提供充分的转介和随访。

（3）扩大外展活动以增加边缘化的艾滋病病毒感染者和患者获得艾滋病预防的可及性和可用性。

二、减低危害的原则

（一）注重实效

（1）快速实施预防艾滋病传播的措施，在注射毒品者中艾滋病的流行率大于5%之前进行预防。

（2）完全戒毒和康复是长远的目标，但艾滋病病毒的血清流行率在注射毒品者中如果达到10%时，它将会迅速上升到40%～50%。因此，尽快控制艾滋病病毒的快速传播是我们的首要任务。

（二）降低危险的梯度

（1）完全戒除毒品。

（2）改注射吸毒为口吸。

(3) 如果注射吸毒就不要共用注射用具，包括针具、勺子、棉球及任何用于抽吸和准备注射用的用具。

(4) 如果共用注射用具，则必须确保每次注射时所有用具都已消毒。

(三) 采取综合性措施

(1) 减少危害涉及多种可选择的综合性措施。

(2) 不同的措施应视为是彼此互补，而不是相互冲突的。

(四) 注重目标人群参与

(1) 选择目标人群充当同伴教员或外展工作人员。

(2) 在实施减低危害措施的过程中不断关注目标人群的需求，并以此为依据提供更合理有效的服务。

三、减低危害的措施

目前用来减低危害的措施很多，主要有美沙酮及丁丙诺啡维持治疗项目；提供消毒针具，分发和处理废弃针具的清洁针具交换项目；安全套免费发放及社会营销项目；以社区为基础的戒毒治疗和康复；针对吸毒人群的外展服务和同伴教育；规范的性病治疗；艾滋病病毒的自愿咨询和检测服务；政策倡导；社区动员和社区倡导；对司法人员和公安民警的培训项目等。

第四节 美沙酮维持治疗

一、美沙酮维持治疗(Methadone maintenance treatment, MMT)

切断毒品传播源，采用美沙酮维持治疗来减轻吸毒者的毒瘾，是当前我国在防治艾滋病方面提倡采取的一项实际行动。美沙酮，又称美散痛，是一种人工合成的麻醉药品，在临床上用于镇痛和麻醉，止痛效果略强于吗啡，毒性、副作用较小，成瘾性也比吗啡小。20 世纪 60 年代美国研究发现美沙酮能控制海洛因的戒断症状。近四十年来，美沙酮已成为欧美国家的主要戒断药物。1993 年我国卫生部颁布《鸦片类成瘾常用戒毒疗法的指导原则》，美沙酮被作为首选脱毒治疗药物，服用美沙酮口服液可以有效地控制海洛因等毒品毒瘾长达 24 ~ 36 小时。所以，通过较长时期或长期服用美沙酮口服液来治疗和缓解吸毒者的毒瘾，同时配合采取心理治疗、行为干预等综合措施，进而达到减少毒品危害和有效控制艾滋病在吸毒人群中传播的目的。

随着神经生物学研究的不断深入，吸毒已被证明是一种极易复发的慢性脑疾病。因此，像大多数慢性疾病（如糖尿病、高血压）一样，吸毒也需要采取长期的药物维持治疗。近年来，为减轻吸毒者对海洛因的依赖，控制艾滋病在吸毒人群中的传播，并减少与毒品有关的违法犯罪，我国在部分地区的吸毒人群中开展美沙酮维持治疗试点的基础上现已推广，仅云南省目前就有 68 个美沙酮维持治疗门诊（含 8 个流动车）。美沙酮是一种人工合成的麻醉药品，属于国家严格管制的麻醉药品之一，在维持治疗中服用恰当剂量的美沙酮口服液，不会使服用者过度镇静和产生快感，同时美沙酮的副作用很小。

对于大多数成瘾者来说，彻底不使用非药物和治疗药物是非常困难的，因此美沙酮维持治疗仍是目前世界各国治疗海洛因成瘾的主要方法，是政府关爱、拯救吸毒者的社会行为。

所有的戒毒治疗既要有效，又要对吸毒者有吸引力。研究表明，当吸毒者自觉自愿地寻求戒毒治疗时，所提供的戒毒治疗才是最有效的。预防吸毒者感染艾滋病的综合措施需要有一个灵活的、易接近的、体现关怀的戒毒治疗系统。在许多国家，吸毒者通常交由相当于监狱的戒毒所管理，这些系统的目的是要吸毒者长期戒毒，但通常证明是无效的，复吸率始终很高。脱毒项目在使吸毒者短期离开毒品环境方面是成功的，但脱毒项目对长期毒品使用的影响则是很小的。在大部分国家，最常用的注射毒品是海洛因，而目前对海洛因成瘾最有效的治疗是药物替代治疗，研究最多并且受到普遍认可的治疗项目是美沙酮维持疗法。大量证据表明，美沙酮维持疗法有以下优点：

（1）安全。

（2）有效改善健康状况。

（3）减少死亡。

（4）提高社会职能。

（5）使毒品市场低迷。

接受了美沙酮维持疗法的吸毒者由于注射次数减少，共用针具的机会也减少，传播艾滋病的危险性也因此而降低。美沙酮维持疗法并没有“治愈”他们的成瘾性，而是将吸毒者从充满各种不利和犯罪因素的环境中转移到一个为社会接受的门诊环境之中，在那里，他们能够得到咨询和其他医疗及社会服务。从1985年中国发现首例艾滋病病毒感染者到现在，导致艾滋病在中国快速发展的重要元凶之一就是吸毒。美沙酮维持治疗，是针对海洛因等阿片类毒品依赖者采取的一种替代治疗方法，是利用交叉依赖性原理，采用依赖性程度较轻的美沙酮顶替成瘾性强的海洛因，使海洛因成瘾者减少或消除对该毒品的渴求，因而减少由此而带来的社会问题。

二、美沙酮维持治疗的现状

美沙酮维持治疗对患者主要有以下作用：

（1）使患者摆脱戒断症状的折磨。

（2）减轻患者对阿片类毒品的渴求。

（3）减少共用注射器具的机会，预防经血液传播的各种疾病的流行。

（4）使患者的社会功能得以恢复，降低犯罪率。

任何染上海洛因毒瘾的人均可申请接受美沙酮治疗，但须携带个人申请表、所在地公安机关出具的强制戒毒或劳教戒毒的证明、本人身份证及三张两寸近照到任何一个美沙酮诊所登记。病人一切资料均予绝对保密，除非得到病人的书面同意，否则不会向任何人泄露。

瑞典自1966年开始用美沙酮戒毒。瑞典最近一次全国性美沙酮戒毒项目的评估报告显示，近80%的严重海洛因吸食者在接受美沙酮疗法后已重返社会，成为自食其力的“正常”公民，在这些接受治疗的吸毒者中，死亡率和犯罪率也大大降低。瑞典乌普萨拉大学医院负责该项目的研究人员对345名从1966年到1989年间一直接受美沙酮治疗的病人进行了连续23年的跟踪研究，新近公布的研究结果显示，治疗几年后，这些病人中有80%的人找到了新工作或者开始了全日制学习，犯罪率降低了86%，卖淫现象几乎全部消失。而此前的研究显示，传统戒毒方法通常只能使6%～15%的戒毒者完全抛弃毒品。为进一步证实美沙酮的疗效，研究人员还做过另一个规模相对较小的研究，将34名海洛因吸食者随机分成两组，一组用美沙酮治疗，另一组用传统疗法，治疗均持续两年。结果，接受美沙酮治疗组中有80%的人成功戒毒，而接受传统疗法组中有6人因用药过多而死亡，只有1人完全戒毒。

云南省个旧市的社区调查研究显示，海洛因依赖者参加美沙酮维持治疗及相应的心理和行为干预，在服用美沙酮3～4个月后，不少病人的身体状况逐渐稳定，闲暇时间越来越多，他们都希望能找一份工作，既能够减轻家庭负担又能恢复自己的独立性，社会功能、家庭功能明显改善。

截至2008年10月31日，云南省美沙酮维持治疗门诊累计收治吸毒病人17 630人，现有在治病人7 697人。经过4年发展，云南省已在14个州（市）开设了68个社区药物维持治疗门诊，包括8个流动服务车。我国卫生部、公安部、国家药品监督管理局2003年联合签署文件，批准在5个省、直辖市首先开展美沙酮计划，截至2007年12月底，中国内地已在23个省、区、市设立了503个社区美沙酮维持治疗门诊，已累计治疗95 000多吸毒病人。目前，美沙酮维持治疗已初步实现了从过去单纯的戒毒脱瘾治疗转为替代毒品和维持治疗并举的过程，也得到了越来越多的人的关注。

尽管美沙酮维持治疗研究对海洛因成瘾者进行脱毒治疗取得较大进展，但也存在不少缺点，如临床脱毒治疗时间短、费用高、不能克服戒毒后的复吸等。

第五节　清洁针具交换与安全套推广使用

一、清洁针具交换

（一）清洁针具交换的概念

清洁针具交换就是通过由政府或非政府组织建立的免费针具交换点及相关外展工作人员，向注射吸毒者提供清洁注射器并同时回收其使用过的废旧注射器，从而避免因多人共用注射器吸毒而传播艾滋病病毒。研究表明，在静脉注射吸毒人员中80%以上的人有共用针具史，他们常常几个人共用一副针具静脉注射吸毒，在轮流使用过程中甚至不清洗消毒，致使艾滋病病毒在吸毒人员中感染传播，广泛流行，更危险的是吸毒人员感染上艾滋病病毒以后，通过性行为又将艾滋病病毒传染给其配偶、性伴侣及其他更多的人。

（二）清洁针具交换的目的和意义

（1）为注射吸毒者提供清洁的注射器，可以减少其共用针具的现象，降低艾滋病等疾病的传播速度。

（2）在开展清洁针具交换的同时，为吸毒者提供健康教育、社会支持、心理辅导和医疗服务，可以有效促进其行为的改变。

（3）回收被污染的废旧注射器，可以避免对健康人群造成威胁。

对清洁针具交换，我们应当有这样一种明确的态度：

（1）针具交换不是纵容吸毒，更不是将吸毒合法化。

（2）它只是减低危害综合干预措施的一部分，是控制艾滋病快速传播的紧急措施之一。

（3）它不会造成吸毒人员的增多和吸毒次数的增加。

（4）它能有效地减少注射吸毒者共用注射用具的高危行为，打破艾滋病等血源性传播疾病的传播链，最终减低艾滋病病毒在注射吸毒人群中以及通过他们向普通人群的扩散。

（三）针具交换的途径和方法

1. 针具交换的途径

（1）固定点交换。将门诊点作为固定交换点，在固定交换点进行针具交换是通过社会营销的方法开展。

（2）同伴教员交换。在社区中培养同伴教员，对社区中的注射吸毒者开展面对面的针具交换工作。

（3）项目外展活动中交换。项目到吸毒人员较为集中的社区中开展外展活动时进行免费和低价交换活动。

2. 针具交换的方法

（1）免费交换。针对确实经济能力很差的注射吸毒者。

（2）社会营销。以进货价把一次性使用的高质量注射器销售给注射吸毒者。

（3）低价交换。为鼓励注射吸毒者把其使用过的注射器交回统一销毁，收取低于社会营销价的费用，进行针具交换。

以上途径和方法经艾滋病综合防治探索与实践证明是行之有效的。

二、安全套推广使用

国内外成功经验证明：大力宣传并推广使用安全套（避孕套，以下统称安全套）是预防和控制艾滋病经性途径传播的一项有效措施，也是一种低投入、高效益的干预手段。

（一）多部门合作

针对我国艾滋病流行形势严峻、艾滋病经性途径传播呈逐年明显上升趋势的现状，2004 年，卫生部、国家计生委、国家食品药品监管局、工商总局、广电总局、质检总局共同印发了《关于预防艾滋病推广使用安全套（避孕套）的实施意见》（以下简称《意见》），进一步明确了推广使用安全套防病工作的有关政策、策略与措施，明确政府各有关部门的责任。《意见》指出，国务院防治艾滋病工作委员会办公室负责协调和组织有关部（委、局）进行全国推广使用安全套工作的指导、监督、质量控制和评估，组织制定评估指标。

卫生部负责组织全国各级各类医疗机构、疾病预防控制机构和保健机构开展安全套预防艾滋病及正确使用知识的宣传，向艾滋病病毒感染者和病人免费提供安全套。

国家计生委负责组织全国人口计生系统开展安全套预防艾滋病作用及正确使用知识的宣传；协助卫生部门免费发放安全套，组织实施、推动安全套社会营销试点工作，制订有关实施方案和管理办法。

工商总局负责制定推广使用安全套公益广告的支持性政策和管理规定，依法监管安全套经营单位的经营行为，查处流通领域的假冒伪劣产品。

国家食品药品监管局负责依法加强对安全套生产、经营企业和产品质量的监督，制定政策，便于安全套销售、推广和使用。

广电总局负责协调组织全国广电部门将推广使用安全套防病

工作的宣传报道纳入艾滋病性病防治宣传，并对广播、电视开展有关的宣传给予政策支持与指导。

质检总局负责制定安全套的国家质量标准，实施安全套产品的强制性认证制度，按照国家标准加强监管，保障安全套的质量。

(二) 推广使用的效果

长沙市自1992年发现首例艾滋病病毒感染者以来，每年均有HIV/AIDS发现，特别是近3年来，艾滋病病毒感染率不断攀升，加之吸毒等高危人群的存在，艾滋病防治工作形势严峻。

长沙市现有四个针对艾滋病防治的项目：中英艾滋病策略支持项目；中央及省财政支持项目；全球基金/中英艾滋病防治项目；中国—世界卫生组织—瑞典艾滋病综合防治项目。其中由中央及湖南省财政支持的娱乐场所100%推广使用安全套项目已经取得了良好的效果。在浏阳市和芙蓉区设立项目点，通过100%推广使用安全套项目，使长沙市相关性病发病率下降了16.1%，娱乐场所从业人员性病患病（感染）率下降了37.9%，婚外性行为安全套使用率明显上升，从项目初期的25.38%上升至评估的75.38%。

(三) 安全套的正确使用方法

研究表明，感染艾滋病病毒的人和艾滋病病人中有60%以上为吸毒人员，他们通过性行为又将艾滋病病毒传染给其配偶、性伴侣及其他更多的人。因此，注射吸毒者在发生性行为时更应使用安全套。如果坚持并正确使用男用乳胶安全套，能降低80%～90%感染艾滋病病毒和性病的危险。

1. 选　购

购买和使用时要检查生产日期和生产批号。安全套的外盒包装和铝箔包装上印有生产日期、保质日期和生产批号，这些日期和批号在外盒包装与铝箔包装上是一致的，不要购买长时间在柜台内受到日光照射的安全套。

2. 储　存

安全套应该储存在低温、干燥的地方。安全套如果暴露在高温、强光或污染的空气中可能会受损。

3. 使用方法

（1）沿着边缘撕开安全套包装，将安全套取出，注意不要让指甲划破安全套，也不能使用剪刀或指甲刀来剪开安全套包装，以防弄破。

（2）取出后，分清安全套的正反，确保可卷曲部分向外。

（3）用拇指和食指捏住安全套前端小囊，排出空气，以便存留射出的精液，然后套在勃起的阴茎上。

（4）用另一只手慢慢卷套整个阴茎，此步骤必须在性器官接触前完成。

（5）射精后捏住阴茎根部退下安全套，打个结并用纸包好，扔进垃圾桶里。

（6）男用安全套只能和水性的润滑剂一起使用，油性润滑剂会导致安全套破裂。

（7）安全套都是一次性使用的，每次性行为都必须使用新的安全套，不能重复使用。

第六节　减低危害的策略

一、构建社会支持系统

（一）进一步加大对艾滋病危害的宣传教育力度

通过宣传教育，使大众真正认识到艾滋病的流行趋势与危害，争取全社会对实施美沙酮维持治疗等减低危害措施的理解和支持，激发全社会的参与热情，增强社会各方面对艾滋病防治的责任感和使命感，真正形成政府牵头，多部门合作，全社会参与，齐抓共管的良好局面。

艾滋病传播的主要渠道之一就是静脉注射吸毒人员通过共用注射器的方式滥用毒品，而美沙酮可以口服并且有较长的生物半衰期等药理学特性，其维持治疗的实施可以有效阻断静脉注射吸毒人员通过共用针具而感染传播艾滋病病毒这一环节：一是可以保护艾滋病病毒阴性的吸毒人员免于感染；二是可以避免艾滋病病毒阳性的吸毒人员将病毒通过共用注射器传播给他人；三是维持了吸毒人员正常的社会（职业）功能和家庭功能，降低了社会犯罪率和相关的危险行为，成本效益显著。当人们真正了解这些以后就会理解和支持美沙酮维持治疗工作，并推动这一工作的开展。因此，宣传教育工作要找准目标对象和切入点，充分发挥各级职能部门、各方面的积极作用，并充分利用新闻媒体加强宣传和教育培训工作。

（二）积极营造有利于吸毒人员回归社会的氛围

各级领导和相关职能部门都要以务实的态度，正确看待当前的毒情形势和戒毒工作现状，进一步转变禁毒、戒毒工作的观念，树立对吸毒人员的“堵疏结合”意识，明确开展美沙酮维持治疗工作的目的和社会意义，协调并做好美沙酮维持治疗工作各项措施的落实。

尽管大部分吸毒人员品行不端，行为粗鲁，曾危害过家庭和社会，但大多数的吸毒人员都主观上渴望戒除毒瘾，重新工作，回归家庭和社会。吸毒人员的很多不良行为实际上是受毒瘾驱使而造成的，心灵扭曲、人格变异是成瘾后的必然结果，实质上他们本身就是最大的受害者。因此，转变观念，积极调动社会各方面的力量，营造有助于吸毒人员回归社会的良好氛围，是做好美沙酮维持治疗工作的又一个关键环节。要尽可能地通过各种途径使全社会普遍认识这样一个道理：由每日酗酒到少量饮酒是一个进步；由减少吸烟量或从吸烟改为咀嚼尼古丁口香糖是一个进步；由吸食海洛因到接受美沙酮维持治疗同样也是一个进步。只有社区、吸毒者本人及他们的家庭、公安机关和社会福利保障机构以及社会大众真正地转变了观念，充分了解到减低危害的重要性以及开展美沙酮维持治疗的重要作用，才能积极地为吸毒人员回归社会和家庭创造条件，吸毒人员才有可能早日摆脱毒瘾，为社会作出应有的贡献，这是衡量我们工作成效的又一个重要标志。

（三）在吸毒人员及其家属中加强减低危害措施的宣传

有很多吸毒人员及其家属对美沙酮维持治疗的功能和作用并没有真正了解，有的吸毒人员只是迫于公安机关的打击才参加美沙酮维持治疗，有的吸毒人员家属认为美沙酮维持治疗不是戒毒方法，参加美沙酮维持治疗只是毒品的品种换了，是“小毒代大毒”，并不愿意家人参加维持治疗。为此，相关职能部门和工作人员很有必要组织已经参加美沙酮维持治疗的病人、被强制隔离戒毒学员、流散在社会上的吸毒人员以及他们的家属开展美沙酮维持治疗相关知识、法律法规和政策文件的宣传教育，特别是对即将戒断期满出所的戒毒人员开展美沙酮转介培训工作。

（四）降低美沙酮维持治疗的入组条件和收费标准，扩大覆盖人群

我国目前的美沙酮维持治疗入组条件过高，不利于提高减低危害措施的实效，也不符合吸毒人员容易偷吸海洛因等普遍实情。根据国外的经验，只有降低对美沙酮入组治疗条件的限制，才能真正起到维持治疗既戒毒又服务于艾滋病预防的作用。

受治者长期吸毒大多已家徒四壁，治疗费用几乎占去了家庭大部分可支配收入，很难支付稍高的治疗和检测费用，因而，大多数受治者长期维持治疗确有经济困难。为此，卫生部门应规范门诊的管理并应尽快制定相应的管理制度，经费保障制度，指导

各地科学、合理地收费和使用已收取的资金，既保障门诊医务人员的利益，又保证病人的可持续性长期治疗。

（五）合理扩展美沙酮维持治疗门诊

目前，各地的美沙酮门诊发展很不平衡，收治量仅占当地现有滥用阿片类药物成瘾人数的8%～9%，这与美沙酮维持治疗门诊不足有很大的关系。截至2008年10月31日，云南省美沙酮维持治疗门诊累计入组病人17 630人，在治病人7 697人。离要求美沙酮维持治疗覆盖滥用阿片类药物成瘾人群30%以上的预期目标仍有一定差距，而偏远的农村地区就目前而言仍然是美沙酮维持治疗的“盲区”之一。现阶段美沙酮维持治疗工作的重点是解决扩大覆盖面和提高病人收治数量的问题。从云南省的毒品危害和艾滋病流行态势来看，现有的美沙酮维持治疗门诊的数量虽然在全国是最多的，但由于有的地区设点不尽合理和门诊位置远离吸毒人群居住区不能满足他们的实际需要，导致很多吸毒人员无法参加或不便参加美沙酮维持治疗。因此，为了稳定求诊者继续服药和吸纳更多求诊者参加美沙酮维持治疗，各有关部门和地方政府应结合实际，积极推进美沙酮维持治疗工作，加大治疗经费的投入，进一步加强美沙酮维持治疗场所的硬件建设。为了让阿片类药物成瘾者能方便快捷地服用美沙酮，应扩大美沙酮维持治疗的覆盖面，加大投入力度增加门诊或增设美沙酮服务二级点。

（六）加大对公安民警和医务人员的培训力度

通过相关培训，提高公安民警和医务人员对艾滋病危害的认识，理解减低危害的原则和有效措施，明确如何在实际工作中运用这些措施，并开展专门的职业健康与安全培训，是减低危害措施成功实施所必不可少的，尤其是培训中必须纳入高层执法官员。高层执法官员不仅需要了解由注射吸毒人员所产生的艾滋病及其相关危害的实质与含义，还需要了解如何在计划任务和将来工作方向时考虑到这些因素，以减低危害。这对制定国家指导性原则以及那些负责执行任务或负责制订厅、局工作计划的工作都具有重要意义。

（七）积极做好针具交换相关工作

大量研究证实，针具交换能有效地减少吸毒人员共用针具的行为，参加针具交换的吸毒人员其针具共用率显著低于非参与者。降低吸毒人员中的艾滋病病毒感染率则是针具交换的最终目的和效果。提高针具交换率须加强多部门之间，特别是公安机关和卫生部门之间的沟通与合作，外展人员应注重与辖区公安民警的合作，使民警理解开展针具交换的策略与措施，在外展人员开展活动时给予最大限度的配合，并建立默契。

二、构建多部门合作体系，建立药物治疗绿色通道

《艾滋病防治条例》第二十七条规定：“县级以上人民政府应当建立艾滋病防治工作与禁毒工作的协调机制，组织有关部门落实针对吸毒人群的艾滋病防治措施。省、自治区、直辖市人民政府卫生、公安和药品监督管理部门应当互相配合，根据本行政区域艾滋病流行和吸毒者的情况，积极稳妥地开展对吸毒成瘾者的药物维持治疗工作，并有计划地实施其他干预措施。”

《云南省艾滋病防治条例》第二十五条规定：“卫生、公安、食品药品监督管理部门应当在批准的医疗卫生机构中，推广吸毒人员社区药物维持治疗和清洁针具的使用。”

卫生部、公安部和国家药监局共同下发的《滥用阿片类物质成瘾者社区药物维持治疗工作方案》也明确规定开展美沙酮维持治疗的原则与策略是：“政府领导，卫生、公安、食品药品监管三部门密切合作，共同实施。”“公安机关负责对参加维持治疗、但没有经过强制戒毒或劳教戒毒的滥用阿片类物质成瘾者进行备案；保障维持治疗药品运输、储存安全和维持治疗机构正

常工作秩序。”“公安机关负责审核曾经接受过强制戒毒或劳教戒毒的滥用阿片类物质成瘾者参加维持治疗的条件；对维持治疗期间仍滥用阿片类物质或其他毒品的人员，依法予以处理。”

《中华人民共和国禁毒法》第三十六条明确规定：“吸毒人员可以自行到具有戒毒治疗资质的医疗机构接受戒毒治疗。”第五十一条规定：“省、自治区、直辖市人民政府卫生行政部门会同公安机关、药品监督管理部门依照国家有关规定，根据巩固戒毒成果的需要和本行政区域艾滋病流行情况，可以组织开展戒毒药物维持治疗工作。”第六十二条规定：“吸食、注射毒品的，依法给予治安管理处罚。吸毒人员主动到公安机关登记或者到有资质的医疗机构接受戒毒治疗的，不予处罚。”

《云南省遏制与防治艾滋病行动计划（2006—2010年）》也明确要求“吸食阿片类毒品问题严重的地区，公安、药监、卫生部门要加强协调与合作，让更多的海洛因成瘾者参加药物维持治疗”。

《关于进一步推进滥用阿片类物质成瘾者社区药物维持治疗工作的通知（公禁毒〔2006〕460号）》明确要求各省、自治区、直辖市公安厅、局，新疆生产建设兵团公安局：为适应我国禁毒和防治艾滋病工作的需要，从2003年开始，公安部、卫生部、国家食品药品监督管理局在部分省区开展了海洛因成瘾者社区药物维持治疗（以下简称“药物维持治疗”）试点工作。试点过程中，各地公安机关要充分发挥职能作用，与卫生、食品药品监管部门密切协作配合，共同推进，试点规模不断扩大并取得了明显成效。实践证明，对符合条件的滥用阿片类物质成瘾者实行药物维持治疗不仅能减少滥用阿片类物质成瘾人员注射吸毒行为，预防肝炎、艾滋病等病毒的传播，还能有效帮助他们恢复家庭社会功能，减少毒品需求和因吸毒造成的社会危害。但是，试点工作也暴露出一些问题，部分地方公安机关对药物维持治疗于禁毒和防治艾滋病工作的重要意义还认识不清，工作不积极，与卫生、食品药品监管部门配合不够密切；对符合条件、可以接受治疗的戒毒者未能及时批准其参加治疗；还有的地方不加区别地将正在接受治疗的戒毒人员作为收戒对象，导致试点门诊病人数量过少等。这些问题的存在，影响了药物维持治疗工作的进展，也在一定程度上影响了药物维持治疗工作的成效。

为进一步推进滥用阿片类物质成瘾者社区药物维持治疗工作，确保药物维持治疗工作取得预期成效，现就与公安工作有关的问题通知如下：

（1）明确公安机关的任务，确保药物维持治疗门诊逐步扩大。开展药物维持治疗是《国家禁毒委员会2004—2008年禁毒工作规划》确定的工作任务之一，是新形势下我国禁吸戒毒工作的新探索，是减少毒品需求、萎缩毒品消费市场、帮助吸毒成瘾人员恢复社会功能、减少吸毒造成的社会危害的重要途径之一。……各地公安机关要充分认识推进药物维持治疗工作对禁毒和防治艾滋病工作的重要意义，全面贯彻落实中央关于打一场禁毒和防治艾滋病人民战争的部署，把推进药物维持治疗工作摆上重要议事日程，切实加强组织领导，认真解决好推进药物维持治疗工作中面临的问题，务求取得实效。药物维持治疗门诊所在县（市、区、镇）公安（分）局要成立由主要领导任组长的领导小组，督促相关公安机关切实履行卫生部、公安部、国家食品药品监督管理局《滥用阿片类物质成瘾者社区药物维持治疗工作方案》（卫疾控发〔2006〕256号，以下简称《工作方案》）规定的各项职责，并与卫生、食品药品监管等部门协调配合，确保如期达到上述工作目标。

（2）切实履行职责，推进维持治疗健康发展。各级公安机关要积极主动地配合卫生、食品药品监管等部门，积极履行药物维持治疗国家级工作组确定的工作职责，全力推进药物维持治疗工作不断发展。要严格按照标准，认真做好对申请参加治疗人员的审核把关工作，并监督其治疗。同时，要维护好药物维持治疗门诊的治安秩序。在配合推进药物维持治疗工作中，各级公安机关要认真落实下列工作措施：

①在药物维持治疗工作中积极主动地发挥作用。已经申请开展药物维持治疗工作的省（自治区、直辖市）公安厅（局）要指定禁毒部门禁吸戒毒工作的负责人作为本省（自治区、直辖市）药物维持治疗工作组成员，负责掌握本地工作进展情况，指导各地落实工作措施；县（市、区、旗）公安（分）局分管禁毒工作的领导为本县（市、区、旗）药物维持治疗工作组成员。各级公安机关的药物维持治疗工作组成员要尽早掌握国家有关开展药物维持治疗工作的法规和政策，并发挥掌握毒情的优势，配合卫生等部门确定重点地区和具体门诊位置，主动配合解决门诊在建设和运营过程中出现的问题，使药物维持治疗工作更好地与禁毒工作结合，成为落实禁吸戒毒措施的重要部分。

②组织对药物维持治疗门诊所在地公安机关有关人员的培训。已经申请开展药物维持治疗工作的省（区、市）公安厅（局）禁毒部门要在门诊开诊前，组织对门诊所在县（市、区、旗）公安（分）局工作组成员和禁毒部门负责人进行培训。培训的主要内容包括禁毒和防治艾滋病的有关法律法规、开展药物维持治疗的基本常识和有关规定、部分药物维持治疗试点地区的好做法、公安机关在维持治疗工作中的职责、参与维持治疗的程序和方法等。

③提前确定受治人员名单并做好其家属工作。药物维持治疗国家级工作组确定的每个门诊最大容量为200人左右。县（市、区、旗）公安（分）局要从所掌握的滥用阿片类物质成瘾人员名单中，根据《工作方案》规定的申请参加治疗人员的条件，确定本地区符合条件的人员名单，并提交药物维持治疗门诊。对

辖区内符合治疗条件的滥用阿片类物质成瘾者，社区民警要积极动员本人参加药物维持治疗，并做好其家属工作。对符合条件、本人提出申请的，公安机关原则上都可以批准其参加药物维持治疗。开展药物维持治疗地区的强制戒毒所要在所内开展有关药物维持治疗的宣传工作，对符合条件、主动提出申请的，可以在出所后转介到药物维持治疗门诊。

（3）加强对受治人员的监控，落实综合配套措施。对参加药物维持治疗的受治人员，公安机关要继续落实帮教和监控措施，坚持尿检制度，并全部录入吸毒人员数据库，实施动态管理。同时，还要争取其家属的配合，以降低复吸率，减少脱失。对发现在治疗期间继续偷吸毒品的，要及时建议门诊取消其治疗资格，并一律依法对其实行强制戒毒或者报送劳动教养。但是对参加维持治疗且无证据证明其吸食其他毒品的受治者，不得对其实行强制或者报送劳动教养。各级公安机关要继续加大对涉毒违法犯罪的打击力度，依法收戒吸毒成瘾人员，压缩毒品供应市场和消费市场，落实创建无毒社区的各项工作措施，为药物维持治疗工作创造良好的社会环境。

《国务院防治艾滋病工作委员会部委成员单位防治艾滋病工作职责》中明确公安部的工作职责之一是“配合卫生部、食品药品监管局等部委共同做好海洛因成瘾者药物维持治疗工作”。

实践证明，美沙酮维持治疗工作开展的好坏是公安机关与卫生部门合作好坏的“晴雨表”。实践中，公安机关和卫生部门尽管存在一些矛盾，但可以通过加强联系、沟通与协调来解决。其实，卫生部门的干预工作与公安机关打击职能并不矛盾，双方均是从不同的角度履行维护社会公共利益和人民群众安全的法定职责。彼此的理解与支持是做好工作的前提。因此，应从国家和社会利益的高度来考虑禁毒与“防艾”的关系，我们不能接受一个毒品泛滥的社会，同样也不能想象生活在一个遍布艾滋病人和大量因病致贫人群的社会里，要做到社会发展稳定、治安秩序良好谈何容易。所以，“防艾”和禁毒的工作同等重要，公安机关的参与是减低毒品危害及遏制艾滋病的关键环节，在多部门合作“防艾”工作中作用重大。

公安机关应向多部门提供可以共享的相关吸毒人员的“防艾”信息，同时接受涉及日常工作及民警安全的艾滋病相关信息、“防艾”工作进展信息等。在信息交流共享条件下，公安机关和卫生部门应当以务实的态度，与时俱进的理念，共同探讨互利共赢兼顾禁毒“防艾”工作、指标及各自不同任务和方法的结合点。公安机关可以协助开展强制隔离戒毒学员出所转介到美沙酮门诊的工作，而卫生部门则可以将不按规定服用美沙酮的受治人员通报公安机关。这样既可清查出以服用美沙酮为幌子的吸毒人员，又可促使更多吸毒人员在复吸前入组美沙酮维持治疗。

思考题：

1. 为什么要开展减低危害的工作？减低危害的措施有哪些？
2. 为什么说戒毒是一个世界性难题？
3. 公安民警在警务工作中应怎样落实减低危害措施？

第四章　社区戒毒与艾滋病防治

在国际毒潮泛滥的今天，毒品问题在我国也日益严重，禁毒斗争面临的形势极其严峻。2007 年 12 月 29 日，我国颁布了首部禁毒法，并于 2008 年 6 月 1 日正式实施。这是我国首次从立法的高度确立了禁毒工作的重要地位，也是我国禁毒史上的一个重要里程碑。《中华人民共和国禁毒法》（下文简称《禁毒法》）的颁布实施，对预防和惩治毒品违法犯罪行为，保护公民身心健康，维护社会秩序，具有十分重要的作用。

社区是特定区域内人们所组成的社会生活共同体，同时也是禁毒“防艾”斗争的重要阵地。因此，开展好社区禁毒“防艾”工作，创建“无毒社区”，是我国在新的历史条件下开展禁毒“防艾”人民战争的有效形式和途径，也是防止新吸毒者滋生，提高戒断巩固率，减少乃至逐步消除毒害，控制艾滋病传播蔓延速度，从根本上解决毒品和艾滋病问题的有效途径。

重点问题

- 禁毒法制定的背景及重要性
- 我国社区戒毒体系的构建
- 社区开展禁毒工作的策略
- 社区开展艾滋病防治工作的优势
- 社区开展艾滋病防治工作的策略

第一节 加强社区禁毒工作

一、我国禁毒工作的四个里程碑

新中国成立后，党和政府把禁毒工作摆在重要位置。回顾历史，我国的禁毒工作中具有四个里程碑意义的事件。

（1）中央人民政府政务院于1950年2月发布《关于严禁鸦片烟毒的通令》，我国开展了声势浩大的禁烟运动。收缴毒品，封闭烟馆，8万多毒品犯罪分子被判处刑罚，2 000多万吸毒者戒除了毒瘾。在短短的3年时间里，新中国就一举禁绝了为患百年的鸦片烟毒，创造了举世公认的奇迹。

（2）五届全国人大二次会议于1979年7月制定的《中华人民共和国刑法》，规定了制造、贩卖、运输毒品罪及其刑罚。1979年，云南边防武警部队查破了第一起携带毒品过境案，1980年全国公安机关破获的贩毒案件迅速攀升到900起。1981年、1982年我国连续发布《关于重申严禁鸦片烟毒的通知》、《关于禁绝鸦片烟毒问题的紧急通知》。1990年12月，七届全国人大常委会第十七次会议通过的《关于禁毒的决定》，对毒品犯罪的种类及其刑罚，对吸毒者的处罚和强制戒毒等作了全面规定，并明确规定中国对走私、贩卖、运输、制造毒品犯罪的普遍管辖，我国禁毒工作开始有法可依。1997年3月，八届全国人大五次会议修订的新刑法，在吸收、保留《关于禁毒的决定》主要内容的基础上，对毒品犯罪的法律规定作了重要修改和补充，使中国的禁毒刑事立法进一步得到加强。此外，针对严格管理、禁止滥用麻醉药品和精神药品的法律、法规和规章也多达30余项。

（3）1998年5至7月，中共中央政治局常委分别观看全国禁毒展览，极大地推动了我国禁毒工作进程。

（4）十届全国人大常委会第三十一次会议于2007年12月29日通过的《禁毒法》，是根据禁毒工作的实际需要，总结禁毒工作实践经验而制定的，为在新形势下全面加强禁毒工作提供了有力的法律保障。

二、《禁毒法》制定的背景及重要性

第一，制定《禁毒法》是应对严峻毒品形势的迫切需要。中国人民对毒品的危害有切肤之痛。在旧中国，毒品曾给中华民族带来深重灾难。1949年中华人民共和国成立后，党和政府领导人民开展了声势浩大的禁毒斗争，在短短三年时间里，一举禁绝了为患百年的鸦片烟毒，创造了举世公认的奇迹。20世纪70年代末期以来，国际毒潮不断侵袭中国，过境贩毒引发的毒品违法犯罪活动死灰复燃。面对新的毒品问题，中国政府以对国家、民族、人民和全人类高度负责的态度，坚持严厉禁毒的立场，采取一切必要措施，尽最大努力禁绝毒品，造福人民。但是，由于种种原因，当前国际国内毒品形势依然十分严峻，毒品问题已对人类的生存和社会的发展构成严重威胁：一是境外毒品特别是"金三角"的毒品大量流入我国境内，对我国的禁毒工作带来严重威胁。二是国内制贩毒品特别是冰毒、摇头丸等新型毒品的违法犯罪活动呈上升趋势，非法种植毒品原植物的情况屡禁不止。三是国内吸毒人员规模不断扩大，并因此导致艾滋病等多种严重传染病的扩散。此外，吸食冰毒、摇头丸等新型毒品的实际人数上升较快。面对严峻的毒品违法犯罪形势和不断出现的新问题，现有的禁毒机制显得不能得心应手，需要制定新的法律以确立更加有效的工作机制。

第二，制定《禁毒法》是进一步完善我国预防和惩治毒品违法犯罪法律体系的需要。禁毒是我国政府的一贯立场和方针，从新中国成立初期的禁毒运动到新时期的禁毒斗争，先后出台或者修订了多部法律、法规，禁毒法制工作的成绩是显著的。但是，禁毒工作牵涉面广，可谓千头万绪。一方面，相应的是有关禁毒的法律法规数量多，内容庞杂，主管部门众多，效力层级多，有些法律、法规的规定之间难免存在内容相互交叉、规定不相协调甚至相互冲突的地方。制定禁毒法有助于禁毒法律制度的体系化、系统化，有助于协调各方，形成合力。另一方面，随着社会主义法制建设的不断进步，有的效力层级相对较低的文件精神需要上升为法律规定。如关于强制戒毒的主管部门、决定程序、戒除方式、戒毒场所管理等都没有法律规定，而根据《中华人民共和国立法法》的规定，限制人身自由的强制措施和处罚需要由法律规定。

第三，制定《禁毒法》是履行国际禁毒公约的需要。我国已加入联合国《1961 麻醉品单一公约》、《1971 精神药物公约》和《联合国禁止非法贩运麻醉品和精神药物公约》等国际禁毒公约以及其他一些国际禁毒协议或协定。在这些禁毒公约和协议中，对缔约国的禁毒立法提出了许多区域内适用的具体要求和建议，但是还没有完全体现在我国法律中，既影响了我国履行国际禁毒公约的义务，也影响了国际禁毒合作的有效开展。国际禁毒合作涉及公安、司法、海关、卫生、药品监督、商业等很多部门的职责，也需要确定一个牵头部门来组织、统筹运作。

三、“禁毒人民战争”的思想首次写入法律

禁毒工作涉及面极其广泛，涉及经济、社会、生活等各个领域，是一项庞杂的社会系统工程，需要各部门齐抓共管、形成合力，也需要发动全社会力量的广泛参与。

《禁毒法》明确规定“禁毒是全社会的共同责任”，规定了预防为主，综合治理，“禁种、禁制、禁贩、禁吸”并举的方

针，确立了“政府统一领导、有关部门各负其责，社会广泛参与”的禁毒工作机制。《禁毒法》确立的“禁毒人民战争”这一指导思想和组织形式，是对我国多年来禁毒工作实践的经验总结，同时也是今后开展禁毒工作不可动摇的指导原则。

四、《禁毒法》的主要内容

2008 年 6 月 1 日起，我国首部禁毒法正式实施，以往的劳动教养戒毒成为历史，取而代之的是社区戒毒和强制隔离戒毒。同时，吸毒者主动投案可免处罚，禁毒内容纳入学校教学内容，强制戒毒人员经批准可外出探视等新法律规定成为《禁毒法》中的主要内容。

（一）主动投案免处罚

根据《禁毒法》的规定，吸毒行为不构成犯罪，属于治安管理处罚范围。吸毒人员主动到公安机关登记或到有资质的医疗机构接受戒毒治疗的不予处罚。

（二）禁毒知识纳入教学内容

禁毒是全社会的共同责任。《禁毒法》明确规定，教育行政部门、学校应当将禁毒知识纳入教育、教学内容，对学生进行禁毒宣传教育。

（三）实行社区戒毒

过去的戒毒体制是先强制戒毒，强制戒毒后如果复吸可劳教戒毒。《禁毒法》最大的特点是更加人性化，从过去对吸毒者以惩罚为主转变为以治疗、康复、教育为主。

《禁毒法》规定，公安机关可以对涉嫌吸毒的人员进行必要的检测，对拒绝接受检测的，经县级以上人民政府公安机关或者其派出机构负责人批准，可以强制检测。对吸毒成瘾人员，公安机关可以责令其接受社区戒毒，期限为 3 年，同时通知吸毒人员户籍所在地或者现居住地的城市街道办事处、乡镇人民政府。

此外，《禁毒法》还规定，戒毒人员应当在户籍所在地接受社区戒毒；在户籍所在地以外的现居住地有固定住所的，可以在现居住地接受社区戒毒。吸毒人员可以自行到具有戒毒治疗资质的医疗机构接受戒毒治疗。

（四）强制戒毒人员可外出探视

对于怀孕或者正在哺乳不满1周岁婴儿的妇女吸毒成瘾者、不满16周岁的未成年吸毒成瘾者，可以不适用强制隔离戒毒。戒毒人员的亲属和所在单位或者就读学校的工作人员，可以按照有关规定探访戒毒人员。戒毒人员经强制隔离戒毒场所批准，可以外出探视配偶、直系亲属。

（五）强制隔离戒毒期限最长三年

《禁毒法》明确规定，强制隔离戒毒的期限为二年。对于需要延长戒毒期限的戒毒人员，强制隔离戒毒的期限最长可以延长一年。

娱乐场所及其从业人员实施毒品违法犯罪行为，或者为进入娱乐场所的人员实施毒品违法犯罪行为提供条件，构成犯罪的，依法追究刑事责任；尚不构成犯罪的，依照有关法律、行政法规的规定给予处罚。

五、《禁毒法》的三大亮点

《禁毒法》共七章七十一条，全面吸收了多年禁毒工作积累的经验、做法和工作模式，规定了禁毒工作的方针和工作机制、禁毒宣传教育、毒品管制、戒毒措施、国际禁毒合作以及法律责任等内容。其主要有三大亮点：

（一）将禁毒工作方针和工作机制法定化

《禁毒法》第四条第一款规定：“禁毒工作实行预防为主，综合治理，禁种、禁制、禁贩、禁吸并举的方针。”禁毒方针的形成是一个发展过程。1991年6月，全国禁毒工作领导小组、公安部在北京召开第一次全国禁毒工作会议，部署贯彻中央有关文件和实施《关于禁毒的决定》，提出了禁吸、禁贩、禁种“三禁”并举、堵源截流、严格执法、标本兼治的禁毒工作方针。1999年8月，国家禁毒委员会、公安部召开第三次全国禁毒工作会议，把“三禁”并举发展为禁吸、禁贩、禁种、禁制“四禁”并举。在2004年发布的《国家禁毒委员会2004—2008年禁毒工作规划》中，确定了禁吸、禁贩、禁种、禁制四禁并举，预防为本，严格执法、综合治理的禁毒工作方针。《禁毒法》对这一方针予以了充分肯定，并在此基础上进一步完善发展，使其更加符合禁毒工作的规律：将预防放在首位，将综合治理的地位提前，按照毒品违法犯罪行为先种，再制、贩、吸的顺序对“四禁”的顺序作了调整。

《禁毒法》第四条第二款规定：“禁毒工作实行政府统一领导，有关部门各负其责，社会广泛参与的工作机制。”《禁毒法》提出的这一工作机制，是长期以来我国禁毒工作实践不断探索的成果，是实践证明行之有效的经验总结。新中国成立以后之所以能够在很短的时间内根本禁绝毒品危害，就是因为具有强有力的政府统一领导。同时，禁毒工作涉及诸多管理部门，各部门必须本着对国家负责、对人民负责、对历史负责的责任感，认真负责地依法履行各自承担的职责，不扯皮，不推诿，相互配合、相互协作，形成有效的管理合力，共同把涉及禁毒的各项工作做好。毒品问题是一个社会问题，解决社会问题，必须设法动员各种有用的社会资源，鼓励各种社会力量积极参与禁毒工作。

（二）明确禁毒工作领导体制

《禁毒法》第五条规定：“国务院设立国家禁毒委员会，负责组织、协调、指导全国的禁毒工作，县级以上地方各级人民政府根据禁毒工作的需要，可以设立禁毒委员会，负责组织、协调、指导本行政区域内的禁毒工作。”这一规定，确立了国家禁毒委员会的法律地位，是对我国长期以来禁毒工作领导体制的总结。明确禁毒工作领导体制，是禁毒立法的主要任务之一。禁毒工作是一项涉及多部门、多领域的社会系统工程，迫切需要一个能够统筹各部门的领导机构。1990 年，国务院决定成立全国禁毒工作领导小组，对外称国家禁毒委员会，其职责是：负责研究制定禁毒方面的重要政策和措施，协调有关重大问题，统一领导全国的禁毒工作。但由于国家禁毒委员会的地位没有法律保障，后来在机构改革中曾被撤销，对禁毒工作造成了不利影响。随着禁毒任务的日益繁重，1999 年国务院组成新一届国家禁毒委员会，再次强调其职责是：对外负责国际禁毒合作，履行国际禁毒公约义务；对内统一领导全国的禁毒工作，制定有关政策、措施，组织、协调各有关部门和单位并动员全社会的力量开展禁毒斗争。从国内、国际禁毒形势来看，禁毒斗争的任务具有艰巨性、复杂性、长期性的特点，需要将禁毒工作领导机制明确写入法律，以有利于组织、协调、指导有关部门开展禁毒工作。明确禁毒委员会的法律地位，也是国际禁毒立法的普遍做法。如泰国依据 1976 年《禁毒法》成立的国家肃毒委员会，由政府首脑任主席。

（三）整合、创新戒毒措施

吸毒不但严重损害吸毒者的身心健康，而且极易诱发各种违法犯罪行为，对社会危害极大。戒毒是禁毒工作的重中之重，也是难度最大、效果最难巩固的环节。只有帮助吸毒人员彻底戒除毒瘾，才能萎缩乃至消灭毒品市场，禁毒工作才能收到实效。《禁毒法》在总结多年戒毒工作成功经验的基础上，专门设立了“戒毒措施”一章，对戒毒工作的各项措施作出了明确规定，从国家法律层面确立了戒毒工作中的各项具体法律制度。

吸毒者具有病人、违法者和受害者三重属性，温家宝总理在视察武汉、昆明强制隔离戒毒所时作过明确表述。《禁毒法》规定国家采取各种措施帮助吸毒人员戒除毒瘾，教育和挽救吸毒人员，充分体现了“以人为本”的精神和对吸毒人员的关爱。同时，根据我国目前吸毒人员吸食毒品多样化的趋势和近年来的戒毒经验，采取不同于现行法律法规规定的多种方式、不同层次的戒毒方式，创造性地形成了一整套兼顾吸毒人员基本权利和长期戒毒效果的戒毒模式，涵盖了从检测到社区戒毒、强制隔离戒毒、社区康复的全过程，符合戒毒工作规律。

六、“三位一体”戒毒模式

社区戒毒是《禁毒法》强调的一个重点。2008 年 6 月 1 日，随着北京市公安局宣布“社区戒毒工作者帮扶机制正式启动”，200 多名社区戒毒工作者也正式上岗。这些社区戒毒工作者将担负在社区帮助吸毒人员戒毒的重任，同时，“瘾君子”也将定期接受戒毒工作者的评估，如发现复吸，可被强制隔离戒毒。

近二十年来，我国被强制戒毒、劳教戒毒的吸毒人员已超过 200 万人，其中大部分吸毒者在戒毒场所进进出出，而且，有的戒毒者从强制戒毒场所出来时，都是信誓旦旦，下决心痛改前非，但回来头来却又复吸，再次滑入深渊。究其原因，除了吸毒人员自身的原因和毒品的成瘾性因素外，还有一个重要的原因是我国原有的戒毒制度不够完善，有明显的缺陷，还不能完全适应戒毒本身的需要。比如，对于海洛因成瘾者来说，完整的戒毒过程应该包括生理脱毒、身心康复和重返社会三个必不可缺而又互相衔接的阶段。强制性戒毒制度往往只注重了生理脱毒，而从一定意义上讲后两个阶段更为重要。

《禁毒法》确立了我国新的戒毒制度，涵盖了从戒毒到巩固的全过程，强调对吸毒人员重在教育和救治。它的核心是针对原有戒毒制度的缺陷，建立起将生理脱毒、身心康复和重返社会融于一体的戒毒康复新模式，简称“三位一体”。《禁毒法》为有效地降低复吸率提供了制度保障，不仅提供了社区戒毒、强制隔离戒毒和社区康复三种戒毒形式，而且每种形式的戒毒期限都得到了法律保障。这样，社区戒毒、强制隔离戒毒、社区康复三个阶段形成一个紧密衔接的完整过程，有利于戒毒人员一步紧接一步地完成戒毒，最终戒断毒瘾回归社会。对初次吸毒的或年龄不满 16 周岁的吸毒者，一般先不进行强制隔离戒毒，而是责令其接受社区戒毒，充分体现出执法环节的人性化。对于不具备社区戒毒条件或戒毒不成功的，则应对其进行强制隔离戒毒。完成强制隔离戒毒后，经过诊断评估，还可以进行社区康复，由社区工作人员为其提供心理辅导、生活上的帮扶。

同时，各地宣传《禁毒法》的海报、传单、张贴画已经进学校、进社区、进家庭、进场所、进单位、进农村。在云南昆明共有 106 个社区矫助点，目前已经在 4 个社区矫助点进行社区戒毒的试点。通过试点运行，将在全市推广实施。另外，相关部门还在抓紧编写社区戒毒的工作手册，以指导社区民警更好地履行自己的职责。

七、我国社区戒毒体系的构建

《禁毒法》重构我国戒毒体系的引人注目之处，就是设置了社区戒毒这一新的戒毒措施。社区戒毒措施乃是基于试图纠正原来的强制戒毒、劳教戒毒这两种隔离式戒毒措施弊端的目的而设置的，并且发展了实践中所探索的社区戒毒经验，将社区戒毒从一种强制戒毒的辅助措施，拓展成为一种独立的戒毒措施。

从《禁毒法》的规定来看，社区戒毒被赋予了在重构后的戒毒体系中的基础性地位。只有拒绝接受社区戒毒、在社区戒毒期间复吸、经社区戒毒或强制隔离戒毒后复吸，以及吸毒成瘾严重通过社区戒毒难以戒除毒瘾的人员，才适用强制隔离戒毒措施，并且，对于不适用强制隔离戒毒的孕妇、哺乳期妇女和不满

16周岁的儿童，也应适用社区戒毒。而自愿戒毒的适用对象则主要是那些尚未被公安机关发现而主动到有资质的医疗机构接受戒毒治疗的吸毒成瘾者。《禁毒法》对于社区戒毒的这种立场实际上是建立在以下两个认识（假设）基础之上的：

一是认识到强制隔离戒毒实际上是一种剥夺吸毒者人身自由的行政强制措施，负面性较大，且戒毒效果不太理想。基于维护公民权利、有利于吸毒者身心和行为矫正的考虑，它仅应作为一种最后的手段来适用。

二是认为社区戒毒可以弥补强制隔离戒毒的不足，提高毒瘾戒断率。这样一种将强制隔离戒毒作为最后手段来使用的立法观念的确是值得赞赏的，其对社区戒毒的价值定位也是值得期待的。但是，这里有一个关键性的前提，那就是社区戒毒确实可以有效发挥对吸毒成瘾人员的行为管控和戒除毒瘾的作用。

八、社区戒毒不能“纸上谈兵”

社区戒毒实际上主要是靠戒毒人员的自觉性来进行行为控制和戒毒的。这是因为：一方面，社区戒毒有赖于社区组织的健全，能够切实地承担对社区戒毒人员的监管责任。我国目前正处于社会转型时期，基层政权组织和居委会、村委会的社会控制力已经大大削弱，而适应转型社会特点的现代社区和社区组织大都还没有形成。在这样的情况下，社区难以承担社区戒毒的执行职责，社区戒毒人员很可能在我国大部分地区实际处于无人监管的放任状态。另一方面，社区戒毒工作人员对戒毒人员的约束手段十分有限。仅仅通过一纸社区戒毒协议，加上批评、教育和转化为强制隔离戒毒的威慑，对于吸毒成瘾者究竟能够发挥多大约束力是显而易见的。正因为如此，社区戒毒也被尖锐地批评为“纸上谈兵”。当然，《禁毒法》对于社区戒毒可能存在的弊端也是有所估计的，主要体现在以下方面：

（1）在社区戒毒与强制隔离戒毒之间建立了相应的转化机制。对于符合以下四种情况之一的，要转化为强制隔离戒毒：①拒绝接受社区戒毒；②在社区戒毒期间吸食、注射毒品；③严重违反社区戒毒协议；④经过社区戒毒、强制隔离戒毒后再次吸食注射毒品。

（2）避免社区戒毒成为“纸上谈兵”，戒毒的可行性应对措施是对其适用对象范围作出合理的界定。《禁毒法》没有明确界定社区戒毒的适用对象，但从《禁毒法》的表述来看“倾向于对第一次发现吸毒成瘾的人员，先使用社区戒毒这一方式”。建议不应以初次查获作为适用社区戒毒的标准，而应从吸食毒品的种类角度，将社区戒毒的主要适用对象限定于多次吸食摇头丸、K 粉等新型毒品（不包括冰毒等硬性毒品）的人员。这是因为，这一类毒品的成瘾性与鸦片、吗啡、海洛因等传统毒品的成瘾性之间有着较大的差别，它没有严重的戒断综合症，比较适合于社区戒毒这样一种强制性较弱的戒毒措施。

（3）还需要完善社区戒毒的执行主体。《禁毒法》将社区戒毒的执行责任赋予了街道办事处和乡镇人民政府，街道办事处和乡镇人民政府又将这一执行责任交给了以居委会、村委会为主的“有关基层组织”，并且通过社区戒毒协议的方式来执行。这一执行机制既十分脆弱，也是欠缺专业性的。目前，上海等省市通过建立专业的禁毒社工队伍来开展社区戒毒工作，这一社区戒毒模式可谓理想，但是却有赖于强有力的经费和社会工作专业人才的支持，恐难以在全国大多数地区推广。作为一种相对合理的途径，可以尝试将社区戒毒执行与已经粗具规模的社区矫正改革统一，将社区戒毒工作交由社区矫正人员负责，同时，对社区矫正人员进行禁毒、戒毒专业技能的训练。

九、社区禁毒工作中存在的问题

（一）相关法律制度的贯彻落实还未完全到位

我国禁毒工作的相关法律法规一直处于不健全的状态，导致社区戒毒工作未能较好地开展落实。2008 年 6 月 1 日《禁毒法》正式颁布实施，使禁毒工作有了专门的法律依据，但由于新法刚刚出台，在实际工作中有的地方甚至还不了解《禁毒法》的内容等，这在一定程度上制约了执法力度，由此引发了一系列不良后果，如吸毒人数增加速度较快，复吸率高，对社区戒毒工作不够重视等。

（二）社区禁毒经费投入不足，社区禁毒基础建设有待进一步加强

经费不足是社区禁毒工作受限的重要原因之一。经费不足导致社区禁毒基础建设落后，影响社区戒毒工作，如缺乏资金购置必要的戒毒宣传用品和设备等，专业人员缺少外出学习先进社区禁毒经验的机会。还有就是收容量无法满足全员收戒吸毒人员的现实要求，众多需强制隔离戒毒人员滞留在社区，给社区禁毒工作带来很大的压力和困难，对社区禁毒资金的需求加大，凸显了社区禁毒资金的不足。

（三）社区监控管理和帮教工作有待加强

在社区禁毒工作中，少数地方图形式、走过场，对吸毒人员的帮教监管措施不力，工作没有真正落到实处。定期尿检等制度落实不够，缺乏有效的尿检帮教管理办法，帮教、尿检停留在档案、文字中，使帮教流于形式；多数社区没有建立起快捷、有效的毒品监控网络，不能及时掌握吸毒人员的信息；各社区与公安派出所、家庭、学校等联手的作用没有得到充分、有效的发挥。

（四）社区禁毒协作机制不完善

社区禁毒平台机制不健全。多数社区只顾自己的社区，不注

重与公安机关及其他部门或是其他社区间的合作交流，遇到一些情况时未能及时向公安机关提供情报；当有吸毒人员迁出，也未能及时将情况告知其他社区，这非常不利于戒毒协作。

（五）社区禁毒教育工作开展松散，对社区涉毒高危人群的教育严重不足

多数社区很少开展禁毒教育活动，即使有过几次禁毒教育宣传，也不够系统、深入；禁毒宣传教育内容枯燥，形式简单，如某些社区只是在“6·26”国际禁毒日时做些宣传活动，一些部门对《禁毒法》的贯彻落实不到位，致使居民对毒品及其危害认识不足。尤其是社区闲散青年是社区涉毒高危人群，他们的心智不成熟、意志力比较薄弱，整天无所事事，常出入网吧、歌厅等毒品流通的地方，因而这个群体最容易被毒品俘虏，稍有不慎，就会成为新滋生的吸毒人员。

（六）城乡禁毒工作发展不平衡

禁毒教育发展不平衡主要体现在城乡社区禁毒工作不平衡。农村地区开展的禁毒工作明显滞后于城市。从历年的吸毒人员统计中可以发现，吸毒人员多为文化水平较低的社会闲散青年。而这部分人中，来自农村的人数居多，他们教育条件相对落后，经济状况不佳，受教育程度低，对毒品危害认识不深刻，防范意识淡薄，应成为禁毒教育不可忽视的一个群体。然而每年的禁毒宣传在城市的投入力度远远超过了农村。特别是在比较偏远落后的地方根本就没有进行必要的禁毒教育宣传等工作，导致城乡禁毒工作发展极不平衡。

十、社区禁毒存在问题的原因分析

（一）社区对禁毒工作的意义认识不足

多数社区对禁毒工作的意义认识不足，一些街道党政领导对禁毒工作重要性的认识不到位，认为禁毒工作是公安机关或强制

隔离戒毒所的事，与社区的关系不大，低估了社区禁毒工作的重要作用，导致禁毒措施不够有力，禁毒的人、财、物等长效保障机制还没有真正到位，这是社区禁毒工作存在问题的首要原因。尽管有些社区管委会也开展禁毒工作，但社区禁毒工作还停留在较低层次阶段，毒品预防教育工作开展不力。

（二）政府对社区禁毒没有给予足够的重视

社区禁毒作为一项重要的工作内容没有真正完全纳入到政府的工作计划和议事日程中，更没有形成一个具体的、系统的落实禁毒工作的责任制度。上级政府若不重视，各个社区当然不会将禁毒工作作为重点工作来做，更不会将禁毒工作作为日常工作常抓不懈。《禁毒法》已经出台，对于该项工作有了明确规定，各级政府应认真按照《禁毒法》的规定去做，使社区禁毒工作不流于形式。

（三）对社区禁毒工作存在认识上的误区

有的社区认为社区禁毒工作无用，还有的社区工作人员认为开展禁毒工作是禁毒部门的事，与己无关；有的认为社区阻止不了吸毒现象的发生，没有执法权力，尤其是在开展禁毒工作过程中可能还经常遇到吸毒人员不配合，开展禁毒工作难度大，没必要在禁毒工作上浪费时间，他们觉得应该把更多时间用在为其他正常社区人员的服务上，因而忽视对辖区人员进行毒品预防教育。

（四）对吸毒人员的认识误区

相当一部分人对吸毒人员的吸毒行为存在误解。有的人认为只要沾上毒品，要戒是不可能的，因此他们对毒品和吸毒者极其厌恶，认为吸毒者即使不是罪犯也必定不是好人，因而在行动上表现为指责、歧视、远离，甚至把他们打入“另类”。如果对吸毒者的吸毒经过作一个客观、全程、细致的分析，就能发现绝大多数吸毒者也是受害者，并且是年轻的受害者。所以社会对吸毒人员应该同情、挽救，帮助他们早日回归社会。

（五）缺乏专门的社区禁毒队伍和志愿者队伍

目前，社区禁毒还停留在仅靠公安禁毒部门的力量上，没有充分发挥社区居民等社会力量，而且社区禁毒缺少具有相关专业知识的专业人员，使社区禁毒工作在一定程度上也受到限制，由于缺少专门的社区禁毒队伍和与之相适应的志愿者队伍相互配合，从而形成公安禁毒部门孤军奋战的局面，使社区禁毒工作的成果大打折扣。

十一、加强对社区禁毒工作的措施策略思考

（一）深刻认识加强社区禁毒工作的重要性，加大投入，为社区禁毒工作提供强有力的保障

禁毒工作要取得实效，走以社区为本的道路是条捷径。因此，我们要从思想上充分认识到社区禁毒工作的重要性，尤其是各级政府要充分认识到社区禁毒工作的重要性，才能使社区禁毒工作在行动中夯实社区禁毒基础，理顺社区禁毒机构的职责任务，落实力量配备和经费渠道，加强社区禁毒工作人员的教育培训，加大禁毒装备投人，提高科技含量等，以促进社区禁毒工作。同时，《禁毒法》第六条规定：“县级以上各级人民政府应当将禁毒工作纳入国民经济和社会发展规划，并将禁毒经费列入本级财政预算。”为社区禁毒工作奠定法律保障。

（二）建立社区禁毒工作专门机构

引入禁毒社会工作者，建立社区禁毒工作队，推进禁毒工作社会化。开展日常的禁毒学习、教育和社区公益活动，发挥党团员在社区禁毒宣传及社区公益事业中的积极作用，建立禁毒社会工作者队伍。有计划地组建由社会工作者、教育、医疗以及社区服务人员参加的禁毒社会工作者队伍，作为社区禁毒指导、咨询机构，展开禁毒宣传、计划项目、监察毒品问题态势等项工作。

禁毒社会工作中引入禁毒社会工作者可以实现社区禁毒工作长效机制，同时，社会工作者可以促进社会资源的整合利用，确保社区禁毒工作的成效。

（三）加大社区禁毒宣传力度，提高社区居民的法律意识

《禁毒法》第十七条明确规定："居民委员会、村民委员会应当协助人民政府以及公安机关等部门加强禁毒宣传教育，落实禁毒防范措施。"禁毒的宣传教育是社区禁毒的得力措施，是提高社区居民的法律意识的渠道，因此社区要组织各方面的力量、利用各种媒体，通过多种形式，在机关、学校、居民小区、公共场所开展广泛的禁毒宣传，重点做好对青少年、个体经营者及外来人口的宣传教育工作，提高社区公众拒毒能力，并主动检举、揭发毒品违法犯罪活动。

（四）做好调查研究工作，掌握社区涉毒人员情况

社区要充分发挥职能作用，进行调查研究，彻底查清辖区有无毒害及存在的问题，及时发现掌握现有吸毒人员、有可能染毒及易染毒高危人群的基本情况，外来人员涉毒情况。掌握本辖区吸毒存在的场所、毒品分销网络和地下零售市场的情况，以及毒品流入流经渠道的情况。

（五）做好帮教工作，降低复吸率

社区对发现的吸毒人员进行帮教，针对帮教对象的吸毒时间、戒毒时间和家庭的不同状况制订切实可行的帮教计划和扎实有效的帮教方法。同时，社区是吸毒人员戒断的后续场所，吸毒人员经戒毒所戒毒后，回到社区还要经历心理戒断期，社区应通过各种措施对戒毒人员进行帮教，加强心理矫正治疗，提供适合的就业机会，提高吸毒人员的戒断率，降低复吸率。因此，社区要充分发挥作用，对戒毒人员落实帮教措施，开展帮教工作。

禁毒工作是一项社会系统工程，要靠全社会的力量来实施，更应当让全民都从中获益。社区禁毒工作的缺失，必将影响禁毒

工作的整体效果，也不利于毒品问题的最终解决。因此，开展好社区禁毒工作有利于从根本上打击和防范毒品违法犯罪，减少毒品的社会危害，不断净化社会环境，为社会主义经济建设的快速发展提供良好的社会治安秩序。

十二、健全工作机构，实现社区禁毒组织体制的优化整合

随着政府、企业承担的社会职能逐步向社会转移以及居民需求的多样化，社区已成为城市社会建设和管理的重要力量，成为广大居民群体组织活动、交流信息、提供服务的平台，也成为城市各种社会矛盾的交汇点。就禁毒治理来讲，社区是发现涉毒人员的主要场所，也是吸毒人员戒断的后续场所。可以说社区是营造禁毒氛围的主阵地，占据维护社会稳定、保一方平安的前沿，对于构建和谐社会有重要的作用。

第一，建立健全社区党团组织。确立社区基层党团组织的先锋作用，将离退休人员、流动人口、下岗失业人员中的党员、团员组织起来，成立党团员义务禁毒工作队，开展日常的学习、教育和社区公益活动，发挥党团员在社区禁毒宣传及社区公益事业中的积极作用。

第二，建立禁毒社会工作者队伍。对吸毒人员的帮教工作，涉及心理矫治、戒毒后续治疗、管理控制等各方面专业知识，因此有必要引进职业化、社会化、专业化、市场化机制，组建由社会工作者、教育、医疗以及社区服务人员参加的禁毒社会工作者队伍，作为社区禁毒指导、咨询机构，展开禁毒宣传、计划项目、监察毒品问题态势等项工作。

第三，建立社区禁毒工作小组。在各社区、居（村）委会建立社区民警、居（村）委会干部、志愿者禁毒帮教小组，对易染人群或禁毒重点人群进行全面、有效的帮教。

第四，组建群众禁毒自治组织。社区禁毒工作只依靠禁毒工

作小组是远远不够的，还必须动员、组织社区群众积极参与禁毒工作，吸收社区内热心禁毒工作的社会帮教志愿者、禁毒社会工作者、治安积极分子及吸毒人员家属等组成群众自治组织，如社区里的老干部、老战士、老专家、老模范、老居民。

第五，扩大组建禁毒志愿者队伍，最大限度地凝聚禁毒力量。通过社区禁毒联络专员与社区禁毒委员会及政府禁毒部门协同作战。

十三、优化整合社区禁毒信息资源

优化整合社区禁毒信息资源，就是要充分调动各方面的力量，构建灵活多样的群防群治情报网络。

第一，必须结合社会治安综合治理的预防犯罪信息系统，进一步完善社区禁毒信息的收集和归类、入档制度，建立情况通报制度、分析预测制度、考核评估制度等；建立、完善社区禁毒基本信息库，以涉毒人员的身份证号码为依据进行社区禁毒信息网络传输、查询，准确掌握社区涉毒人员的数量及状况，及时维护更新信息，保持数据准确、翔实、鲜活，初步形成吸毒人员动态管控机制，半年或不定期发表一次正式的研究报告，并对个案资料保密；及时发现常住人口中的新增涉毒人员；掌握外逃涉毒人员的身份、行动信息；掌握社区中的吸毒窝点、加工点、零售毒品交易场所等。目前，各地公安禁毒、治安、监管、刑侦、派出所以及司法劳教部门建立的吸毒人员动态信息已上网入库，实现了全国信息共享，为切实解决吸毒人员管理问题提供了准确的信息资源。

第二，在社区禁毒各主体之间建立长效合作机制，重点加强社区禁毒方面的警务现代化建设，借鉴美国施行的社区取向警察服务计划，社区居民提供线索与情报，警方尽力找出社区内吸毒、贩毒地点及网络等，警方为社区居民提供禁毒专业宣传和包括禁毒方面的社区危机处理服务等。

第三，社区禁毒信息资源的现代化运作离不开社区禁毒信息传输网络系统的建立，信息时代呼唤数字化社区禁毒信息资源的开发、网上社区禁毒信息运作技术开发和网上禁毒服务项目开发等。同时，应借鉴韩国、菲律宾等国家制定的对提供情报人员给予现金报酬的制度，建立禁毒举报奖励机制，鼓励、发动广大群众发现、挖掘毒品信息，为禁毒斗争服务。

十四、进一步整合社区禁毒人力资源

社区禁毒人力资源是指参与社区禁毒的有关人员，如专门负责社区禁毒工作的禁毒联络员、禁毒医疗所的医务人员、禁毒帮教人员、社区民警、居委会干部和禁毒社会工作者等，都是社区禁毒工作重要的人力资源。

(1) 必须提高参与社区禁毒人员的素质，培养高素质的社区警务人员、社区服务志愿者、社区禁毒管理人员以及帮教人员等。

(2) 在社区建设一支由社会工作者、传媒工作者、医药卫生工作者、心理咨询工作者、禁毒志愿者等自愿从事禁毒教育的积极分子组成的义务性禁毒教育队伍。这支队伍在各级禁毒领导机构的指导下，从事面向群众或特定对象的宣传教育工作。

(3) 要形成以专业社区禁毒力量即公安禁毒队伍为龙头，以警务区和报警点为纽带，以治保会和联防队为基础，社区成员以及社会禁毒工作者广泛参与的社区禁毒网络。

十五、加大社区禁毒财力资源投入的必要性

建立和完善以政府投入为主、多渠道筹措资金的社区禁毒资金保障机制。社区禁毒的费用按照不同的禁毒方式由不同的主体支付，社区涉毒人员的尿检以及强制戒毒的费用，建议由政府统

一支出，而自愿戒毒的费用由吸毒者自理更为合理。社区禁毒财力资源的整合主要涉及三个方面：一是政府的社区禁毒预算，这部分政府投入既可以是直接的政府拨款、适当补助，也可以是对社区禁毒事业机构的政策扶持、税收优惠、贷款优先或人事政策倾斜等；二是社区的民间筹资，通过广泛的社区禁毒宣传，鼓励社区内外的经济实体、个人以资金、实物、劳务等形式投入社区禁毒事业中；三是建立社区禁毒基金，将来源于政府社区禁毒基金资助的资金和社会的禁毒募捐以及社区公益服务收入结合起来，成立社区禁毒专项基金，创立各类基金组织和各种激励制度。以上资金必须切实加强管理，做到专款专用，不断提高使用效益。

禁绝毒品是一项长期而又艰巨的任务。我们必须在构建和谐社会发展目标的前提下，积极探索社区禁毒工作的新思路，充分利用社区资源，做好社区禁毒工作，为构建和谐社会创造一个健康向上、充满活力的社会环境而努力。

第二节 加强社区艾滋病防治工作

一、加强社区艾滋病防治工作的重要性

社区是进行一定社会活动、具有某种互动关系的共同文化维系力及活动的区域。发挥社区基层卫生服务预防、医疗、保健、康复和健康教育功能，开展艾滋病综合防治，能够坚持以人为本，充分发掘和利用社区资源优势及功能。健康教育、行为干预是当今艾滋病预防的重要策略，艾滋病防治从社区做起可覆盖到社会的每个角落，利用社区文化和社区环境的影响进行健康教育、行为干预，可增强干预的深度、广度及持续性和实效性。

通过社区医疗机构发挥积极作用，协调社区健康促进委员会对社区不同群体采取具有针对性、易被公众接受的健康咨询和教

育，经常性与重点宣教结合，多种形式引导居民主动和广泛参与，有效开展艾滋病的社区三级预防，能够达到普及社会预防艾滋病知识，避免恐慌，消除歧视。教育公众关注健康、规范行为等，以社区为基础的艾滋病治疗和关怀能够落实政府对艾滋病患者的救助措施；建立社区支持网络以提高艾滋病患者生存质量、维护和保障其权益，达到预防和控制艾滋病传播及缓解政府压力，能够普及艾滋病预防知识，评估危险行为，进行政策倡导，减少艾滋病负面社会影响等。社区艾滋病防治工作的早期投入能够达到经济、有效的预防疫情蔓延的效果。

二、社区开展艾滋病防治工作的优势

（一）从社区做起，可以覆盖社会的每个角落

社区是社会的缩影，办事处是基层政府组织，是各项组织措施的最终执行者。将艾滋病性病防治与办事处日常工作相结合，在社区内创造一个政府牵头、多部门合作、全社会参与的艾滋病性病防治的社会环境。办事处作为基层政府具有其他机构不可比拟的优势，其工作与群众生活、生产息息相关，最贴近群众，也最具权威性。依靠办事处在其辖区内开展艾滋病性病综合防治，可以使许多别的组织做不到的事在办事处辖区内顺利实施，比如通过办事处与娱乐场所老板进行沟通，就远远比通过公安、卫生部门沟通容易，而且工作效果更加显著。我们将艾滋病性病综合防治工作以社区为基础，可以有效地利用社区现有资源，借助社区各项优势，把艾滋病性病防治纳入社区发展计划，并与初级卫生保健服务网络融为一体，创造政府牵头、多部门协作、全社会参与的大好局面。

（二）依托计生组织，使艾滋病性病防治知识深入家家户户

计划生育是我国的基本国策。多年来，我国的计生组织形成了卫生部门无法与之比拟的横到边、纵到底的服务网络。依靠这

个服务网络，利用基层计生协会、分会、会员共同联手将艾滋病防治知识与计划生育知识一起带入社区的每个角落，动员社区群众积极参与，从而促进艾滋病相关政策的完善与落实，推动各项防治措施的实施。

（三）针对不同人群开展形式多样的宣传教育活动

根据不同年龄段、不同目标人群的需要将艾滋病性病防治知识与生殖健康、男性保健、新婚保健相结合，开展形式多样的宣传教育活动，使艾滋病性病防治这个比较敏感的话题以比较婉转的形式得到广泛的宣传和教育。

三、以社区为基础的艾滋病防治体系原则

政府领导，以社区和家庭为基础，全社会参与；遵守为艾滋病病毒感染者或艾滋病病人保密的原则；提供医学和心理咨询，避免艾滋病的进一步传播；开展全民健康促进工作，对艾滋病病毒感染者和艾滋病病人提供宽松的生活环境；贯彻执行卫生部消毒管理办法，做好医务人员的个人防护，防止艾滋病医源性的交叉感染；针对高危人群开展有效的健康教育和行为干预活动，促使他们采纳健康的行为模式；将性病和艾滋病的防治工作相结合，加强对性病病人的管理、规范性病病人的治疗。

四、我国社区艾滋病防治的现状

根据调查，全社会艾滋病信息交流与共享明显不足，各个项目、地区、部门之间的信息整合、经验交流与共享不足。社区艾滋病防治缺乏良好的环境影响氛围，社区居民参与程度低、热情不足，缺乏有效引导。基层医护人员培训及自身队伍的建设有待强化。社区居民的艾滋病健康教育缺乏规范性和系统性，缺乏深度、广度和持久性，宣传教育仅限于发放小册子、黑板报和广播等一般宣传及配合艾滋病日的大型宣传活动，主要参与者多为老

年人。城市防治艾滋病机构没有必须的经费投入开展工作和实施相应措施，农村几乎没有任何与防治艾滋病有关的医疗保健措施，社区卫生服务急需将社区不同人群艾滋病教育和行为干预纳入日常工作计划。

社区需要加强对高危人群的宣传教育和培训。由于自我认识不足和社会歧视引发的艾滋病患者报复则将成为疾病传播的严重隐患。超过1/4的艾滋病患者有过或曾经有过报复他人的想法，11%的艾滋病患者有了具体的准备。艾滋病感染者和患者及因艾滋病失去单亲或双亲的儿童，迫切需要得到全社会的尊重、关爱和救助。

五、以社区为基础的艾滋病防控体系建设

以社区和家庭为基础，全社会参与的艾滋病防控体系建设包括以下内容：

（一）社会动员

(1) 获得各级政府的支持，保障艾滋病病毒感染者和艾滋病病人的权利和义务。其内容包括：肯定现有政策、法律、法规的作用；对需要新制定、补充、修改的政策和法规提出建议；针对可能存在的泄密、歧视提出改善建议；针对保障感染者和病人的福利待遇提出建议。

(2) 争取非政府组织、部门的广泛参与，明确各自应承担的责任；建立网络联盟，协调行动；把该网络联盟纳入中央—省—县（市、区）监督指导系统。

(3) 建立广泛的社会支持网络，建立政府和各非政府组织、宗教领袖的合作联系；招募志愿人员，尤其是社区青年志愿人员，使他们参与到为艾滋病病毒感染者和艾滋病病人提供支持的活动中；将敏感的问题公共卫生化；设立咨询热线或咨询门诊；为感染者和病人的工作、生活提供必要的法律、物质、精神

支持。

(4) 开展社区健康教育，主要利用广播、电视、海报等大众媒介，包括宣传艾滋病的传播和预防知识；强调艾滋病就在我们的身边，但与艾滋病病毒感染者的日常接触不传播，消除“恐艾症”；宣传对艾滋病病毒感染者和艾滋病病人的歧视不利于预防艾滋病传播；宣传使用安全套和其他预防方法；让艾滋病病毒感染者或艾滋病病人参与宣传活动，请他们在电视或公开场合露面，谈谈自己的生活感受，提高群众对艾滋病病毒感染者和艾滋病病人的同情心和接受力；对易感染人群和病人进行防止传染的方法的宣传教育，以增强其生活信心和保护他人的责任感；为艾滋病病毒感染者和艾滋病病人的医疗需求和咨询提供信息。

(5) 把健康教育的重点放在青少年身上。在学校开展有关方面的健康教育，降低他们成为新感染者的可能；以青少年为志愿团体骨干，向艾滋病病人提供心理支持；以青少年为榜样人群，改变社会对艾滋病病毒感染者和艾滋病病人的歧视态度。

(二) 加强医疗卫生机构的服务功能

(1) 加强对各级医务人员的培训。其内容包括针对当地艾滋病流行特点，根据各级医务人员的实际工作水平，编制教材，培训师资力量；编制教材和制订培训计划时，从防疫人员、传染科医生到所有临床医生；医务人员的素质教育，强调有责任向艾滋病病毒感染者和艾滋病病人提供关心和爱护，避免任何形式的歧视；提高各级医务人员的业务水平，能识别艾滋病病毒感染和艾滋病症状，能对病人及家属提供医疗和心理咨询服务；建立社区家庭病房和医院的双向转诊制度，为艾滋病病人提供免费或部分补偿性的基本医疗服务；加强对村级和社区医生的培训，建立家庭病房，方便艾滋病病人就医，做到早期发现，早期治疗；在省市级医院建立艾滋病病房，接收严重病人，并为基层医院提供技术指导；将艾滋病作为一种传染病纳入医疗保险制度。

(2) 抗体检测。其内容包括减免和降低抗体检测的费用，提倡和鼓励高危人群，尤其是孕产妇进行艾滋病病毒抗体的自愿匿名检测；提供检测前后咨询；在婚前检查阶段，提供性病艾滋病防治知识，动员准备结婚的男女自愿和匿名进行抗体检测；对检测中发现的性病病人和艾滋病病毒感染者，鼓励其适时通知性伴；加强性病病人管理，整顿性病治疗市场，规范性病诊断和治疗；加强防治艾滋病工作中医院和疾病控制机构的合作；充分利用我国丰富的中医药资源，探索中西医结合治疗方法，降低价格，缓解症状，提高生活质量；采取措施，增强对从事艾滋病防治工作者的医疗保护，防止职业感染；为职业性感染者提供免费治疗；向艾滋病防治工作者提供心理咨询服务，缓解其工作压力。

(三) 动员 HIV 感染者和病人参与关怀活动

吸收艾滋病病毒感染者和艾滋病病人参与社区预防艾滋病的政策制定和各种活动，使政策具有针对性，同时也能唤起民众的参与意识。

建立艾滋病关怀网络及组织，包括利用咨询热线或艾滋病门诊病房，组织成员间进行交流、伙伴互助、职业培训、心理咨询等活动，使艾滋病病毒感染者和病人实现心理转变，树立战胜疾病的信心，提高生活质量；吸引资金、人员和技术外援，逐渐将这些活动扩展到社区的其他人群。

社会应为艾滋病病毒感染者和艾滋病病人重返社会创造条件，包括为身体条件尚可的艾滋病病人提供就业机会，使其能够自食其力。

(四) 艾滋病病人的家庭关怀服务

家庭关怀是由专业和非专业护理人员以及病人家庭在家庭中为病人提供的一种护理服务。目的是保证病人最大限度地获得稳定舒适的生活环境，在不丧失人格尊严的状态下安然去世。家庭关怀可以分为病人保健、治疗服务、心理恢复、长期维护、家庭压力缓解等。

家庭关怀的总体目标是为个人提供高质量、适当、廉价的护理，使其保持独立的生活状态，最大限度地提高生活及生存质量。家庭关怀服务的优越性表现在以下几个方面：为病人提供的服务可以最大限度地使病人具有活动能力和生产能力；实现家庭对病人强有力的支持；满足重病人或临终病人一般更愿意留在家中的愿望；对艾滋病人实行家庭护理便于病人家属在照顾病人的同时尽到家庭责任；家庭服务能够缓解医院的压力，使真正需要住院治疗者获得更好的照顾；与住院治疗相比，家庭关怀服务能减少经费开支；在病人不可能住院治疗的情况下，家庭关怀提供的服务尤为重要；家庭关怀可成为支持病人家庭后续服务的入口；病人生活在家庭和熟悉的社区环境中，与亲人和朋友为伴会备感安慰；家庭关怀为病人、家人和社区居民提供了一个预防艾滋病的受教育机会，促使其成员重视艾滋病并及早预防。

对于每一个健康的人来说，艾滋病病毒感染者不是“洪水猛兽”，而是我们应该给予关爱和帮助的对象。向艾滋病病毒感染者和病人提供必要的关怀与支持可以缓解他们的痛苦，提高他们的生活和生命质量，满足病人和家庭的需求。同时对艾滋病病毒感染者和病人的关怀与支持是艾滋病预防与控制工作的必要组成部分，只有全社会理解和关心他们，减少歧视，为他们营造一个宽松的生活环境，才能使他们正确面对艾滋病及其危害，从而积极的改变其行为方式，保护更为广大的人群，达到遏制艾滋病大规模蔓延的目的。

六、社区开展艾滋病防治的难点

（一）居民缺乏艾滋病相关知识，社会意识有待提高

对于艾滋病，有相当一部分人缺乏应有的了解。他们对其传

播途径、危害性及预防措施的态度，要么是不以为然，认为艾滋病离自己很远，是不可能的事；要么是“谈艾色变”，认为吃饭、蚊虫叮咬甚至说话都会被传染。由于这种盲目和无知，加之吸毒、性滥交等不良行为是艾滋病的主要传播方式，受社会道德价值观的影响，人们通常对艾滋病病毒感染者和艾滋病患者表现出不同程度的歧视，这使得他们更加隐蔽自己，从而减少了他们寻求和获得卫生服务的机会，加剧了艾滋病防治工作的难度，更增大了艾滋病广泛传播的危险性。

（二）流动人口剧增，管理难度增加

随着我国社会经济的发展，一大批农民工源源不断地涌入城市的各个角落。这群庞大的流动人口在促进社会经济发展的同时，也带来了巨大的社会隐患。由于他们流动频繁，增加了社区管理的难度，难以将其统一管理，进行有效的健康教育，建立健康档案。加之生活环境、文化素质、经济状况等多方面的原因，使他们获取相关预防保健知识、享受卫生服务的机会很有限，增加了他们可能感染艾滋病病毒的几率。

（三）社区工作人员的艾滋病知识有待进一步提高

目前，社区工作人员的艾滋病知识呈现“三低一高”的态势：“三低”即对艾滋病知识认知程度低，对艾滋病护理技能掌握程度低，对护理艾滋病病人的心理承受能力低；“一高”即护理人员要求加强艾滋病知识培训的呼声高。

（四）缺乏和谐的组织协调与配合

艾滋病社区防治工作不是单靠基层卫生机构就能够独立完成的，需要社区居委会、公安机关、传媒以及上级医院等多部门的参与。但在实际工作中，许多社区工作人员把自己禁锢在社区这个狭小的环境中，仅凭一己之力开展工作，缺乏与各部门的协调配合。

（五）日常经费和基本措施难以保障

在许多地方，社区没有额外的资金为艾滋病的防治作后盾，加之国家补偿经费尚未到位，使得社区缺乏常规经费，更有甚者，连社区最基本的防治艾滋病宣传教育培训也没有开展。因此，艾滋病社区防治工作难以长期、持续开展下去。

七、社区艾滋病防治工作策略

（一）加强社区各部门之间的合作，建立社区艾滋病防治网络

社区艾滋病防治需要加强社区各部门之间的合作，协调有关部门和社团组织，确定艾滋病防治行动计划，包括具体日程、目标及主要责任人等；建立和完善社区艾滋病监测和防治网络及公共卫生体系，为社区配置更多资源，加大资金投入并强化社会保障体系。同时，加强社区防治艾滋病资源整合和利用，提高社区组织实施艾滋病防治的能力；行政领导管理措施与具体业务工作相结合，制定社区防治艾滋病疫情监测、行为干预、健康教育、医疗救治、人文关怀和社区支持等方面的相关规范并创造实施相应政策和法律的环境；保证落实艾滋病防治教育计划，随着全社会更广泛参与艾滋病防治工作局面的形成，政府需要促进社会不同部门与组织间的信息交流，建立与完善面向全社会艾滋病信息交流的有效机制与共享平台，包括政策支持、资金保障、组织机制与管理、交流渠道等方面，真正达到将政治承诺转化为实际行动。

明确公安、社区居委会、上级医院、传媒的责任，各部门间密切配合，强化对流动人口的管理和健康教育。将艾滋病防治工作以社区为基础，有效利用社区居委会的现有资源，借助公安部门强势的管理能力和媒体强大的宣传优势，在上级医院的指导下顺利开展，创造一个各部门协作、全社会参与的大好局面。

（二）有针对性的健康教育是开展艾滋病社区防治的重点

健康教育被公认为是当前预防艾滋病传播最有效的手段。在进行健康教育时，除了办宣传栏、发放宣传资料、举办讲座、节假日街头咨询外，还要充分利用报纸、杂志、电视、广播、网络等传媒的宣传效应，针对不同文化层次、不同地域、不同职业的人群开展有针对性的健康教育，将针对高危人群的重点宣传教育与针对普通人群的教育相结合，力求贴近实际。同时，加强在法律、人权等方面的教育，使人们在真正意义上认识艾滋病，理解艾滋病病毒感染者和艾滋病病人，为他们回归社会、延缓病情提供一个温馨、宽松的社会人文环境。

（三）开展广泛的社区动员，共同参与艾滋病防治活动

社区有效组织和动员，使社区居民积极参与社区艾滋病防治活动，是实施预防措施和行为干预成功的先决条件。社区动员是社区制订艾滋病防治行动步骤、实施计划和经费管理的保证。社区广泛动员的目的是增强社区成员的归属、认同和互助感，形成必要的氛围，使其成员充分认识艾滋病的危险性并积极参与艾滋病防治活动。知识是行为改变的基础，态度和信念是行为改变的动力，社区动员致力于改变居民的认知、态度和行为。社区应充分利用社区资源向成员提供信息及技术服务，制定具有长远影响的预防规划。社区动员应达到的目标是其成员能够做到：①充分认识个人和群体容易感染 HIV/AIDS；②积极参与预防和控制艾滋病工作；③掌握相关知识，采取不同措施预防感染；④合理运用人力、物力和财力开展艾滋病社区防治；⑤参与决策所采取的行动，评价效果；⑥需要时寻求外界帮助与合作。

（四）加强医护人员自身队伍建设，发挥社区卫生服务功能

社区医疗机构是进行艾滋病健康教育的重要机构，加强医护人员自身队伍建设和培训，增强自我防护意识，提高其对艾滋病的认知，充分认识艾滋病流行趋势及对社会、经济的危害，职业

感染的危险和防护，以及如何正确对待艾滋病病毒感染者和艾滋病患者等，对具有暴露风险的医护人员提供咨询和指导，进行医源性暴露风险的评估等是社区艾滋病防治的保证。

国外对开展医护人员自身艾滋病防护健康教育有特别的要求及工作规范和程序。医护人员的学习和培训应纳入重要工作日程，各级医疗机构特别是基层医疗机构参与社区艾滋病防治应保证制度化和规范化；建立特殊首诊负责制；规范医护人员艾滋病防治的伦理道德行为，提高救治水平，针对不同人群进行预防教育和重点人群行为干预管理。社区艾滋病健康教育的内容、方法应与需求匹配，针对不同群体进行健康教育和行为干预，消除社会偏见和歧视，由此达到有效防治艾滋病的目的。医疗机构应将先进的理念渗透到社区艾滋病防治规划中，将有效的经验积极应用于实践中，以更好地达到教育干预和纠正不良行为的目的。

艾滋病是不治之症，社区防治尤其重要。要强化对社区工作人员的培训，加强其职业道德教育，开展防护知识和相关政策的宣传教育，坚持以人为本，尊重、关心、爱护、理解艾滋病病毒感染者和艾滋病患者，彻底改变社区工作人员艾滋病知识“三低”的现状，从而使社区艾滋病护理工作的开展真正落到实处。

（五）加大投入，健全管理

明确经费来源，确保专款专用和基本医疗、防护设施到位。对于社区开展艾滋病防治工作而言，不仅要充分利用有限的资源开展工作，而且要想方设法利用自身的优势，如：工作在基层与群众联系密切，能够随时掌握第一手资料等来弥补硬件设施的不足，使艾滋病社区护理工作得以不断完善。

（六）从伦理角度探讨艾滋病防治，形成良好的社区人文环境

伦理因素是艾滋病疫情难以得到有效控制并易被忽视的方面。无知、恐惧和歧视是对艾滋病患者和高危人群干预及健康人

群保护的最大阻碍。社区有关人员应开展调查和研究，为开展艾滋病防治提供科学方法和政策依据，从伦理及道德途径探讨可行的、合乎伦理的艾滋病防治策略和防治措施，为艾滋病患者提供宽松的政策与人文环境。政府及有关部门需要积极处理社区中艾滋病的有关伦理难题，如“恐艾症”、对患者的孤立和歧视、保护隐私权、对患者救助需要以及就业和子女入学问题等。社区应教育居民尊重不同文化习俗，承认不同道德价值观的合理性，采取人道救助精神，以公正、支持和关心的态度对待艾滋病病毒感染者和艾滋病患者，防止由于受社会歧视引发艾滋病患者的报复行为。艾滋病防治工作中面临许多新的伦理难题和道德法规冲突，有待进一步研究和探讨。

我国政府卫生工作致力于“防患于未然”，加大对公共卫生事业的投入，真正实现社区卫生服务机构“六位一体”功能及公益实效；改善农村公共卫生状况和重建医疗保险体系是社区艾滋病防治的重要前提。目前，城市“收支两条线”的新型社区卫生服务机构运作机制试点是重视疾病、预防开展社区艾滋病防治的良好开端。

思考题：

1. 《禁毒法》制定的背景及重要性是什么？
2. 我国社区戒毒体系是如何构建的？
3. 社区开展禁毒工作的策略是什么？
4. 社区开展艾滋病防治工作有哪些优势？
5. 社区艾滋病防治工作的策略是什么？

第五章　公安工作与艾滋病防治

艾滋病是一种目前尚无有效治愈方法、死亡率极高，但完全可以预防和控制的传染病。我国自1985年发现首例艾滋病患者以来，在各级公安机关和卫生部门的共同努力下，艾滋病感染率一直控制在较低水平，但近几年艾滋病传播蔓延速度明显加快，截至2008年9月30日，我国累计报告艾滋病病毒感染者264 302人，而据卫生部等单位对中国艾滋病疫情的估计，中国现存艾滋病病毒感染者和病人约70万，这其中可能有44万人不知晓自己已经被感染。据专家测算，到2010年底，我国艾滋病病毒感染人数有可能达到1 000万人，艾滋病已越来越成为威胁人民生命健康、影响经济发展、危害社会秩序的重大社会问题，预防控制艾滋病工作日趋紧迫。

随着艾滋病疫情在全国范围的扩散，对艾滋病的预防和控制工作成为社会关注的焦点问题。公安工作和艾滋病预防控制工作有着必然的联系，依法扫除卖淫嫖娼、贩毒和吸毒等社会丑恶现象，既是维护社会治安秩序的重要工作，也是阻断艾滋病传播渠道的根本性措施。因此，法律和职能的要求使得公安机关必须积极参与到艾滋病的预防和控制工作中来。

重点问题

- 公安机关参与艾滋病防治工作的重要性
- 公安机关在艾滋病防治工作中面临的形势
- 公安机关在艾滋病防治工作中的职责
- 禁毒与防治艾滋病的有机结合
- 毒品泛滥与艾滋病流行的关系

第一节　公安机关在艾滋病防治工作中责无旁贷

一、公安机关参与防治艾滋病工作的重要性

积极参与艾滋病预防和控制工作，严厉打击各类违法犯罪活动，是公安机关的重要职责之一。

近几年来，艾滋病流行迅速，传播范围逐年扩大，感染人数不断增加，感染率呈上升趋势，流行态势十分严峻。因此，积极参与预防和控制艾滋病工作，广泛、深入、持久地进行预防艾滋病知识的宣传教育，严厉打击各种违法犯罪活动，完成党和人民交给公安机关的光荣任务，是广大公安民警义不容辞的神圣职责。

公安机关特别是治安管理和禁毒部门要进一步提高认识，加强学习，增强工作的责任感和主动性，要充分发挥预防控制艾滋病协调小组牵头单位的作用，协调有关警种共同开展工作。要将艾滋病防治工作纳入重要议事日程，与公安业务工作紧密结合，一起研究，一起部署，并采取有针对性的措施加强检查和督导，确保防治工作的各项要求落到实处。

各地公安机关要切实加强娱乐服务场所治安管理工作，做到积极预防、及时发现、有效打击卖淫嫖娼、吸食注射毒品等违法犯罪活动。要重点打击组织、强迫、介绍、容留、引诱他人卖淫，嫖宿幼女，贩卖毒品等违法犯罪活动，严惩卖淫嫖娼、贩毒和吸食注射毒品等违法犯罪活动背后的组织者、策划者、骨干分子；要严格执法，对查获的卖淫嫖娼、吸食注射毒品人员要依法予以治安拘留、收容教育和强制戒毒。与此同时，要积极配合卫

生部门开展打击非法采供血液、单采血浆专项整治工作，深挖非法采血的地下窝点，惩治违法犯罪人员，从而努力减少艾滋病传播的渠道，有效遏制艾滋病的蔓延。

公安机关和卫生部门在防治艾滋病工作中虽然职责分工不同，但总体目标是一致的，公安机关应在防治艾滋病多部门合作中进一步发挥职能作用。公安机关在防治艾滋病工作中的主要职责是：净化社会环境，加强对流动人口、卖淫嫖娼人员、静脉注射吸毒人员等艾滋病高危人群的管理，严厉打击吸毒贩毒、卖淫嫖娼、非法采供血等违法犯罪活动，保护艾滋病病毒感染者和艾滋病病人的合法权益，加强对公安民警的艾滋病预防教育，建立公安机关防治艾滋病应急处置机制。

二、公安机关参与艾滋病防治的主要业务部门

公安机关参与艾滋病预防和控制工作的主要业务部门是治安部门（对卖淫嫖娼人员、流动人口、治安违法的艾滋病病毒感染者的管理与处置）、禁毒部门（对毒品犯罪嫌疑人和吸毒人员的抓捕与处置）和监管部门（对犯罪嫌疑人或罪犯的监管）。

（一）治安部门

治安部门的主要职责是加强对重点场所和重点人口的管理。加大对重点场所管理的力度以及对这部分重点人群的打击力度，对防止艾滋病传播具有良好的效果。民警要深入社区、娱乐场所、中小旅馆、浴室、网吧、KTV练歌房等场所以及外来人口聚居区，全方位开展调查摸底工作，摸清辖区内卖淫嫖娼人员和吸毒人员的信息及主要活动区域等情况，从中进行重点监测。定期对场所进行监督检查，规范场所的经营行为。此外，治安部门还应积极配合卫生部门的工作，尽管治安民警不直接参与卫生部门的行为干预活动，但要理解并配合卫生部门的工作，比如：我国政府提倡推广使用安全套，治安民警可通过对公共娱乐场所、

酒店、宾馆的检查，督促其负责人摆放安全套，悬挂宣传画报，定期对场所内的人员进行盘查等。

（二）禁毒部门

禁毒部门的主要职责是对吸毒人群的管理，阻断毒源，控制吸毒人群，帮助戒断，降低危害。从预防艾滋病传播的角度来看，首先，将禁毒宣传与艾滋病宣传相联系，对其进行禁毒宣传，宣传吸毒的危害以及戒毒与防治艾滋病的知识，使人们认识到毒品的危害，洁身自好，远离毒品。其次，促使吸毒者改变行为，放弃静脉注射毒品的行为。目前世界上通行两种戒毒办法，一是美沙酮维持治疗，二是清洁针具交换。目前，我国已在很多省份采取了这些措施，公安机关在多部门合作中发挥了积极的作用。从控制的角度来说，主要是阻断毒品的生产、加工、运输和贩卖，阻止吸毒违法行为发生，扫除社会上毒品的流通及影响，同时也是阻断艾滋病流行传播的非常好的手段。在我国，特别是在云南省，静脉注射吸毒是传播艾滋病的主要形式，以这种方式感染艾滋病的人占总感染人数的61.6%，在很大程度上可以说艾滋病防治工作的成效取决于禁毒工作的成效。

（三）监管部门

监管部门涉及五所，其主要职责是对在押人员进行管理。监管部门在艾滋病防治方面采取的措施：一是及早发现被监管人员中的艾滋病病毒感染者和艾滋病病人。按照有关的规定，对所有新进入场所的被监管人员开展常规体检。同时，积极开展艾滋病咨询和自愿检测工作。在监测、咨询、监测报告、转介服务、档案记录和计算机信息等各个管理环节，均应保护被检测者的隐私。二是由于监管部门相对封闭的环境条件，做好艾滋病预防、宣传教育是相对简单和有效的。对于这部分人群的教育与宣传具有针对性。这部分人来自于社会，最终还是要回到社会，他们的高危行为经常是在不知道的情况下发生的，通过在监管场所宣传推广艾滋病知识，更加有利于他们改变行为。三是对已知的艾滋病病毒感染者或艾滋病病人进行有效的干预与防治，进行单独关押，防止艾滋病在监管场所内蔓延。对监管场所内的艾滋病人的管理，重要的是切断危险源，对可能传播病毒的渠道严禁控制。

此外，公安民警还具有抓捕和处置艾滋病病毒携带者等违法犯罪嫌疑人的职责。

第二节　公安机关在艾滋病防治中的职能作用

一、公安机关在艾滋病防治中应充分发挥职能作用

随着艾滋病的传播蔓延，艾滋病防治工作已处于关键时期，若不采取有效措施，艾滋病将严重影响我国的经济发展和社会稳定。

我国政府高度重视艾滋病的预防和控制工作，将其作为关系民族兴衰、社会稳定、经济发展和国家安全的战略问题纳入重要议事日程，在总结多年防治艾滋病工作经验和教训的基础上，实事求是地调整了艾滋病防治策略，从八十年代的被动应战到九十年代的主动干预，再到今天的全面防治，形成由政府主导、多部门合作、全社会参与的防治艾滋病工作机制。为有效遏制艾滋病，我国政府制定了预防为主的方针，在严厉打击吸毒、贩毒、卖淫、嫖娼和非法采供血的同时，积极开展健康教育、行为干预、医疗救治和人文关怀；在疫情严重的地区建立了艾滋病综合防治示范区；以乡镇、社区、学校以及高危人群集中的公共场所为重点，广泛深入地开展宣传教育，消除社会歧视，关爱艾滋病患者，建立了治疗艾滋病药品进口注册及研制报批快速通道，批

准了进口治疗艾滋病药物的免税，加快了抗病毒药物国产化进程，广泛开展了多边或双边合作项目。

2007年1月1日起施行的《云南省艾滋病防治条例》第十五条规定："公安机关负责打击卖淫、嫖娼、贩毒、吸毒等违法犯罪活动，净化社会环境。"公安机关已普遍涉及对艾滋病感染者的管理问题。预防和打击因贩毒、吸毒、卖淫、嫖娼、非法采供血等违法犯罪行为而引发的艾滋病感染传播已成为公安机关所面临的严峻考验。公安机关在预防和控制艾滋病问题上责无旁贷，面对艾滋病快速传播与社会治安日益严峻的形势，加强多部门合作，充分发挥公安机关在艾滋病防治工作中的职能作用就显得十分重要。

二、公安民警应提高认识、转变观念

公安机关参与艾滋病预防和控制工作，首先涉及公安机关的角色定位以及公安机关和卫生部门之间的关系问题。

公安机关和卫生部门涉足艾滋病防治工作的角度是不同的，但是最终的目的是一样的。与艾滋病相关的贩毒吸毒、卖淫嫖娼等高危行为，是公安机关打击的重点，而医护人员的职责是医治和救护病人。在实际操作中，如何处理好对艾滋病高危人群的干预措施与执行法律的关系，是人们经常提出的问题，也是我们立法中必须面对的问题。医务人员在开展艾滋病干预措施中的角色，是否和公安机关的角色发生冲突和对立，可以在《艾滋病防治条例》中找到答案。公安机关在这一问题上的态度是明确的，依法打击卖淫嫖娼人员和吸毒人员是法律赋予公安机关的一项职责。医务人员开展的干预措施主要针对艾滋病这种"病"，而公安部门查禁违法行为主要针对的是具有"卖淫、嫖娼及吸食注射毒品"行为的这群"人"。

温家宝总理于2004年7月发表署名文章《全社会共同行动

有效预防和控制艾滋病》指出："借鉴国外成功经验，总结我国一些地方的试点做法，在依法严厉打击贩毒、卖淫嫖娼等社会丑恶现象的同时，对重点人群采取必要的行为干预措施，减少他们传播或感染艾滋病的机会。"这就为公安机关角色定位提供了依据。

目前，在干预活动中还存在一些共性问题：一是有的民警对推广使用安全套的干预活动不理解，认为此举是对卖淫嫖娼行为的纵容或认可；二是有的民警对在吸毒人员中开展清洁针具交换持反对态度，认为此措施与公安机关的禁毒戒吸工作相矛盾，与现行法律法规相冲突；三是有的民警认为防治艾滋病是卫生部门的职责，是非警务活动，对参与此项工作持消极态度。上述认识影响了公安机关在艾滋病防治工作中职能作用的发挥。

干预措施的实施，并不意味着中国政府对卖淫嫖娼行为的默许和对禁毒戒吸工作的松动，而是针对艾滋病蔓延传播的严峻形势所采取的紧急措施，是经政府批准的合法行为。国际经验证明，安全套的推广使用、美沙酮维持治疗和清洁针具交换是遏制艾滋病的有效措施。国务院发布的《关于切实加强艾滋病防治工作的通知》中已明确指出："卫生部门要会同公安、食品药品监管部门在因吸毒导致艾滋病传播比较严重的地区开展药物维持治疗和针具市场营销试点，并逐步加以推广。有关部门要大力宣传，支持推广使用安全套预防艾滋病的工作。"公安机关在艾滋病防治工作和执法过程中应认真执行有关法律法规和政策，将打击毒品犯罪与遏制毒品滥用相结合，依法严厉打击卖淫、嫖娼、吸毒、贩毒、非法采供血等违法犯罪活动，加强对吸毒人员、卖淫嫖娼人员和流动人口的管理，积极开展形式多样的防治艾滋病宣传教育活动，倡导健康的行为方式，使公众了解艾滋病知识，消除对艾滋病患者的歧视和恐慌。

卫生部门的干预工作与公安机关的打击职能并不矛盾，双方均是从不同的角度履行维护社会公共利益和人民群众安全的法定职责。因此，公安机关和广大民警对于当前开展的安全套的推广、美沙酮维持治疗和清洁针具交换活动，应认识到这是经政府批准的合法行为，是为遏制艾滋病在吸毒人群中的传播和针对艾滋病蔓延的严峻形势所采取的紧急措施，并不意味着是对卖淫嫖娼行为的默许和对禁毒戒毒工作的松动。在防治艾滋病工作中，要正确处理好公安机关与卫生等部门的关系，加强合作，与时俱进。同时，也应明确的这种多部门合作是在职责明确基础上的合作，不能一味强调所谓的“合作”而放弃职责。打击卖淫嫖娼和禁毒戒吸是公安机关的法定职责，是阻断艾滋病蔓延扩散的重要环节，公安机关只能在履行法定职责的前提下对卫生部门的干预活动提供支持。国外的一些做法值得我们学习和借鉴。凡在“防艾”方面成效显著的国家，其相关的法律法规都覆盖于艾滋病防治的各个领域。澳大利亚发现第一例艾滋病病人的时间是1983年，只比中国早两年，但由于澳大利亚是世界上最早研究艾滋病防治立法的国家，目前澳大利亚已经有效地控制住了艾滋病的蔓延，感染率呈下降趋势，发病人数比例明显少于我国，在处理艾滋病防治中的打击与防范关系问题上，西方国家警察机构与卫生部门也存在职能冲突，双方最佳的合作方式是在各司其职的基础上建立默契。因此，公安机关对卫生部门开展的干预工作应提供必要的支持，共同构建防治艾滋病的综合干预支持系统。

三、进一步做好公安民警防治艾滋病培训工作

从公安机关的角度讲，一方面，由于艾滋病的潜伏期较长，公安民警所面对的人群是不可知的，而且公安民警缺乏相关的防护知识和自我防护意识，在工作中受到艾滋病病毒感染的几率很大。感染艾滋病的违法犯罪分子普遍存在暴力抗法现象，阻碍公安机关的执法活动。公安民警在抓捕违法犯罪人员时会遭到强烈

的抵抗，受伤是难免的。此外，公安民警对被监管的人员要进行搜身，可能被他们身上携带的刀片、针头等利器划伤，再接触到艾滋病病毒感染者的伤口，就有可能感染艾滋病病毒。此外，在管理工作中还可能发生报复现象。另一方面，有的民警对针具交换和美沙酮维持治疗不理解，甚至发生到美沙酮门诊去蹲点抓人的错误行为。公安民警处于和感染艾滋病的违法犯罪分子作斗争的第一线，进一步做好公安民警防治艾滋病培训工作十分重要。

四、公安机关应积极参与多部门合作

2007 年 1 月 1 日起施行的《云南省艾滋病防治条例》第十六条规定："公安机关、司法行政部门应当会同卫生行政部门对被依法逮捕、拘留和在监狱中执行刑罚以及依法收容教育、隔离戒毒和强制性教育矫治的卖淫、嫖娼、吸毒等人员进行艾滋病检测；为艾滋病病毒感染者和艾滋病病人提供医疗服务。"由此可见，在禁毒"防艾"工作中，各部门的合作非常重要。艾滋病防治不单纯是一个卫生问题，而且是涉及经济发展、教育、文化、伦理、法律等诸多方面的问题。因此，有效预防和控制艾滋病的工作需要政府各部门明确分工，默契配合。

公安部门要掌握大量的艾滋病感染者的数据，需要卫生部门的配合；卫生部门要结合公安监所、公安禁毒部门开展治疗和防治工作，需要公安部门的配合。艾滋病防治工作主要在社区，公安机关需要以社区为核心建立联动机制形成综合治理，以街道、社区和群众为基础，鼓励社会团体、非政府组织及相关的个人积极参与艾滋病防治工作的综合阵营，构成监控、帮教、安抚、宣传多方面综合的调度中心，监管协作，帮扶互动，禁教联轴，充分发挥参与部门的整体合力。社区要把对重返社区的吸毒、卖淫人员的接纳和安抚当做分内工作，民警、社区干部以及居民要把帮教工作当做一种社会义务，建立帮教小组，形成帮教组织，开展各种帮教活动。公安与卫生等部门合作，在开展艾滋病防治中能有效遏制其蔓延，并有利于提高防范效率、解决法律冲突、开展国际合作、实行综合治理。

五、加强对 HIV 感染者的人文关怀

不歧视是防治艾滋病的关键。由于工作中接触的艾滋病病毒感染者有不少是违法犯罪人员，导致有的民警对艾滋病病毒感染者存在歧视，忽视了对他们合法权益的保护。目前，国际社会和我国政府都一再强调要对这部分人进行关爱和帮助。因此，公安民警在工作中要有正确的态度和认识。对存在违法者、受害者和病人三重身份的艾滋病病毒感染者，进行管理的原则是：作为违法者，公安机关要对其进行严格管理、加强教育，在追究其法律责任的同时，应坚持严格、公正、文明执法，注意维护违法犯罪嫌疑人的合法权益；作为受害者，公安机关要进行正面引导，鼓励帮助，并通过民警把党和政府的温暖体现在他们的身上；作为病人，公安机关应给予关怀，配合卫生部门加强治疗，体现人道主义和人文关怀。要注意落实国家“四免一关怀”等政策，注重保障他们的合法权益，不歧视、不侮辱、不打骂，使每一位艾滋病人和感染者都能得到社会的宽容、基本保障和医疗救助，帮助他们摆脱沮丧、绝望和报复心理，改变态度，在没有歧视的环境中，让他们能够主动接受治疗，使艾滋病在传播速度上得到有效的控制。

目前，有的民警对艾滋病病毒感染者存在一些错误认识，甚至把他们与“坏人”、“社会渣滓”画上等号，从而忽视了对艾滋病感染者合法权益的保护。公安机关在对艾滋病病毒感染者的管理中，保护他们的权益与保护广大群众的权益同样重要，应确实保护他们的隐私权、生存权、健康权和劳动权等合法权益，不得歧视违法犯罪的艾滋病病毒感染者及其家属，要从思想上、生

活上和行动上关爱他们，帮助他们树立起战胜疾病的信心和决心，通过教育感化工作，使他们改变态度，消除报复社会、危害他人的念头，这样才能让包括公安民警在内的所有的人都安全。

六、加大对 HIV 感染者的违法犯罪活动的打击力度

对违法犯罪的艾滋病病毒感染者的监管，应明确以下问题：艾滋病检测不是违法犯罪分子收入监所的强制体检项目，公安机关对怀疑是艾滋病病毒感染者的才需送医疗机构检查，或配合卫生部门开展对吸毒人员的艾滋病监测工作；对被羁押的艾滋病病毒感染者应加强管理教育，并在当地卫生防疫部门指导下做好对他们的医疗观察工作；已经出现临床症状的感染者，经当地卫生部门指定的医学专家确诊为艾滋病患者，而关押场所内没有条件隔离治疗的，可采取社区戒毒或保外就医。对此，可考虑建立艾滋病救济和治疗院，使这一部分艾滋病患者不流落在社会上无人管理和关怀；监所管理部门应配合卫生部门，对在押人员进行艾滋病监测工作，不得向无关人员泄露艾滋病病毒感染者的个人信息，应注意保护他们的合法权益，并对他们提供治疗和必要的关心与帮助。

对于涉嫌违法犯罪的艾滋病病毒感染者，必须依照国家有关法律法规进行处理，不能因其是艾滋病病毒感染者而放纵不进行处理，防止“艾滋病”成为违法犯罪活动的护身符。对明知自己是艾滋病病毒感染者或艾滋病病人而故意传染他人的，要依法严惩。对涉嫌违法犯罪活动，被羁押在监管场所的艾滋病病毒感染者，应视症状作不同处理。对于一般的艾滋病病毒感染者，要做好管理教育工作，并在当地卫生防疫部门的指导下，做好医学观察工作，羁押期满后方可释放。释放时要通知当地卫生防疫部门对该感染者进行监测。

司法实践证明，在吸毒人员中有不少是艾滋病病毒感染者，

他们为筹集毒资，通常实施盗窃、抢劫、贩毒、卖淫等违法犯罪活动。据有关方面统计，在盗窃等刑事案件中，40%左右是吸毒人员所为，他们大多是流窜作案，有些甚至已成累犯、惯犯，长期危害社会治安。因此，针对艾滋病病毒感染者违法犯罪日益增多的情况，公安机关应标本兼治，打防结合，并加强对艾滋病病毒感染者的法制教育和道德教育。

七、加强对违法犯罪HIV感染者的处理

公安机关对HIV感染者实施的违法犯罪活动应依法处理，一是对其实施的盗窃、抢劫、贩毒等普通刑事犯罪，按现有刑法定性处罚；二是对明知自己患有艾滋病而嫖娼或卖淫的，可按故意传播性病罪定性处罚；三是对在公共场所用带有艾滋病病毒的注射器刺伤他人的，鉴于目前法律无明确规定，可按“以危险方法危害公共安全罪”定性处罚；四是对于投放虚假艾滋病病毒或编造传播恐怖信息的，以投放虚假危险物质罪、编造故意传播虚假恐怖信息罪论处；五是对危害公共卫生的犯罪，按相关条款定性处罚；六是对违反治安管理的HIV感染者，按《治安管理处罚法》中相关条款定性处罚。

总之，对艾滋病的社会治理是一项长期、艰巨而又复杂的系统工程，需要社会各方力量相互协调配合。艾滋病预防和控制工作要防微杜渐，这一协调工作必须依赖于制度或机制保障。公安机关发挥好在艾滋病预防和控制工作中的职能作用，有利于推进全国艾滋病预防和控制工作的全局，起到事半功倍的效果。

第三节　公安机关应加大社会治安管理力度

一、公安机关应加强对吸毒人员和卖淫嫖娼人员的管理

（一）加强对吸毒人员的管理

吸毒人群以青少年为主体人群，他们易发生性乱行为导致感染艾滋病病毒。吸毒的青年男女处于性萌动与旺盛期，卖淫嫖娼、多性伴和不洁性行为易感染性病及艾滋病病毒。预防艾滋病病毒通过吸毒相互传播，核心问题是杜绝共用注射器的现象。我国目前报告的艾滋病病毒感染者中有2/3是吸毒者，而吸毒人员的性行为是较为混乱的。美国曾做过调查，与男性吸毒者有性接触的妇女，其艾滋病病毒的感染率比一般人高30倍。艾滋病的主要传播途径是血液传播、性传播和母婴传播。静脉注射毒品者使用不洁注射器易造成血液传播，吸毒者的不洁性行为又容易导致性传播。进入新世纪呈现女性吸毒人群上升的趋势，我国女性吸毒人群占全国吸毒人员总数的20%，比10年前多一倍，广东女性吸毒人员甚至占地区吸毒人员总数的40%以上。妇女吸毒人数上升，表明女青年经济参与率高，地下性工作者激增，夜总会中的三陪女、吧女，以及按摩女、暗娼、妓女等导致“黄毒”浮起，她们出卖青春，先有吸毒的恶习，然后性乱行为感染上性病后容易感染艾滋病病毒，使艾滋病向一般人群扩散。此外，毒品使吸毒者的体质下降，也为感染艾滋病病毒和发病大开绿灯。我国吸毒人群以吸食海洛因为主，有53.9%的吸毒人员采用注射毒品方式吸毒，因此，静脉注射毒品已成为艾滋病感染传播的主要方式之一。

吸毒人群艾滋病病毒流行的潜在威胁巨大。一方面，由于吸

毒人员对艾滋病知识的知晓率较低，他们的吸毒行为，特别是共用注射器吸毒加快了艾滋病的传播速度。另一方面，吸毒人员的性行为也比较混乱，普遍存在多性伴，这使得艾滋病的传播已经从血液传播途径为主向性途径传播为主转变。另外，滥用苯丙胺类毒品也有可能成为间接传播艾滋病的途径。近年来，冰毒、“摇头丸”等苯丙胺类毒品在吸毒人群中的传播速度极快，吸食人数急剧增多。部分吸食者滥用此类毒品后，行为不能自制，极易发生嫖娼或群体性乱，滥用苯丙胺类毒品可能成为通过性行为传播艾滋病的媒介。吸毒人群的双重传播途径是我国艾滋病流行和快速增长的重要原因之一，因此，公安机关应加强对吸毒人员的管理。

在强制隔离戒毒所对吸毒人员的管理，是公安机关运用行政手段维护社会治安的职责之一。根据我国现行的法律法规，公安机关对吸毒人员进行管理的主要措施是强制戒毒。强制隔离戒毒所是公安机关依法通过行政强制措施，对吸食、注射毒品成瘾人员在一定时期内进行生理脱毒、心理矫治、适度劳动、身体康复和法律道德教育的场所。近年来，公安机关对戒毒工作进行了一系列改革，提高收戒率，实行“外转内循环”的戒毒模式，除常规的查处、收戒、脱毒、戒毒、治疗、教育管理工作外，针对艾滋病防治，目前主要开展了禁毒“防艾”的宣传教育并配合卫生部门开展“防艾”的行为干预活动取得了较好的成效。

（二）对卖淫嫖娼人员的管理

我国现有艾滋病病毒感染者和病人约 70 万人。其中，经性途径感染传播的占 49.8%。由此可见，性途径感染传播已经成为我国艾滋病传播的主要途径。卫生部表示，从注射吸毒传播为主要途径到经性传播为主要途径，这一变迁符合国际上艾滋病传播的规律。卫生部疾病预防控制局称，内地艾滋病病毒感染途径构成已发生变化，从 2007 年 10 月开始，性传播感染比例明显超过注射毒品感染，其中男男性传播感染显著增加。

截至2008年9月底，云南省累计报告艾滋病病毒感染者和艾滋病病人63 322例，其中艾滋病病人9 752人，累计死亡7 015例。其中，通过血液途径传播占40.2%，性途径传播占37.5%，母婴传播占0.6%，隐匿传播途径21.1%。目前，云南省艾滋病传播途径发生了一些新的变化：女性感染者比例大幅上升，20世纪90年代初男女感染者比例为9∶1，而现在达到了1.8∶1；在艾滋病传播途径上，吸毒感染占40.2%，而性传播的比例正在上升，由20世纪90年代初的0.4%上升到现今的37.5%。性传播已经成为或将成为大多数亚洲国家艾滋病传播的主要途径，而大多数的性传播则与现存的商业性行为密切相关。在全世界，有80%的艾滋病病毒感染者是因为有过高危性行为导致的。虽然吸毒仍然是当前中国艾滋病传播的主要方式，但性传播已经成为艾滋病从吸毒人员、性工作者等高危人群向一般人群传播的一个主要途径。由于性传播感染艾滋病病毒的比率近年来呈上升趋势，推广使用安全套，减少没有保护的性行为是我国遏制艾滋病的重要手段，对吸毒者和暗娼等高危人群进行行为干预已成为艾滋病防治的重要环节。

作为艾滋病传播的重要途径之一的性传播主要是通过不道德的性行为传播的。以中国传统的性道德理念为标准，不道德性行为主要是指婚姻关系以外或同性之间的性行为，而包括艾滋病在内的其他性疾病的传播主要是由性伴侣的多变性、随意性和不确定性等性权利的不当行使和滥用所导致的。与婚外和婚前性行为相比，建立在单纯的金钱与肉体交换关系基础上的卖淫嫖娼行为，其性行为对象的多变性、随意性和不确定性更为突出。因此，以交换关系为基础的性行为双方感染艾滋病病毒和性病的危险性往往较大。自20世纪80年代以来，由于贫富差距的拉大，思想观念的转变，性准则和性行为不断“开放”，中国商业性性交易在最近二十年大量涌现。根据调查，中国在20世纪90年代后半期实际卖淫嫖娼人数每年约为250万~1 000万，至今屡禁不绝。嫖娼成了一部分人的消费方式，而卖淫后的高额回报，不但吸引部分农村妇女进城卖淫，也吸引了部分城市无业和下岗人员参与卖淫和性乱活动。据统计，目前约有600万非法从事商业性性行为的人（有人称约有2 500万）在卡拉OK厅、美容院、咖啡厅、宾馆和公路沿线旅馆等场所进行商业性性交易。性传播是艾滋病病毒最常见的传播途径，全球90%以上艾滋病毒感染者是通过性传播途径感染的，通过这种途径感染艾滋病病毒是目前全球艾滋病病毒传播的最主要途径。中国预防控制性病、艾滋病基金会会长曾毅院士提供的材料显示：2000年底，广东暗娼中HIV感染率为3%；云南为4.6%；广西为10.7%，个别地方的感染率则高达12%。艾滋病综合监测资料表明：有60%的暗娼不能坚持每次使用安全套；有70%的男男性行为者最近6个月与多个性伴发生性行为，只有30%坚持使用安全套；暗娼在与男性进行商业性行为时坚持使用安全套者的比例约为50%。据中国疾控中心2008年对全国59个城市1.7万多名男同性恋的筛查结果显示：艾滋病病毒的感染率高达4.9%，其中有5个城市的感染率已经超过10%。面对这组触目惊心的最新数字，专家疾呼：男同性恋者已成为继吸毒者、暗娼之后的第三个艾滋病传播重点人群。针对卖淫嫖娼日益严重的形势，我国曾颁布了一系列的法律法规严禁卖淫嫖娼活动，卖淫嫖娼是社会丑恶现象，为我国法律所不允许。

我国法律对卖淫嫖娼现象作了以下规定：

（1）《中华人民共和国刑法》（以下简称《刑法》）对组织、强迫、引诱、容留、介绍卖淫犯罪作了明确规定。

第三百五十八条规定：“组织他人卖淫或者强迫他人卖淫的，处五年以上十年以下有期徒刑，并处罚金；有下列情形之一的，处十年以上有期徒刑或者无期徒刑，并处罚金或者没收财产：组织他人卖淫，情节严重的；强迫不满十四周岁的幼女卖淫的；强迫多人卖淫或者多次强迫他人卖淫的；强奸后迫使卖淫的；造成被强迫卖淫的人重伤、死亡或者其他严重后果的。有前款所列情形之一，情节特别严重的，处无期徒刑或者死刑，并处没收财产。协助组织他人卖淫的，处五年以下有期徒刑，并处罚金；情节严重的，处五年以上十年以下有期徒刑，并处罚金。"

第三百五十九条规定："引诱、容留、介绍他人卖淫的，处五年以下有期徒刑、拘役或者管制，并处罚金；情节严重的，处五年以上有期徒刑，并处罚金。引诱不满十四周岁的幼女卖淫的，处五年以上有期徒刑，并处罚金。"

第三百六十条规定："明知自己患有梅毒、淋病等严重性病卖淫、嫖娼的，处五年以下有期徒刑、拘役或者管制，并处罚金。嫖宿不满十四周岁的幼女的，处五年以上有期徒刑，并处罚金。"

(2)《治安管理处罚法》对卖淫嫖娼行为进行治安处罚的最新规定。

第六十六条规定："卖淫、嫖娼的，处十日以上十五日以下拘留，可以并处五千元以下罚款；情节较轻的，处五日以下拘留或者五百元以下罚款。"

另外，我国政府一贯把打击卖淫嫖娼作为预防艾滋病的有力措施，并从社会净化的角度来看待这一问题。目前，卖淫嫖娼现象在不少地方还十分猖獗，存在藏污纳垢的死角。虽然公安机关不停打击这些违法犯罪活动，但涉黄事件层出不穷，加之有关部门平时对娱乐场所检查只走过场，甚至对一些违法问题睁一只眼闭一只眼，有的民警对不少违法场所采取重罚款、轻打击的做法，姑息了违法犯罪活动。因此，公安机关应杜绝以往偏向形式主义的大清查，必须以暗访、交叉检查等方法加大检查密度和力度，强化经常性的暗访监督检查。同时，加强与文化、工商等部门的协作配合，切实加大对娱乐服务场所和旅馆业的治安管理力度，建立有效的防范控制色情活动的工作机制。对群众举报的线索要逐一调查，深挖细查。对被查到有卖淫嫖娼或者提供色情服务的任何一家娱乐场所，不能仅以罚款形式处理，必须立即关闭并对经营者予以法律制裁。公安机关应加强日常治安监督检查工作，严厉打击旅馆业及娱乐场所内的违法犯罪活动并做好对娱乐、桑拿、按摩场所的考核评定工作，严厉打击无证经营旅馆业的违法行为；切实加强娱乐场所及从业人员信息登记备案工作；继续加强娱乐场所监督检查工作；继续加大对娱乐场所中违法行为的查处力度，使娱乐场所朝着健康的方向发展。

2006 年 3 月 1 日新的《娱乐场所管理条例》生效实施，为规范娱乐场所管理工作提供了法律支持。公安部据此要求全国各地公安机关加大对娱乐场所治安管理力度，充分运用临时抽查、异地检查、暗访检查等方式，实时掌握娱乐场所的治安状况，建立娱乐场所违法行为警示记录，并及时向社会公布。公安机关要重点查处四类违法犯罪活动：带有黑社会性质的有组织犯罪团伙染指娱乐场所经营活动；吸毒贩毒、卖淫嫖娼、赌博、传播淫秽物品、淫秽表演等违法犯罪活动；娱乐场所违法经营活动以及危害消费者人身权利的行为，严厉打击各类违法犯罪活动。

切实加强娱乐场所管理，严厉打击毒品犯罪和卖淫嫖娼活动是公安机关的常规管理工作，同时也是一项全民性工作，不仅要靠公安机关的严厉打击，更需要全社会的积极参与。作为娱乐场所的经营业主，应严格遵守国家法律法规，积极参与和支持禁毒“防艾”工作。尽管在查处和打击卖淫嫖娼等丑恶现象的过程中还存在着诸多问题，但是公安机关打击卖淫嫖娼等违法犯罪活动的态度是坚决的，始终保持着严密防范，严厉打击的态势。我国政府打击“黄赌毒”从来都是态度鲜明的，对卖淫嫖娼的打击力度没有丝毫放松过，公安机关对卖淫嫖娼虽然进行了不断的惩治、打击，但收效甚微，公安机关的专项行动过后，性服务业又"蓬勃"发展起来。而卖淫嫖娼又是性病、艾滋病从高危人群向一般人群传播的桥梁。对此，我们不得不对卖淫嫖娼现象进行思考。

（三）加强对流动人口的管理

据有关资料显示，中国每年流动人口的总量为8千万至1亿2千万。人口流动既是社会经济进步的标志之一，也会带来一系列的社会问题。中国CDC性病艾滋病预防控制中心研究员吕繁代表调研专家组对当前我国流动人口艾滋病防治现状进行了剖析。吕繁指出，我国流动人口规模随经济发展与城市化进程加快在逐年扩大。由于文化水平低、自我防护意识淡薄以及生活单调，流动人口易于发生高危行为或从事高危职业，这是国家艾滋病防控必须强化的重点之一。流动人口具有与常住人口不同的特征，在迁移过程中，他们不仅成为艾滋病的易感染人群，同时也成为艾滋病扩散的重要媒介。这一点可以从流动人口分布流量与HIV/AIDS流行程度的时空关系中得到清楚的印证。相对固定人口而言，流动人口是一个特殊的群体，人口的流动本身与艾滋病并无因果关系，但由于人口流动与艾滋病病毒传播因素相结合，才真正导致了艾滋病的加速传播。从现有文献分析得出，艾滋病对我国流动人口的影响主要表现在：

（1）预防知识缺乏。在针对建筑工人、工厂工人、个体经营者、住宿餐饮从业人员、家政从业人员、临时雇佣劳动力、娱乐场所从业人员7类流动人口进行的深入访谈和问卷调查的4 000多名被调查者中，初中文化程度的占57.1%，小学和高中文化程度的分别占20.2%和18.0%；调查发现，被调查者的艾滋病知识知晓率为51.6%；进城打工者知道血液传播、性传播途径的分别是79%和84%；流动服务小姐知道艾滋病传播途径的为73% ~78%。

（2）高危行为发生较多。处于性行为活跃期的流动人群，远离家庭孤寡在外，常常发生高危性行为。在云南进行的多项调查表明，酒吧、发廊服务小姐分别有80%和83%承认提供性服务；服务小姐卖淫时及与其男朋友发生性行为时使用安全套的比例分别是41.3%和11.7%。1995—1999年发现的艾滋病病毒感染者中，66.7%为流动人口。根据卫生部《2005年中国艾滋病疫情与防治工作进展报告》，我国约1.2亿流动人口是我国“防艾”工作的一个瓶颈。

目前，我国艾滋病患者中，有40%在农村，80%为流动人口。最近几年，在流动人口中发现报告的感染人数明显增加，由此带来了疫情地区间的扩散以及低流行地区艾滋病病毒感染传播。流动人群中艾滋病病毒感染者的特点是流动性强、收入少、年龄小、文化程度低。在深圳已发现的78例艾滋病患者中，农民、无业人员、三陪女及市场业务人员占了总数的95%以上，其中有不少是文盲。深圳发现的最小的艾滋病病毒感染者只有9岁，这位来自新疆的小孩也属于流动人口。有关人士指出，流动人口正日益成为我国艾滋病流行的高危人群和艾滋病防治工作的难点。因此，加强对流动人口的管理是预防控制艾滋病的重要环节。由于流动和暂住人口的无序性，给公安机关的管理工作带来了难度。对流动人口，我国公安机关目前主要采取登记、办理暂住证进行管理，对流动人口是否是艾滋病病毒感染者却没有检测，公安机关与卫生部门也没有建立互通情报机制。当前流动人口检测艾滋病病毒时，大部分人用的是假名假地址，待确认为HIV抗体呈阳性后便杳无音讯。这些艾滋病病毒感染者如不洁身自好，特别是一些文化素质较低的感染者由于不懂得预防，就极有可能将病毒传染给周围与之比较亲近的人，成为向普通人群传播的“定时炸弹”。由于中国流动人口众多，艾滋病防治工作的难度相当大。为此，对流动人口中的静脉吸毒者、卖淫嫖娼者等艾滋病高危人群，应借鉴国外被证明普遍有效的干预措施，加强管理，这样才能遏制住艾滋病、性病在普通人群中快速传播的势头。

公安机关应加强对流动人口的管理工作，加强对流动人口的管理是“防艾”系统工程中的重要环节，流动人口是艾滋病的重点防范人群。公安机关在对流动人口的管理工作中，应注意的问题是：对流动人口中确诊为艾滋病感染者的，原则上由常住地负责监护和管理，发现地公安机关应与有关部门积极配合。社区民警应通过多种形式和渠道，对艾滋病患者及遗孤提供关心和帮助，把党和政府的关怀落实到每一个艾滋病病毒感染者和患者身上，帮助他们减轻疾病的痛苦并树立起战胜疾病的信心，摆脱生活的困境；应经常与社区组织一道，对流动人口加强法制教育、文化教育、健康教育和劳动技能培训等，切实地给予人文关怀。

二、公安机关在艾滋病高危人群管理中存在的问题

（一）民警缺乏对防治艾滋病的认识，导致管理上的偏差

关于防治艾滋病的政策，我国政府已制定并下发至各省、自治区、直辖市人民政府、国务院各部委、各直属机构的法规性文件主要有四个，即：

(1) 1998 年制定的《中国预防与控制艾滋病中长期规划(1998—2010 年)》。

(2) 2000 年印发的通知《国家有关部委局、团体关于预防控制艾滋病性病工作职责》。

(3) 2001 年颁发的《中国遏制与防治艾滋病行动计划(2001—2005 年)》。

(4) 2006 年颁发的《中国遏制与防治艾滋病行动计划(2006—2010 年)》。

这些法规性文件，一方面表明了我国艾滋病、性病防治工作的形势十分严峻，另一方面明确了目标和职责，即政府必须采取积极、有效的措施，加强多部门合作与全社会参与，齐抓共管，才能遏制艾滋病、性病疫情上升的势头。

由于民警对防治艾滋病政策存在认识误区，因而对艾滋病防治形势、工作目标和工作职责也不甚清楚，因而对卫生部门在高危人群中实施清洁针具交换、美沙酮维持治疗、安全套推广使用的目的和作用产生误解。与此同时，由于对政策信息和相关知识信息反映迟钝，部分民警对艾滋病在中国和世界的蔓延趋势缺乏明晰的了解，相当数量的民警对防治艾滋病工作的紧迫性不以为然，致使高危人群的管理没有得到充分重视和加强。

战斗在第一线的民警，绝大多数均未系统地参加过有关艾滋病知识的培训和教育。有的由于对预防艾滋病有关知识的缺乏，害怕工作中与艾滋病患者接触而感染病毒，思想上有恐惧感，不敢接触违法人员、犯罪嫌疑人及其随身物品，继而导致工作受到影响，甚至可能导致放纵犯罪。有的由于认识上的错误，思想上麻痹大意，认为自己既不沾毒品，又没有性乱行为，因此艾滋病离自己很远，对应该注意的问题不以为然，如工作中有时在与违法犯罪人员的搏斗以及抓捕过程中难免受到伤害，身体留下创口或在对吸毒人员的搜身时被针头刺破手指等，不懂得怎样处理，甚至不采取任何的防范措施，结果很可能发生感染 HIV 病毒的情况。

（二）公安机关与卫生等部门对高危人群的管理缺乏统一协调，管理高危人群的法律制度不健全

在预防和控制艾滋病问题上，强调全民参与、各部门齐抓共管尤为重要，关系到能否有效控制艾滋病的上升势头和有效遏制艾滋病的发展蔓延。目前，对高危人群干预的法律、政策、制度很少，尤其是公安民警管理高危人群的保险制度还没有建立，公

安民警职业意外感染风险问题急需解决。由于法律、政策、制度的不健全，公安、医疗、监所、劳改等机构在对高危人群管理方面缺乏统一协调，甚至出现互相推诿责任的情况。例如政府方面强调加强管理高危人群，控制艾滋病的上升速度，但在经费问题上却未予落实；公安机关对疑似患有性病、艾滋病的嫌疑人，为查明事实只有从有限的办公经费中支付相关费用，从而形成了经费困难的局面。此外，医疗机构出具检测结论的时间与公安机关法定留置时间发生冲突，医疗机构通常 3 天左右才能出具检测结论，公安机关法定留置时间则为 24 ~ 48 小时；而且医疗机构出于对患者保密的考虑有时不给公安机关出具证明，造成了公安机关对犯罪嫌疑人处理难，要采取取保候审、保外就医等措施却缺乏证据的困难。公安机关抓获的确属艾滋病病毒感染者的违法犯罪人员，监所则以患有传染病为由拒收，致使这部分人员只有再度流入社会，对社会稳定和他人健康造成潜在威胁。

三、提高对艾滋病高危人群的管理能力

（一）树立正确的管理观念

虽然高危人群是容易传播艾滋病病毒的群体，但艾滋病病毒是可以预防的。对高危人群的管理，必须树立正确的管理观念。如果对高危人群的管理不树立正确的管理观念，甚至存在错误的观念，不但公安工作不能顺利开展，而且艾滋病防治工作也无法进行。为此，艾滋病在对高危人群的管理中，首先要正确看待艾滋病问题，艾滋病的流行对社会、文化、经济、政治产生的影响超过了艾滋病流行的本身，它不是单纯的医学与生物学问题，而是人类面临的社会挑战。其次要认识艾滋病的传染性和危害性，树立艾滋病是可以预防的观念。预防艾滋病，必须全民参与，更重要的是要加强对艾滋病高危人群的管理，这样才能真正做好艾滋病的防治工作。再次要正确对待高危人群中的艾滋病病人，要

给予关爱，维护他们的合法权益，这也是公安工作的一部分。

（二）注重艾滋病知识的学习、提高管理技能

基层公安民警了解艾滋病基本知识和传播渠道，掌握与艾滋病病毒感染者接触的正确方法及各种应急措施，提高民警的综合素质和管理水平，可有效地提高公安民警对艾滋病的自防意识和自防能力。为此，要加强对公安民警进行艾滋病预防教育工作。对民警开展艾滋病预防教育工作，有助于提高公安民警的自我防御保护能力，也对高危人群管理工作的顺利开展有着十分重要的作用。针对当前公安民警所面临的艾滋病预防知识及自我保护能力缺乏，结合公安民警有更多机会接触高危人群的实际情况，在公安机关内部必须开展对艾滋病有关知识的培训和教育工作，使广大民警充分了解艾滋病基本情况，掌握有效的防范方法，提高民警对高危人群的管理技能，使公安工作适应新时期的需要。

（三）公安机关应加强与卫生等多部门合作

近年来，我国防治艾滋病的工作虽然取得了一些进展，但由于我国目前艾滋病传播蔓延的危险因素仍然广泛存在，高危人群中的吸毒、卖淫嫖娼等丑恶行为在短期内难以根除。同时，由于城乡流动人口的增多，也给艾滋病的防治工作带来很大的困难，为了遏制艾滋病不断上升的趋势，加强对高危人群的管理，公安机关卫生等多部门必须进一步加大合作的力度。首先，要加强宣传和健康教育，要充分利用电视、广播、报纸等新闻媒体和其他群众喜闻乐见的宣传形式对高危人群进行经常性宣传，使艾滋病防治知识在高危人群中及其他人群中不断得到普及。其次，艾滋病流行以来的防治工作实践表明，艾滋病已不再是一个单纯的公共卫生问题，它已经完全超出了医学的领域，成为一个严重的社会问题。对高危人群的管理，公安卫生等多部门要进一步加强协调与合作，根据艾滋病不同的传播途径，对高危人群采取有针对性的措施，减少或杜绝艾滋病的传播。建立政府领导、多部门合

作和全社会共同参与的艾滋病预防与控制体系，形成有利于艾滋病防治的社会环境是控制艾滋病流行的成功经验。

（四）加大政策开发、法律制度建设力度

艾滋病的预防控制与国家政策、法律法规、经济发展、社会文化以及卫生和健康等密切相关。艾滋病防治策略的实施与推行有赖于政策倡导及法律的影响。建立和拓展政府各部门、机构、政府和非政府组织间的广泛合作，促进不同学科和专业的发展合作关系，利用具有创造性和注重实效的大众媒介传播健康信息，营造有助于人们选择健康行为的社会环境，保证艾滋病干预活动的顺利实施，推广艾滋病干预的最佳实践模式等，各个方面都需要具有良好的政策支持环境和法律空间。因此，加强调查研究和政策开发，尽快制定并完善与艾滋病性病防治相关的法律、法规和政策，并对现行相关法律、法规和政策进行清理，建立健全艾滋病防治法律制度，为艾滋病、性病防治工作提供法律制度保障。

第四节　禁毒与艾滋病防治有机结合

一、我国现代禁毒历史概述

1840 年“鸦片战争”后，中国曾经一度成为鸦片极度泛滥的国家，中华民族近代的血泪史和兴衰史与鸦片密不可分。新中国成立后，全国吸毒人数 2 000 多万，占全国人口总数的 4.4%，而从事制毒、贩毒的人员 30 多万，党中央、政务院面对严峻的毒品泛滥形势，在 20 世纪 50 年代初发动了一场全国性的禁毒运动，仅仅用了三年时间就基本禁绝了在我国祸害了一百多年的吸食鸦片现象，创造了世界禁毒史上的奇迹。这场禁毒运动是在新中国政权成立不久、毒品泛滥严重、导致的社会危害积重难返的背景下进行的。归纳起来，成功的因素有以下三个方面：

首先，政府禁毒决心大。1950 年 2 月中央人民政府政务院发布了《关于严禁鸦片烟毒的通令》，1952 年 4 月党中央发出了《中共中央关于肃清毒品流行的指示》，同年 7 月中央宣传部、公安部又联合发出《关于禁毒的宣传指示》。这些通令、指示的出台，为禁毒运动的开展提供了法律和政策上的依据，为禁毒运动的顺利进行和完成提供了重要的保证。

其次，以“人民战争”和群众运动的方式解决毒品流行问题。当时，党中央和中央政府明确指出：禁毒运动必须依靠人民群众。事实证明，人民群众被动员起来以后，展开了多种形式的反毒品斗争，有揭露毒品危害的控诉台、斗争台，有宣传禁毒政策的宣讲会。在毒犯家属中开展座谈会，毒犯家属主动揭发毒犯、检举毒犯、监视毒犯，使毒犯无法立足，卡住了毒品流通和消费的环节。人民群众的主动参与，是这场禁毒运动取得成功的一个重要原因。

再次，当时吸毒人员使用的毒品单纯，相对比较容易控制。此外，刚刚成立的新中国与国际社会交往还不频繁，相对封闭的社会大环境有利于禁毒工作的开展。由于这些因素的协同作用，到 1953 年底我国基本解决了毒品的问题。

20 世纪 80 年代以来，毒品在我国卷土重来，吸毒人数急剧增加并呈蔓延之势。全国登记在册吸毒人数由 1990 年的 7 万增加到 2009 年的 112.67 万。毒品已成为严重的社会问题，引起社会各界对毒品问题的关注。伴随吸毒现象的蔓延扩散，因共用注射器造成艾滋病病毒感染流行越来越严重。1989 年云南首次报告了艾滋病病毒感染在注射吸毒人群中暴发流行。1995 年前，全国仅云南 1 个省报告在注射吸毒人群中艾滋病病毒感染流行，到 1999 年，全国有 21 个省、自治区和直辖市发现在注射吸毒人群中有艾滋病病毒感染流行，特别是在云南、新疆、广西、四川、广东等省（自治区）的局部地区的注射吸毒人群中艾滋病病毒感染流行的形势更为严峻。

二、严峻的毒品问题现状

当前，受国际毒品渗透等多种因素的影响，我国绝迹多年的吸毒问题自20世纪80年代末，又开始在部分地区死灰复燃，并持续而迅速地蔓延，我国再次面对严峻的毒品问题。归纳起来主要表现为：吸毒人员数目迅速而持续地增加；吸毒人群低龄化明显；吸毒人群范围与地域日益扩大；毒品生产、运输与销售隐蔽性强，并显现规模化特征；毒品走私手段日趋多样化；涉及毒品的刑事犯罪案件迅速上升。据国家禁毒委员会办公室统计：全国涉及毒品的县（市、区）已达2 033个，占全国县（市、区）总数的71%，更为严重的是，全国吸毒人数呈逐年上升趋势，而且吸毒年龄低龄化日趋明显。目前我国吸毒者中17～35岁的青少年占全部吸毒人数的85.1%，如此庞大的吸毒队伍，每年消耗270亿元人民币。这不仅是国家财富的巨大损失，同时也是对人民身心健康的严重摧残，并导致相关刑事犯罪发案率上升，给广大家庭和整个社会造成了严重的危害。显然，在改革开放新形势下开展的禁毒运动不同于20世纪50年代的禁毒运动，有它自己的特点。

从目前我国正在开展的第二轮禁毒人民战争来看，突出强调的是依法治毒、依法禁毒，以法律为手段而不是通过群众运动的方式解决毒品问题。从《中华人民共和国刑法》、《中华人民共和国治安处罚法》等法律关于对涉毒问题的处罚规定到《中华人民共和国禁毒法》的实施，标志着我国依法制毒、依法禁毒开始走上了法制化轨道。1997年《中华人民共和国刑法》及2008年《中华人民共和国禁毒法》的颁布实施，其中关于毒品犯罪问题的条款，表明我国依法禁毒的法律体系已经完备。禁毒、治毒工作有章可循，有法可依，也是新形势下禁毒运动深入持久开展下去，社会经济生活正常运转的有力保障。

三、毒品泛滥与艾滋病猖獗

近年来，我国艾滋病流行已进入快速增长期，毒品泛滥与艾滋病猖獗有着密切的关系。中国疾病预防控制中心健康教育与行为干预室主任吴尊友曾认为，吸毒人群中只要出现一个艾滋病患者，就会落地开花，并马上暴发流行。尽管我国在禁毒方面做了大量的工作，但吸毒现象仍然在全国范围内蔓延，特别是与艾滋病病毒传播有关的注射毒品行为，有明显的上升趋势。全国吸毒人群艾滋病病毒感染资料表明，注射吸毒占总吸毒人数的比例由1996年全国平均43.8%上升到1998年的61.5%。严格地说，不是因为使用毒品，也不是因为共用同一个注射器注射毒品造成艾滋病病毒在吸毒人群中传播，造成艾滋病病毒在注射毒品人群中传播的根本原因在于共用带有艾滋病病毒血液的注射器，含有艾滋病病毒的血液进入了另一个还没有感染艾滋病病毒的吸毒者体内，从而造成传播。因而共用注射器吸毒是造成注射吸毒者血液感染的主要原因。从全国监测的资料来看，注射吸毒者共用注射器行为也在明显上升。1996年，全国注射吸毒者共用注射器比例为20.6%，到1999年上升至37%，几乎翻了一番。注射吸毒人数的增加和吸毒者共用未消毒注射器是吸毒人群艾滋病病毒感染流行的主要原因。目前，共用注射器注射毒品是我国艾滋病病毒感染流行的主要传播形式，分别占当年报告感染数的78.43%和72.92%。而且，这种快速传播的势头并没有得到遏制。全国吸毒人员艾滋病病毒平均感染率1995年为0.02%，到1999年则上升至8.2%，增加了400多倍。注射吸毒的传播速度不但很快，而且传播范围不断扩大。吸毒是一种违法行为，不仅严重危害吸毒者的健康和生命，也极大地危害家庭与社会；与他人共用注射器吸毒，感染艾滋病病毒的危险特别大。1994 年前仅在云南一个省份的注射吸毒者中发现艾滋病病毒感染者，而经过短短的几年，现在已迅速波及全国的 31 个省、自治区、直辖市。

我国边境地区，特别是云南省毗邻“金三角”毒源地，并处于当今世界艾滋病急剧流行蔓延、疫情较为严重的湄公河次区域，由于特殊的地理区位和其他因素的共同作用，加之云南少数民族人口众多、大众的整体文化素质较低、自我防护意识普遍较差等原因，使云南成为中国受毒品危害的重灾区，同时也是艾滋病的高发区，毒品犯罪和吸毒问题对艾滋病传播的影响十分明显，毒品与艾滋病的形势极为严峻。艾滋病监测表明，截至 1998 年，全国 31 个省、自治区、直辖市均报告发现艾滋病病毒感染者。吸毒与艾滋病传播的相关性已日渐显现在吸毒问题严重地区，艾滋病传播势头迅猛。据公安部公布的全国登记在册的吸毒人员至 2009 年已达到 112.67 万人，其中滥用海洛因人员达 64 万人，占吸毒人员总数的 56.8%，青少年占吸毒者总数的 74%，通过静脉注射吸毒的比例不断上升。静脉注射毒品是现阶段 HIV/AIDS 传播的主要途径之一，大多数检测出的 HIV 阳性者均为共用注射器具通过静脉注射毒品感染的，进一步证明静脉注射毒品是造成艾滋病传播的危险因素。因此，应重视静脉注射毒品问题，加强对吸毒人群特别是注射毒品者进行教育和行为干预，以及疫情监测，可减少艾滋病的传播。

能否有效地控制一个国家和地区吸毒人群中的艾滋病流行，关键在于是否能够阻断吸毒人员之间由于共用注射器造成的血液交换。目前国际上在这方面的成功经验主要有两条：一是让吸毒人员能够方便地得到清洁的注射器，每次都能使用新的注射器；另一条就是使用口服美沙酮或丁丙诺啡替代可注射的海洛因。而让吸毒人员方便地获得注射器主要有两种做法：一种方法是将原本只能通过医生开处方才可以购买的注射器改为非处方购买，这样，吸毒者就可以自己到药店直接购买。另一种方法是由工作人员定期为吸毒人员提供免费的注射器，同时回收用过的注射器，这种方法又称清洁针具交换。第一种方法适用于可处方购买注射器的地方，不过这也仅适用于那些有一定文化素质同时又有自我保护意识的吸毒者，实施这种方法一般没有太多的争议。虽然针具交换是控制艾滋病经注射毒品传播的有效方法，但对这种方法争议很大。人们认为给吸毒者提供注射器，实际上是在鼓励他们吸毒，因此，很多国家都不能实施这一有效措施。美沙酮维持治疗是另一种控制艾滋病在吸毒人群中传播的有效方法。这种方法要求吸毒人员每天到指定地点，在工作人员监督下口服美沙酮。对于这种方法也存在着一些争议——人们认为这是使用一种毒品替代另一种毒品，是“小毒代大毒”，并没有从根本上解决吸毒问题。

吸毒确实是一种人人都憎恨的行为，即使是吸毒者本人，他们也真心希望自己能够彻底戒断。然而，吸毒又是一种非常复杂的行为。吸毒者成瘾后，戒断后的复吸率很高，一般在90%以上。这不能简单地认为吸毒者是屡教不改，也不能简单地把这种行为看成是重复犯法。实际上，这种反复发生的吸毒现象是一种特殊的疾病状态。因此，应依靠科学，采用科学方法来处理，而不能简单地依靠法律手段来解决吸毒和复吸问题。世界各国的实践证明，单靠严厉打击并不能从根本上解决这些问题。“严打”只能使这些高危行为变得更加隐蔽，也使这些人群不能接受到预防艾滋病的宣传和服务，结果导致艾滋病病毒感染在这一人群中快速蔓延，同时也加速了艾滋病病毒从这一人群向其他人群的传播。针对这一矛盾，有些国家采取了科学、简便而又经济的干预方法。对于吸毒及其引起的艾滋病问题，一方面严厉打击贩毒和积极开展预防吸毒宣传，另一方面对吸毒成瘾的人提供清洁的注射器和美沙酮维持治疗。这些措施不仅有效地控制了吸毒人群中的艾滋病流行，也没有助长吸毒现象滋生蔓延。吸毒不仅影响个人生理和心理，而且对社会造成危害。由于吸毒需要资金的支持，大多数成瘾者为了满足对毒品的需要，均有偷盗和对家人说谎等行为，他们的家庭对其行为均持反对与责备态度，反映出吸毒行为危害社会和家庭。根据国内外大量流行病学调查，吸毒者在初始吸毒时一般以烫吸方式为主，但绝大多数吸毒者或迟或早会发展至注射方式吸毒，或注射、烫吸交替滥用毒品，并具有共用注射器吸毒行为。药物滥用加之危险的性行为，使吸毒者成为艾滋病病毒感染和传播的高危人群。国内外艾滋病流行的历程显示：艾滋病的传播与药物滥用行为中的静脉注射行为有极大关联。吸毒人群中近年来艾滋病病毒感染人数呈逐年上升趋势，各种性病的感染人数很多。吸毒者以青壮年为主体，他们中大部分人对 HIV/AIDS 知识知之甚微，而且文化层次低，社会教养差，心理不成熟，缺乏认知能力，成为 HIV/AIDS 在该人群中传播的潜在因素。加强对他们进行 HIV/AIDS 预防宣传和教育，采取有效防范措施，控制 HIV/AIDS 的传播已刻不容缓。调查表明，在获得有关艾滋病知识后，相当一部分吸毒者在性行为和药物滥用方面不同程度地采取了一些保护性措施，或向有关人员进行安全性活动的咨询，这说明了对吸毒者进行有关知识教育的重要性和必要性。

思考题：

1. 公安机关参与艾滋病防治有何意义？
2. 公安机关在艾滋病防治工作中面临的形势是什么？
3. 公安机关在艾滋病防治工作中的职责是什么？
4. 禁毒与防治艾滋病有何联系？
5. 毒品泛滥与艾滋病流行的关系？

第六章　公安民警 HIV 职业暴露与防护

公安民警在执法和警务活动中，有许多场合要与违法者或犯罪嫌疑人直接面对面地接触，而在这些人员中有不少是艾滋病病毒感染者或艾滋病人，如静脉注射吸毒者或卖淫嫖娼者，就存在发生 HIV 职业暴露的风险，随着艾滋病的蔓延传播，这种风险正在进一步加大。甚至可以说公安工作是高风险职业，公安民警是除医护人员以外最易感染艾滋病病毒的人员。然而医护人员对艾滋病相关知识和防护技能的掌握明显高于公安民警。也正因为如此，公安民警有必要强化自我防护意识，学习并掌握 HIV 职业暴露的相关知识和防护技能，减轻心理压力，避免不必要的恐慌，提高工作效率。

重点问题

- 公安民警 HIV 职业暴露
- 公安民警容易发生 HIV 职业暴露的情形
- 公安民警 HIV 职业暴露的防护措施
- 公安民警发生 HIV 职业暴露后的处理原则
- 公安民警发生 HIV 职业暴露后的社会保障

第一节　HIV 职业暴露概述

一、HIV 职业暴露的概念

HIV 职业暴露是医学术语，又叫职业接触艾滋病病毒，它是指相关职业人员，如：医生、护士、护理员、警察、羁押场所管理人员、实验室技术员等，在从事艾滋病防治工作中，意外地被艾滋病病毒感染者或艾滋病病人的血液、体液污染了自己身体破损的皮肤或非胃肠道黏膜，以及被含有艾滋病病毒的血液、体液污染了的针头及其他锐利器物刺破或损伤了皮肤，从而导致有可能被感染艾滋病病毒的情况。

二、HIV 职业暴露的方式

在职业暴露史上，最早报道的是通过破损皮肤接触血液传播 HIV。美国疾病控制与预防中心对 1981—1997 年因职业暴露感染 HIV 的 52 名医务人员进行了统计，结果表明，暴露情况最常见的是被针刺伤或被锐器切割伤。另一项有关医务人员经皮肤或黏膜接触感染的跟踪调查，在 1 300 名被调查者中，有 4 人 HIV 抗体呈阳性，其中 3 人有被针头刺伤史。截至目前，我国也出现了很多职业暴露的事例，并有不断增加的趋势，尤其是基层医院的医务人员和公安民警。北京地坛医院就曾先后收治过 3 名护士及 3 名民警，他们都是在工作中不慎被针刺伤和在表皮无保护的状态下接触了艾滋病病毒感染者的血液而发生职业暴露的。还有某医院在一次外伤急诊抢救中，有 6 名医护人员在做手术时被手术器械划破手套而接触到艾滋病病人的血液从而发生职业暴露的。

综合绝大多数 HIV 职业暴露的情况，发生 HIV 职业暴露的主要情形有：皮肤被针刺伤或被锐器切割伤；黏膜或破损皮肤（如皲裂、皮肤炎症等）接触感染性材料，其中被针刺伤是发生职业暴露的主要方式。例如，公安民警在执法和警务活动中被艾滋病病毒感染者或艾滋病病人咬伤，或被其使用过的针具刺伤，等等。

三、常见的暴露源

暴露源是携带艾滋病病毒含量较高的，可能导致 HIV 职业暴露的高度危险性的体液、分泌物及各种器物，接触这些东西必须十分小心，采取必要的防护措施。常见的艾滋病暴露源有：艾滋病病毒感染者或艾滋病人的血液、精液、阴道分泌物；含艾滋病病毒的实验室标本、生物制品、器官等。

四、最容易出现 HIV 职业暴露的人群

根据统计，因工作性质和特点决定，最容易发生 HIV 职业暴露的人群有：从事艾滋病病毒检测的实验室工作人员；治疗艾滋病病人的医务人员；负责抓捕和监管已经感染艾滋病病毒的犯罪嫌疑人、执行中的犯人、吸毒人员的公安司法系统民警；从事艾滋病防治与关爱的人员。

五、职业暴露感染 HIV 的条件

不是所有的 HIV 职业暴露都会导致感染 HIV，公安民警应正确认识 HIV 职业暴露问题，切勿谈“艾”色变。

一方面，尽管职业暴露存在感染艾滋病病毒的危险性，但由于受传播途径的限制，公安民警职业暴露感染艾滋病病毒的几率还是非常低的。另一方面，公安民警如果对 HIV 职业暴露问题不能正确认识，在执法活动中就有可能处处担心自己会被感染艾滋病病毒，工作热情和效率就难免大打折扣，这在客观上又会助

长违法犯罪人员的嚣张气焰。因此，应加强对公安民警进行艾滋病相关知识和防护技能的培训，使其放下思想包袱，勇敢地与违法犯罪行为作斗争，并从人道主义出发不惧怕，不恐慌，不歧视，去面对那些无辜感染了艾滋病病毒并且需要帮助和关怀的人，以进一步发挥公安机关和广大民警在艾滋病防治工作中的职能作用。对此，我们需要明白发生职业暴露后导致艾滋病病毒感染的条件：（1）黏膜或皮肤有伤口；（2）有体液交换的发生；（3）达到一定的病毒量。

六、发生职业暴露后感染 HIV 的危险因素

发生职业暴露后感染艾滋病病毒的危险因素主要包括：暴露的方式、严重程度以及感染者的临床状况等。经皮肤损伤的伤口较深、未戴手套、造成损伤的器械是中空的、针孔较大、器械上存在可见血，或该器械以前接触过艾滋病病毒感染者的血管等均会增加感染的危险性。此外，感染者的病情严重程度也直接影响感染的危险性，由于晚期艾滋病病毒感染者的病毒载量较高或体内存在耐药病毒，因此造成感染的危险性也较大。总的来讲，以下危险因素必须高度重视：

（1）针头的特性：空心针头较实心感染的可能性大。

（2）伤口的深度：伤口越深、针头上被污染的血液越多，被感染的可能性也就越大。

（3）有可见的血液从伤口溢出。

（4）针头刺破了静脉或动脉。

（5）在艾滋病病毒感染初期和艾滋病晚期的暴露。

（6）开放性暴露。

（7）暴露时间长。

（8）暴露范围大。

（9）暴露后处理不及时、方法不恰当。

七、HIV 对理化因子的抵抗力

艾滋病病毒的体外生活力弱，对理化因子的耐受力不及乙肝病毒（HBV）。因此，凡是用于杀死乙肝病毒的方法均可将艾滋病病毒杀死。

艾滋病病毒对热和化学试剂敏感，对紫外线不敏感。0.2%的漂白粉溶液、0.2%的次氯酸钠、0.3%的双氧水（过氧化氢）、0.5%的来苏尔、75%的酒精处理 5 分钟既可杀死病毒。56℃的温度 30 分钟可将病毒杀死。pH 值小于 6 或大于 10 的溶液，在 10 分钟内也可杀死病毒。

八、HIV 职业暴露的预防

联合国艾滋病规划署执行主任皮澳特博士指出：歧视仍然是有效地开展艾滋病防治工作最主要的障碍之一……它阻碍了社会采取行动防治艾滋病第一步的迈出。对于个人，最重要的是宣传教育，尤其是年轻人。皮澳特博士说，对于年轻人预防教育的关键在于坦率的进行性教育和生活技能的培训；个人的自我保护是远离艾滋病的根本办法。医生都会给我们这样的忠告：洁身自爱，不要卖淫嫖娼，远离毒品；不要在无保护条件下接触他人的血液或伤口；不要使用未经检测的血液和血液制品；必须使用一次性注射器；不到消毒不可靠的医疗单位拔牙、针灸或手术；不用没消毒的器具文身、穿耳、美容；不与他人共用剃须刀和牙刷等。

通过对艾滋病病毒感染者和艾滋病人的诊断标准有了一系列的了解就可以及时对急性艾滋病病毒感染者和无症状艾滋病病毒感染、艾滋病病人作出明确的诊断，并及时对这些人群进行隔离治疗及护理。在医务、警务工作中提倡普遍性防护原则，将工作人员接触到病人血液和感染性体液的危险减少到最低程度，是预防因职业暴露而发生艾滋病病毒感染的关键。

因为：第一，与其他传染病相比，艾滋病的传染期长且不易发现传染源。感染者可在数月到数年后不表现任何临床症状，不易被发现而成为潜在的传染源。第二，艾滋病人的临床表现多样且非特异性，很容易将这些病人误认为是一般的感冒、肺炎、结核等，忽视其传播艾滋病病毒的可能。第三，大多数感染者是隐匿的，甚至本人也不了解自己是否感染了艾滋病病毒。目前，我国报告估计艾滋病病毒感染者和艾滋病病人总数已达 70 万例，而专家预测我国的实际感染人数超过了 100 万例。另一方面，因为大众对艾滋病的认识存在偏差，艾滋病病毒感染者和艾滋病病人一旦暴露在公众面前就会受到严重的歧视，使艾滋病病毒感染者不愿向他人甚至医生说明自己的艾滋病病毒感染情况。因此，在工作中应把接触到的所有艾滋病病毒情况不明的患者和物质都看做潜在的传染源进行防范，才能最大限度地降低职业暴露的危险。只要执行严格的安全操作规则及防护措施，医务人员、公安民警、化验人员等的职业暴露一般来说是可以避免的。

第二节 公安工作与 HIV 职业暴露的关联性

公安民警在执法活动中与艾滋病病毒感染者或艾滋病病人的血液、精液、阴道分泌物和组织器官等接触时，容易感染艾滋病病毒的高危情形主要有：

对犯罪嫌疑人尤其是对吸毒人员等高危人群进行搜查时，触摸到对方的血液以及使用过的针头，艾滋病病毒感染者和艾滋病病人的血液或体液溅到公安民警的眼睛里；处理交通事故时抢救伤者、进行现场勘察以及收集、提取痕迹物证时接触到带有艾滋病病毒的血液或体液；火灾现场抢救伤员和处理尸体；在拘捕、审讯和押解等过程中，遇到感染艾滋病病毒的犯罪嫌疑人自伤自残或被对方攻击、咬伤和刺伤；在追捕、看守犯人时，与感染艾滋病病毒的犯人搏斗受伤；监管场所民警在对感染艾滋病病毒的监管对象进行入所检查、医务治疗以及日常处理污染物时接触到他们的血液或体液；强制隔离戒毒所、看守所民警在执行公务时与感染艾滋病病毒的人接触受伤；法医和实验室工作人员对感染的活体、尸体、组织器官、血液、精液以及相关物品进行运输、保存和检验鉴定时，防护不严密、操作不当，致使皮肤或黏膜被污染；法医在给死亡的艾滋病病毒感染者或艾滋病人做尸检时，被手术刀割伤，等等。由此可见，公安民警如果缺乏预防艾滋病的意识，特别是缺乏发生职业暴露后及时、正确处理的相关知识和技能，是完全有可能感染艾滋病病毒的。

一、公安机关的职责

公安机关的职责是：预防、制止和侦查违法犯罪活动；防范、打击恐怖活动；维护社会治安秩序，制止危害社会治安秩序的行为；管理交通、消防、危险物品；管理户口、居民身份证、国籍、出入境事务和外国人在中国境内居留、旅行的有关事务；维护国（边）境地区的治安秩序；警卫国家规定的特定人员、守卫重要场所和设施；管理集会、游行和示威活动；监督管理公共信息网络的安全监察工作；指导和监督国家机关、社会团体、企业事业组织和重点建设工程的治安保卫工作，指导治安保卫委员会等群众性治安保卫组织的治安防范工作。

二、公安工作在整体上的特点

（一）国家性与社会性相结合

国家性，即保卫工作与国家安全相一致的特性，这是各国警察机构的共性。社会性，即保卫工作与社会具有广泛的联系。公安工作的基本职能是在管理社会中实现的。

（二）隐蔽性与公开性相结合

公安工作对象和方式都具有隐蔽性和公开性的特点。

（三）打击与保护相结合

对于侦查破案、拘留逮捕、审讯、处置突发暴力事件、制裁违法犯罪等工作，公安机关的工作方式主要是以强制力进行打击；对于警卫守护、巡逻值勤等项工作，公安机关的工作方式主要是保护。

（四）强制性与教育性相结合

公安工作是以国家强制力作后盾的，是以警察的实力即武装的、特殊的手段作保障的，具有强制性。但公安工作大量的、经常性的工作主要通过教育方式，这不仅是对广大群众而言，就是对违法犯罪分子在实施打击的同时，也要实行教育。

（五）集中性与分散性相结合

公安工作的集中性，也即它的统一性。在法制与政策的结合上，在多部门横向协同上，要高度统一，但犯罪分子是在不同时空出现的，这就决定了公安工作的分散性。

（六）政策性与法律性相结合

政策是法律的灵魂，是制定法律的依据；法律是政策的定型化、条文化、规范化。因此，执行政策与执行法律是一致的，公安工作的政策性与法律性密切结合。

三、公安业务工作的特点

（一）复杂性

公安工作是以维护国家安全和社会治安秩序为主要任务的一项工作，公安工作所面临的形势和工作对象的复杂性，决定了公安工作具有复杂性。随着改革开放的深入和国际局势的变化，公安工作所面临的形势日趋复杂。

（二）艰苦性

艰苦性表现在两个方面：一是由于对敌斗争的复杂性，常常需要公安民警连续作战，违反生活规律，寝食难安。这种普遍的、长期的超疲劳工作，严重地损害了公安民警的身心健康；二是不良的法治环境也常常给公安民警的执法和警务活动带来相当大的困难。在依法执行公务的过程中，当事人因某些个人利益被触及，产生对立情绪，致使公安民警经常遭遇无理的指责、谩骂，甚至遭到攻击，包括艾滋病病毒感染者的恶意、无意传播病毒行为，这些都会对公安民警造成巨大的心理、生理压力和损伤。

（三）危险性

公安民警在工作中往往处于对抗性矛盾的第一线，经常同犯罪分子进行面对面的斗争；如采取强制的、暴力的手段制服正在实施暴力犯罪的犯罪分子；对付犯罪分子的暴力反抗、拒捕、报复、袭击等。在恶性灾害事故斗争中，公安民警也面临着巨大的危险，如在火灾、水灾、风灾、地震等灾害的斗争中，他们冒着生命危险奋战在第一线。

四、公安民警 HIV 职业暴露的概念

公安民警 HIV 职业暴露是指其在执法和警务活动中，被艾滋病病毒感染者或艾滋病病人的血液、体液污染了破损的皮肤、黏膜，或被有艾滋病病毒的针头污染，或其他锐器刺破皮肤，而具有被艾滋病病毒感染的可能性的情况。

五、公安民警发生 HIV 职业暴露的潜在危险

（1）艾滋病常具有窗口期，在窗口期内检测不到 HIV 抗体。

（2）艾滋病的潜伏期很长，感染者从外表无法识别，却具有传染性。

（3）艾滋病无特异的临床表现，我们难以用肉眼判断犯罪嫌疑人和社会人群是否携带艾滋病病毒，特别是公安民警经常接触吸毒、卖淫、嫖娼等艾滋病高危人群。因此，公安民警面对的是更多的、潜在的传染源。

六、公安民警 HIV 职业暴露的几率和趋势

公安民警在执法和警务活动中发生职业暴露的危险因素确实存在，但职业暴露后实际感染艾滋病病毒的几率并不高，研究表明主要有以下几种情况：

（1）针刺感染艾滋病病毒的几率为 0.33%。

（2）黏膜表面暴露感染艾滋病病毒的几率为 0.09%。

（3）无破损皮肤表面暴露感染艾滋病病毒的几率为 0。

尽管公安民警 HIV 职业暴露导致感染病毒的概率较低，但由于艾滋病在目前具有不可治愈且病死率极高的特点，特别是近几年来随着感染人数和患者人数的快速增加，HIV 职业暴露不断出现，并呈逐年上升趋势。因此，从保护公安民警的安全出发，预防 HIV 职业暴露，掌握防护技能就显得十分重要。

七、公安民警发生意外接触到 HIV 感染源的原因

公安民警发生 HIV 职业暴露意外情况，一方面有可能是民警缺乏对艾滋病相关知识的了解，在执行上述范围警务工作时不能规范操作，也没有注意正确的职业防护；另一方面是艾滋病防治工作确有其复杂的特殊性和一定限度上难以预料的困难性。综上原因，具体分析各地公安机关曾经发生过的民警 HIV 职业暴露事件，可以看出有些事件是可以避免的，因为现场已经有很多迹象显示出危险信号，然而由于当事人的忽略和不谨慎，导致发生意外。

另外，尽管有些事件从表面现象来看事出突然、无法预测，

具有一定的客观原因，但究其当事人自身的主观原因——也就是其处置现场时的主导思想，还是或多或少地存在着一定的麻痹大意，缺乏应有的警惕性。

现将民警发生意外事件原因归纳为以下两点：

（一）思想重视不够，缺乏对艾滋病的足够认识和必要的警惕性

有些部门领导在思想认识上重视不够，没有做好公安民警预防艾滋病相关知识的培训工作，致使有的民警对艾滋病知识和防护技能缺乏了解及掌握。

一些民警对参与预防控制艾滋病工作存在认识模糊或是主观片面：认为防治艾滋病是卫生部门的事，自己不可能接触到艾滋病，因此而费心去防范未免多此一举。对 HIV 职业暴露风险更是认识不足，认为发生意外的几率很低，不可能让自己碰上。由于心存侥幸，麻痹大意，在工作中图省事、怕麻烦，养成了一些不符合要求的操作习惯。例如：在检查、搜查和处置危险物品（带血针头、锋利器具等）时，没有严格地遵循安全操作程序来执行警务，导致意外受伤，使自己处于可能被艾滋病病毒感染的被动局面。

（二）缺乏对突发、突变、紧急事件的心理准备、处置技能和防范措施

应对突发、突变、紧急事件是公安工作的一个重要特征，也是公安民警应具备的职业素质。当置身于对抗、救助、制止冲突等紧急事件时，受伤流血、接触到他人血液等情况有时是无法完全避免的。如不具备灵活应对的充分心理准备和必要的防范措施，加之平时不注重学习，知识匮乏，不能熟练掌握与操作应对各种紧急情况的处置要领和方法技能，在面临职业暴露风险时，就有可能出问题。工作中一旦真的发生 HIV 职业暴露意外情况，也就不能通过正确的紧急处置来最大限度地降低职业暴露后可能

发生感染的几率。

同时，更不能认为流血负伤——尤其小伤是公安工作中遇到的家常便饭，不值得小题大做，以至于疏忽而未能对自己意外受伤的创口进行应急处置，从而增大了职业暴露后发生感染的可能性。

八、公安工作中容易感染 HIV 的情形

（一）治安管理工作

（1）巡逻民警在接警、处警工作中，遇有打架斗殴引起出血或开放性创口的情况下，在抢救、看护、运送、搜查、押解过程中有可能接触血液和体液。

（2）特警在制服犯罪嫌疑人或与其进行搏斗过程中，尤其要注意避免被犯罪嫌疑人反抗时刺伤出血。

（3）在办理有关吸毒和卖淫嫖娼人员的治安案件中，收集物证、查处赃物时有可能接触血液、体液。

（二）刑事侦查工作

1. 现场勘察

在现场保护中抢救伤者、对痕迹物证的保护以及采取紧急措施中抓捕犯罪嫌疑人等有可能接触到血液、体液；在对现场进行搜索的过程中有可能触摸到血液和体液；现场的实地勘验过程中收集提取痕迹、物证时（重点是命案现场）也有可能触摸到血液和体液。

2. 法医检验

对活体检验时尤其要注意开放性的伤口；对尸体检验时既要注意尸表有无开放性创口，又要注意在尸体解剖工作中大量的侵入性手术动作，尤其要注意在对组织器官及体液的提取时，都属于高危活动。

3. 实验室检验鉴定

实验室工作人员对送检的组织器官、血液、体液及相关物品，在运输、保存、鉴定工作等各个环节也属于高危活动。

4. 搜查

无论是公开搜查还是秘密搜查，这一侦查措施都容易发生感染，主要环节是对室内搜查、露天搜查、车内搜查、衣物搜查、人身搜查，尤其要注意对吸贩毒人员的人身和衣物搜查，有可能触摸到针头、血液等。

5. 执行拘捕

在执行拘捕时很多时候与犯罪嫌疑人有身体接触，尤其是当犯罪嫌疑人自杀、拒捕抵抗以及行凶时。

6. 侦查讯问

这一环节感染的可能性极小，只有当被讯问人手部有外伤在签字和捺印指纹时才有可能。

7. 押解

押解过程中押解人员与犯罪嫌疑人有较多的身体接触，应有针对性地进行防护。

（三）监所管理工作

这里所指的监所包括看守所、强制隔离戒毒所等羁押场所。监所管理中由于感染源比较集中，管理人员与感染源的接触比较多，发生 HIV 职业暴露的几率最高，主要的表现有：

（1）入所检查。

（2）常规检查、治疗、抢救。

（3）处理有关血液、体液、排泄物、污染物。

（4）组织被监管人参加劳动、锻炼和其他活动。

（四）交通管理工作

交通民警在处理道路交通事故中有几个环节容易接触到感染源：在抢救伤员、搬运尸体、处理被污染的物品时。值得一提的是，人们往往认为交通事故中的伤者、死者是艾滋病病毒感染者的几率比较低，思想上容易麻痹大意。

（五）消防管理工作

主要是在火灾现场对伤者的抢救和对尸体的处理。

（六）国际合作及国际维和行动

云南省因漫长的边境线存在大量的跨境流动人员。相关警务及监所必然涉及 HIV 高流行区域的境外人员。同时，随着我国国际地位的不断提高，跨境警务国际合作及派出参与国际维和行动的警察也不断增多，而一些合作国家或派出国家及地区中有很多是 HIV 的高流行区域。因而涉及上述活动的警察也存在 HIV 职业暴露的风险。

九、公安工作中不易感染 HIV 的情形

这里主要是针对公安民警中存在的一些认识误区而言的，关键是要掌握艾滋病的传播渠道。民警在执法和警务活动中不易被感染的主要情形有：

（1）与犯罪嫌疑人或违法人员正常谈话。在执法和警务活动中的调查访问、侦查讯问、法庭审判等与犯罪嫌疑人或违法人员会有正面接触情况，但通过空气不会传染。

（2）正常情况下犯罪嫌疑人或违法人员坐过的椅子、凳子不会留下病毒。

（3）正常情况下犯罪嫌疑人或违法人员用过的笔、纸也不会留下病毒。

（4）病毒携带者排泄的尿液、粪便传染几率很低（尚无报道）。

（5）其他正常的身体接触。

十、公安工作中接触 HIV 无法回避但也不容忽视

艾滋病的流行已经是一个必须要面对的、广泛的社会性问题。艾滋病病毒感染者或患者在感染艾滋病病毒后，都毋庸置疑地要面临残酷的精神压力和巨大的经济压力。这是常人无法体会得到的，一些感染者因此产生悲观绝望情绪，甚至有些人采取或通过报复社会、报复他人的过激行为来释放、宣泄他们的委屈、悲愤与压力，因而给社会带来了极不稳定的、潜在的不安定因素。

近几年，由于艾滋病病毒感染者不断增多，各种通过以艾滋病为“保护伞”进行违法犯罪活动的案例层出不穷。某些人利用社会大众因缺乏对艾滋病的正确认识、或持有偏见，甚至被误导等原因引发产生对艾滋病的各种恐惧心理，以传播艾滋病病毒为恐吓手段不断进行滋事、犯罪活动，严重地威胁和扰乱着广大人民的生命安全和正常生活秩序。同时，也给公安工作增加了很大的难度。因为艾滋病病毒感染者有着潜伏期长、不易识别、流动性强、传播范围广等特性，以及遍布在社会各个角落、数量不断增加的艾滋病高危行为人群，使得公安民警在工作中可能遇到或接触到艾滋病病毒传染源的机会明显增多，HIV 职业暴露的风险也大大增加。另外，公安民警在执法和警务活动中，还经常要承受来自于违法或犯罪嫌疑人恶意传播艾滋病威胁的心理压力。

与医务人员发生纯属意外的 HIV 职业暴露事件性质有所不同的是，公安民警所遇到的 HIV 职业暴露发生特征是：既有意外非故意的职业暴露，也有故意即有意的针对民警进行的艾滋病病毒传播犯罪。这一切，都使得职业接触艾滋病成为公安民警必须面临的、无法回避的、不容忽视的严肃问题。因此，公安民警一方面应高度重视，认真学习和掌握必要的预防艾滋病相关知识以及预防措施，学会自我保护；另一方面也要认真研究分析以往

发生的相关案例，从中总结经验，引以为戒，避免类似事件的再次发生。

十一、在艾滋病问题上公安民警面临的挑战

（一）公安民警接触艾滋病传染源的机会远远高于其他人员

由于工作原因有很多人不得不面对各种传染疾病，导致更容易受到伤害或遭受感染，这种情况被称为“职业暴露”。有些职业让人暴露在艾滋病病毒面前，那么，从业者不仅需要勇气，更需要具有专业知识才能做好自我防护，应对突发事件。这些人包括医务人员、实验室研究人员，更危险的是公安和司法民警、监狱管理人员等。因为他们接触最多的是处于窗口期和潜伏期的艾滋病病毒感染者，这些感染者没有表现出艾滋病患者的病理特征，公安民警在与他们打交道的过程中就不会引起足够的重视，从而增加了感染艾滋病病毒的风险。艾滋病病毒感染者和患者逐年增多，公安民警在与违法犯罪人员的较量中，接触到艾滋病病毒的可能性和频率也在不断增加，发生意外的风险也明显增加。

（二）基层民警普遍缺乏对艾滋病相关知识的了解与把握

基层民警普遍缺乏艾滋病基本知识，对艾滋病在世界的蔓延状况以及国内、省内的发展态势不清楚，对艾滋病的基本知识知之甚少，少数民警仅从报纸杂志和电视宣传中获取部分知识。正是因为公安民警缺乏对艾滋病的了解，导致公安民警对艾滋病存在两种偏激态度：一是认为艾滋病就在身边，部分民警因工作中大量接触高危人群而在思想上产生惧怕感染艾滋病的恐惧心理，“谈艾色变”；二是思想上麻痹大意，认为艾滋病离自己还很远，自己不会接触到艾滋病。然而，这两种态度都会影响到公安工作的正常进行和公安民警的身体健康。

（三）公安民警在与艾滋病病毒感染者或患者接触中预防技能不高

虽然在工作中公安民警接触到艾滋病的几率增加、感染艾滋病病毒的风险增大，但目前公安民警在与艾滋病病毒感染者或患者接触的过程中尚缺乏医学知识的指导，预防知识不足。有的民警在对吸毒人员搜身时被针头刺破手而不以为然；有的民警使用手铐时不做消毒处理；有的民警认为工作时戴上手套就可万事大吉；有的民警则害怕感染艾滋病病毒而不愿意对嫖娼卖淫者进行搜查；有的民警担心被蚊虫叮咬而感染艾滋病病毒；有的民警甚至不敢用犯罪嫌疑人坐过的凳子和签字用过的笔，等等。以上种种行为和观念都与公安民警艾滋病预防知识不足有关，同时也将直接影响到公安工作中对有关事务的正确处理。

（四）公安民警发生HIV职业暴露缺乏应有的法律制度保障

因目前还缺少相应的法律制度保障，公安民警在执法和警务活动中一旦发生HIV职业暴露，会导致政府、单位和个人都难以应对，公安民警会面临一系列问题：工作机会、生活安排、社会保障、治疗休养、心理疏导、名声名誉等。而这些问题就政府相关部门和公安机关而言，因目前缺乏应有的法律制度保障从而使公安民警在面对艾滋病传染源时缺乏应有的应急处理机制和法律制度保障。

十二、建立公安民警HIV职业防护机制的意义

（一）提高公安民警HIV职业防护意识

通过建立完善公安民警HIV职业防护培训教育机制，能提高公安民警HIV职业防护的意识。公安民警感染艾滋病病毒的风险，很大程度是因为其缺乏艾滋病防护知识。目前，针对公安民警职业特点和对预防艾滋病知识了解不多的情况，公安部编写了《公安民警预防艾滋病知识手册》和《公安民警艾滋病职业

暴露防护工作指南》，着力提高民警处置艾滋病病毒感染者违法犯罪的能力，增强他们的自我保护意识。同时，各省（市、自治区）也加强了对公安民警的 HIV 职业防护教育，如云南省从2005 年 9 月以来，已对第四轮全球基金/中英艾滋病项目覆盖的29 个项目县（市、区）、中澳亚洲区域艾滋病项目覆盖的 19 个项目县（市、区）、云南省艾滋病项目覆盖的 25 个项目县（市、区）以及集中到云南省 5 所公安警察院校进修的上万名公安民警、边防和消防武警官兵进行了艾滋病防治相关知识、警察 HIV 职业暴露与个人防护，以及在执法和警务活动中如何与艾滋病防治综合干预措施相配合等内容的教育培训。

（二）降低公安民警感染 HIV 的几率

通过加强公安民警 HIV 职业暴露与安全防范制度建设，可以降低公安民警感染艾滋病病毒的几率。公安民警感染艾滋病病毒的风险，一定程度上是由于缺乏 HIV 职业暴露与安全防范制度。通过制度建设，教育培训、规范操作、提高应急处理能力，可以有效降低公安民警感染艾滋病病毒的风险。

（三）解除公安民警的后顾之忧

通过建立公安民警感染艾滋病病毒的社会保障体系，能解除公安民警的后顾之忧，使民警在面对艾滋病的各种场合能有一个正确的态度，正视艾滋病病毒感染者或艾滋病人中的违法犯罪人员，更好地做好本职工作。

十三、建立公安民警 HIV 职业防护机制之设想

公安民警在面对艾滋病问题时关心的是“因公感染艾滋病病毒时应如何处理”、“国家是否对公安民警实行特殊的医疗保障政策”等，这些现实问题确实值得政府相关职能部门认真考虑并予以解决。在实际工作中，公安民警接触的多是处于窗口期和潜伏期的艾滋病病毒感染者，这些人身体虽然无任何病理症

状，但仍然有很强的传染性。而工作性质决定了公安民警在处理违法人员或制服犯罪嫌疑人时经常发生扭打而造成身体损伤，在抢救被害人或嫌疑人时经常会接触到他们的血液和身体，由于民警不知道对方是艾滋病病毒感染者且缺乏相应的防护知识，所以感染艾滋病病毒的风险很大。那么，要建立公安民警 HIV 职业防护机制，就要从以下三个方面予以考虑：

（一）建立公安民警 HIV 职业防护教育培训机制

依托公安院校、各地民警培训机构以及相关部门，加强对公安民警进行艾滋病防治教育培训。开展艾滋病基本知识、防治艾滋病法律与公共政策、公安机关对艾滋病高危人群管理、HIV 职业暴露与防护技能、公安卫生等多部门合作、合法权益保护与关爱、公共卫生突发事件应急处理机制等教育，以提高民警的综合素质、自我保护意识和对艾滋病高危人群的管理能力。同时，把 HIV 职业暴露与防护技能纳入到对民警培训的课程中去，特别是在新任民警培训、专业技能培训以及各种专项培训中，增加 HIV 职业暴露与防护技能等内容，系统全面地对公安民警进行防治艾滋病培训并在制度上予以保障。

（二）建立公安民警 HIV 职业防护制度

建立公安民警预防艾滋病的各种制度，完善公安民警教育培训制度，增加 HIV 职业防护教育内容；规范公安民警各种业务操作制度，降低其感染艾滋病病毒的风险；建立公安民警 HIV 职业暴露应急处理制度，尽可能地降低其感染艾滋病病毒的可能性。

（三）建立公安民警 HIV 职业防护社会保障机制

建立公安民警感染艾滋病病毒的社会保障机制，就是当公安民警遭遇到 HIV 职业暴露后能够得到政府以及社会各方面的救助，解决公安民警在面对艾滋病病毒携带者或艾滋病人时的后顾之忧。建立公安民警 HIV 职业暴露与防护社会保障机制应从三个方面予以考虑：一是完善公安民警医疗保障机制，把发生 HIV 职业暴露的民警作为特殊对象予以保障；二是完善对发生 HIV 职业暴露民警的心理疏导机制，从政治上、思想上和生活上关心民警，解除其心理负担；三是完善发生 HIV 职业暴露民警的政府保障机制，由政府出面切实保障其正常的工作、生活等社会基本权力。

公安民警 HIV 职业防护机制的构建是一个社会的系统工程，涉及社会的很多方面，这就要求政府相关职能部门真正认识到公安民警 HIV 职业防护机制构建的必要性和紧迫性，充分保障公安民警的社会权力和人身权益。

十四、公安民警 HIV 职业暴露参考案例

近年来，我国公安民警 HIV 职业暴露事件时有发生并呈上升趋势，各地报告的相关案例大多数发生在基层一线的公安民警身上。下列案例可供各级公安机关和广大民警参考、分析并引为鉴戒。

（一）有关艾滋病病毒携带者利用传播艾滋病为威胁、掩护手段进行违法犯罪活动的案例报告

案例一：2002 年 1—4 月，广东韶关市某区破获的持刀抢劫勒索案中，有超过一半以上的作案人是艾滋病病毒感染者。其中一名病毒感染者案犯以恶意暴露、传播艾滋病病毒相威胁进行抢劫勒索作案竟多达 20 余起。

案例二：1997 年 5 月至 2003 年 5 月六年间，杭州市警方在打击吸贩毒品、抢劫扒窃等犯罪活动中，从被依法收容审查的犯罪嫌疑人中累计查出 100 多名自愿感染艾滋病病毒的感染者，其感染的原因居然是为了逃避警察的抓捕。

案例三：2003 年 9 月至 2004 年 3 月，杭州市公安局捣毁了一个特大贩毒团伙，其中 3 人是有着十年以上病史的艾滋病病毒

携带者。他们把艾滋病当做自己的“护身符”，在杭州公然采取半公开的形式贩卖毒品。

案例四：武汉市汉阳区月湖街无业人员刘丁是该地区“知名度”很高的感染艾滋病病毒的吸毒人员。1999 年因盗窃摩托车被抓，由于当地对患有艾滋病等重度传染性疾病的犯人没有隔离羁押条件，警方只好放他回家。此后，刘丁变本加厉，在光天化日之下也敢明目张胆的入室作案。而且手法卑鄙，一旦被人发现或指责或遭遇拒绝时，他就马上掏出随身携带的针管，熟练地在自己胳膊上抽出一针管血，然后声称要扎进对方体内，胁迫对方破财免灾。刘丁只要缺钱，连收破烂和摆小摊的都不放过。截至 2003 年 10 月，刘丁偷的摩托车至少有六七十辆，作案范围遍及武汉三镇，至少有八个派出所将其抓捕收审过，都因没有对他合适的关押场所只好抓了又放。期间，派出所曾把刘丁送往武汉市传染病医院进行治疗，结果没两天他就又拿着抽了血的针管四处威胁闹事，搞得整个医院都不得安宁，医院强烈要求派出所将其带回。

案例五：2003 年 11 月 17 日，杭州市公安局西湖分局在一次反扒行动中抓获 26 名以艾滋病作为幌子实施犯罪的小偷，这些人在被抓获的一刹那都声称自己是艾滋病人。经检测证明其中 12 人确实属于艾滋病病毒感染者，而其他的嫌疑人均属冒充。他们冒充艾滋病病人的目的非常明确，就是想逃避公安执法人员对他们违法犯罪活动的打击。杭州警方曾在一个小偷身上查出一封未来得及发出的信，信上让他的同乡快来杭州，信上说：“杭州钱多好偷，警察不打人，只要你是艾滋病病人。”

案例六：2003 年 12 月中旬，重庆市主城区一派出所抓获涉嫌抢劫的犯罪嫌疑人黄某，民警从其怀里搜出一本皱巴巴的病历，见病历上显示嫌疑人是艾滋病病毒感染者。民警向其询问时，黄某镇定自若地回答：“我真的是艾滋病人。”民警立即与疾控中心联系，发现病历信息上黄某确系艾滋病病毒携带者。拘押期满派出所放了黄某。两个月后，警方在一次行动中抓获了抢劫犯罪嫌疑人沈某，不等审查，沈某就主动声称自己患有艾滋病。奇怪的是沈某出示的病历和调出的档案记载竟与前两月黄某的病历是同一份。两个艾滋病患者哪个才是真的？巧的是黄某当晚作案时又被另一个派出所擒获。黄某故技重施向民警表白："我是艾滋病人，某某派出所曾抓住我又放了。"办案民警立即核实，结果两个同一份病历的艾滋病患者被带到一起，原来两人是"兄弟伙"。沈某是真患者，黄某是假冒的。黄某用沈某的病例复制了一份，换上自己的名字以逃避打击。黄某的行为说明一些不法之徒已经知道并正在利用和钻法规上的空子。

案例七：2004 年 3 月初，西安市公安局公交分局的两名便衣民警在汽车上抓获一个小偷，就在民警即将把其制服时，小偷突然掏出刀片在自己的头上划破三四道血口子，弄得浑身是血，连喊带叫"我是艾滋病人！"并用刀片向民警乱挥。幸好当时两位民警穿的是比较厚的棉服，小偷的刀片只划烂了民警的衣袖。

案例八：2004 年 4 月 2 日晚，三名男子在深圳宝安汽车站合伙抢劫一位长途大巴司机的财物时，被巡逻至此的宝安第一民防大队值勤队员发现，并迅速擒获其中一名劫匪。劫匪被带到派出所后为了逃避法律责任，竟拿出一份证明其患有艾滋病的医院诊断书，威胁逼迫警方放他一马。

（二）公安民警发生 HIV 职业暴露意外事件的案例报告

案例一：2000 年某市中心地段派出所民警小孟和搭档在对一个吸贩毒、盗窃犯罪团伙重要嫌疑人莫某实行拘捕时，莫某叫道："你们别过来，我有艾滋病。"小孟和搭档闻言未加理睬冲向案犯。莫某拒捕，搏斗中小孟的右手被手铐划破出血，搭档的手指甲掀起出了血，而莫某的牙也流了血。莫某被抓捕后被送去进行艾滋病病毒检测，结果证实确为艾滋病病毒感染者。小孟和搭档也因 HIV 职业暴露去了省疾控中心进行艾滋病病毒检测。三年后小孟回忆说："当时我们认为他是在吓唬人，并没多想就冲上去抓他。等待检测结果的那段日子真可谓是煎熬，别人很难想象我当时的复杂心理。"

案例二：2002 年 3 月，某市派出所民警小张接到报案说有一男子当街死亡，遂赶到现场，见一名中年男子躺倒在街边。小张立刻进行检查，发现此人已死亡多时，并见死者手臂及双脚均有很多的针眼，极可能是长期注射毒品所致。小张想从死者身上找出身份线索，便开始搜寻死者身上的证据。当他把手伸进死者的衣袋里摸索时，突然感到手掌被衣袋内的利器刺破，一阵钻心的疼痛。小张急忙抽回手，只见手掌已被深深地刺破，鲜血很快从伤口里冒出。小张从死者口袋里找出一支已被压弯针头的注射器，注射器里尚残留着一些凝固的血液。随后小张继续进行处理现场工作，在确认和证实了死者是一名有多年吸毒史的艾滋病病毒感染者后，小张这才意识到风险。此时，离被刺伤时间已过去了 5 个多小时。小张马上赶到当地卫生预防站对伤口进行消毒处理，并在医生的建议下立刻服用了两种抗艾滋病病毒预防药物。防疫站对扎伤小张的注射器里的残留血液进行了艾滋病病毒检测，结果显示艾滋病病毒抗体为阳性。此后的第 3 个月和第 6 个月小张先后进行了两次艾滋病病毒检测均呈阴性，幸亏没有被感染上艾滋病病毒。

案例三：2003 年 11 月 11 日，北京丰台公安局刑侦支队缉毒民警杜连义在抓捕涉嫌贩毒的犯罪嫌疑人时，被毒贩咬伤左手，后来这名毒贩被查出是艾滋病病毒携带者。杜连义在服用了一个月的预防药物后，经过当年 12 月 29 日和 2004 年 2 月中旬两次检查基本排除被感染的可能。

案例四：2004 年 2 月 26 日，安徽利辛县公安局 110 指挥中心接报，刑拘在逃的艾滋病犯罪嫌疑人陆吉付正在街上敲诈他人。公安局立即出警，在公安民警对其执行拘捕的过程中，陆吉付拒捕抵抗，先咬破自己的嘴巴，而后用手将血涂在脸上，并将嘴中的血一口一口吐向公安民警，还疯狂地用自己沾满血污的手抠抓民警的手，用嘴咬伤了民警的小腿。

案例五：2004 年 5 月 31 日，北京西城某派出所在辖区组织了一次蹲点反扒行动，准备对这一地区的犯罪活动进行严厉打击。晚上十点多，一名女性嫌疑人出现了，就在她悄悄从两个正在地摊专心挑选物品的女孩背包中掏出手机的刹那，被盯住她的便衣民警当场抓获。女贼拼命挣扎，抓伤一名民警的手部，但民警仍坚持将其制服。在派出所审问中，女贼说出自己有艾滋病。随后警方带其到医院进行检查，发现 HIV 呈阳性。被女贼抓伤的民警伤情并不严重，伤口只是出现少量渗血，医生对其伤口进行了消毒处理。这名民警是否会被感染，还需进行三次有关检查才能最终确定。医生表示从伤口情况来看感染的几率不高。

（三）从以往发生的案例中吸取教训，引以为戒，杜绝后患

以上案例只是全国各地公安机关在近几年工作中陆续遇到和发生的部分典型案例。但从这些案例中不难看出，我们有些民警在参与预防控制艾滋病工作中，无论是在思想上还是在工作中，都显露出对预防控制艾滋病还缺乏足够的思想认识、处理经验和必要准备。这正如杭州市某公安分局一位民警在多次亲身经历与携带艾滋病病毒的违法犯罪分子的较量后所说的那样：“以前提起艾滋病，总觉得离我们很远，现在看起来，艾滋病其实真的离我们很近。”

近年来，我国的艾滋病病毒携带者违法犯罪现象呈明显上升势头。与健康人犯罪不同，艾滋病病毒携带者犯罪似乎有恃无恐。由于目前很多地方对艾滋病病毒携带者犯人的监管系统尚不完善，抓获到艾滋病病毒携带者犯人，因无法对其进行隔离监管，又牵涉到经费、警力、安全、治疗及最终如何处理等因素，

拘押期一到，只好又把人放了。中国刑法专家认为，艾滋病犯罪嫌疑人如果不对其行动加以限制，更容易造成社会危害，增加人们的恐慌心理，因此不能把他们放在社会上继续作恶。但为了体现人道精神和对其他犯人的生命安全负责，可以对判决有罪的艾滋病人进行隔离关押，切断其传播途径，并提供医治条件。

随着“艾滋病罪犯”的增多，已经严重威胁着公共安全，我们不能等闲视之。艾滋病病毒携带者不应该成为法律管不着的“特殊群体”。对故意传染艾滋病或实施暴力犯罪的违法分子要严格依照《刑法》中“恶意传播传染病”、“危害公共安全罪”等条款进行严厉打击。同时，需要设立专门用于关押艾滋病犯罪者的场所，以配合对艾滋病犯罪嫌疑人的执法行动。早在 2003 年 10 月，武汉市公安局就建立了国内第一个艾滋病犯罪嫌疑人关押点，杭州也于 2004 年 4 月在全国率先出台了惩治艾滋病嫌疑犯的法律规定——《杭州市打击处理艾滋病病毒感染者和病人违法犯罪活动的实施意见》，使“携带艾滋病病毒”从此再难成为违法犯罪分子的“保护伞”。

公安民警在面临各种执法和警务活动现场时必须提高警惕，细心观察与判断现场是否有艾滋病病毒感染者（传染源）存在，以便作出正确应对处理方案和采取必要的防护措施。切不可不问青红皂白，没有弄清是什么情况，上来就鲁莽行事，或是全凭个人经验仅靠片面表象，不做认真细致的调查分析，主观轻率地处理行事。这些不慎重的工作方法，都曾在以往的工作中有过惨痛的教训。

“前车之覆，后车之鉴。”我们应该对以往发生过的有关 HIV 职业暴露案例进行认真研究分析，从这些案例中找出致使 HIV 职业暴露意外发生的原因与问题，并根据预防艾滋病的有关知识，寻求探索出正确处理方法。要通过查找问题和借鉴教训，引起我们对预防控制艾滋病工作的重视，从而增强学习掌握预防控制艾滋病知识与技能的信念。同时，我们还要善于从案例的正反两个方面吸取教训和总结经验，学以致用，提高工作水平和管理能力。

第三节　公安民警 HIV 职业暴露的预防

近年来，公安机关查处的贩毒、吸毒和卖淫、嫖娼等违法嫌疑人员中，携带艾滋病病毒的人数不断上升。公安民警在执法和警务活动中直接接触艾滋病病毒感染者的机会不断增多，发生 HIV 职业暴露的风险也进一步加大，公安民警 HIV 职业暴露事件相继发生，给基层民警带来了较大的精神压力。为了确保公安民警的人身安全和身心健康，保障公安工作的正常开展，有效地避免和减少民警在工作中发生 HIV 职业暴露事件，根据 HIV 职业暴露普遍性防护原则，结合公安工作实际，公安民警应切实做好 HIV 职业暴露的预防工作。

一、公安民警职业防护的概念

公安民警的职业防护是指：各警种的人民警察在接警、处警等过程中应当具备的对危险来源的认知、预防以及对危害后果的及时处理能力。具体包括在询问、讯问、盘查、拘留、逮捕、搜查、勘验、化验等过程中，对违法犯罪嫌疑人、受害人、群众及其周围环境可能发生的危险情况的预防和受伤后的恰当处理。

在涉及 HIV/AIDS 的问题上，公安民警的职业防护是特指在从事审讯、搜查、逮捕等工作过程中应当掌握的预防艾滋病的知识和自我防御、保护能力以及正确的态度和行为。

二、建立公安民警 HIV 职业暴露安全防护管理制度及应急系统

艾滋病应当以预防为主。对于公安民警这一特殊职业，应当

建立有效的针对公安民警HIV职业暴露安全防护管理制度，对公安民警预防职业暴露的原则、防护措施、职业暴露级别等作明确的规定，为公安民警的职业安全，有效预防和控制公安民警在工作中发生HIV职业暴露而感染病毒。对公安民警在感染艾滋病病毒后的治疗和安置上，应从制度上予以明确，以排除公安民警的恐惧心理。并且建立HIV职业暴露应急系统，使基层公安机关和监管场所能在最短的时间内得到应急处理。

三、公安民警应掌握预防艾滋病的相关知识和防范技能

由于艾滋病具有隐蔽性强、涉及面广、破坏性大、流行速度快等特点，给艾滋病防治工作带来很多困难。人类与艾滋病的抗衡和斗争，不同于一般意义上与疾病的抗争。我们必须清醒地看到艾滋病的巨大破坏力和给人类社会带来的严重危害，正确认识公安民警参与预防控制艾滋病工作中的潜在风险。

艾滋病是不同于一般的“敌人”，决不能对“它”掉以轻心。一定要从思想上给予高度重视，增强风险意识，在工作中保持应有的警惕，以科学的态度面对和处理发生的与艾滋病有关的各种问题，保证人身安全。

（1）每个民警都应该清楚地了解与熟知预防艾滋病的有关知识，认真学习掌握各种预防感染艾滋病病毒的常识，使之成为在开展预防控制艾滋病工作中保护自己的盾牌和向艾滋病出击的武器。

（2）牢牢掌握必要的预防感染艾滋病病毒的各种防范措施和操作技能，保证自己在执法和警务活动中不受到伤害。

四、加强公安民警HIV职业暴露的自我防范意识

（一）提高认识，加强学习，提高工作主动性

预防控制艾滋病工作与国计民生息息相关，对保障国民经济

的健康快速发展、维护社会安定、保护人民群众生命安全具有重要意义。各级公安机关对此要有充分的认识，要认真履行国家和法律赋予的职责，切实发挥职能作用，要组织广大民警认真学习掌握国家有关预防控制艾滋病的法律、法规和政策，了解目前艾滋病蔓延流行的趋势及危害，充分认识预防控制艾滋病工作的艰巨性和紧迫性，增强民警的工作责任感和主动性，不断提高民警的执法和管理水平。

（二）切实履行职责，采取有效措施，将防治艾滋病工作落到实处

一是要把预防控制艾滋病工作与打击卖淫嫖娼、吸食毒品、非法采供血等违法犯罪活动的工作结合起来，加强对艾滋病高危人群的管理和控制。卖淫嫖娼、吸食毒品、非法采供血等行为不仅是法律所禁止的行为，同时也是造成艾滋病传播的重要渠道。因此，依法严厉打击卖淫嫖娼、吸食毒品、非法采供血等违法犯罪活动，既是维护社会良好治安秩序的重要工作，也是阻断艾滋病传播渠道的有效方法。各级公安机关要将预防控制艾滋病工作融入打击卖淫嫖娼、吸食毒品、非法采供血等违法犯罪活动中去。被强制隔离戒毒人员入所后，各地公安机关要主动商请当地卫生部门对其进行艾滋病检测；发现艾滋病病毒感染者要配合卫生部门立即予以隔离；对被强制隔离戒毒人员中的艾滋病病毒感染者，不得提前解除强制隔离戒毒；强制隔离戒毒期满后，应将其有关情况及时通知当地卫生部门，配合卫生部门做好对他们的监控工作。对查获的非法卖血人员要及时通报当地卫生部门进行血液检测。与此同时，各地要配合卫生部门做好本地区的艾滋病病人收治工作，并配合医疗保健机构、卫生防疫机构及治疗机构做好对艾滋病病人的强制隔离工作，以减少其社会危害。对明知自己是艾滋病病毒感染者或艾滋病病人而故意传播他人的，要依法严惩。

二是积极开展预防控制艾滋病宣传教育工作。各地公安机关要将艾滋病的有关知识列入强制隔离戒毒所、拘留所和看守所的日常宣传教育工作中，要通过多种方式加强对被强制隔离戒毒人员、拘留人员和其他犯罪嫌疑人的预防艾滋病知识教育，以增强其自我防护能力。宣传工作中要按照卫生部、公安部等9部委下发的《预防艾滋病性病宣传教育原则》（卫疾控发〔1998〕第1号）等有关规定，严格把握教育内容的科学性、准确性和政策性。要积极配合卫生部门，在艾滋病病毒传播高发地区开展有针对性的宣传教育，通过正确的行为干预，规范人们的健康行为，抵御艾滋病的侵害。

三是做好民警培训工作，增强民警的工作责任心和自我保护能力。各地要结合公安工作的特点，认真组织广大民警学习艾滋病的有关知识，提高他们对艾滋病的认识，消除思想顾虑，增强日常工作中的自我保护能力。要严禁民警歧视、打骂和虐待艾滋病病毒感染者和艾滋病病人，同时，对治安、巡警、禁毒、监管、交通等经常与高危人群有接触的警种，要进行专门的培训，并对有关民警进行专题考核，有条件的地区，要为民警配备必要的防护设备。对工作中受到不法侵害而有可能发生血液感染的民警，要立即送专门医院检查治疗。

（三）加强组织建设，保障预防控制艾滋病工作顺利、有序开展

1999年3月，公安部组建成立了由治安管理局牵头，禁毒局、监所管理局参加的预防控制性病、艾滋病工作协调组，负责指导、协调全国公安机关预防控制艾滋病工作。为确保此项工作有序开展，各地也应成立相应的协调机构，指导本地区的工作，有条件的公安机关应逐步建立健全民警健康教育制度，配备专门的保健民警，负责对广大民警进行健康教育宣传和培训工作。

五、把预防 HIV 职业暴露事件纳入制度化轨道

公安民警在抓捕、缉拿或押解犯罪嫌疑人时，对已知犯罪嫌疑人是艾滋病病毒感染者或属艾滋病高危人群，要特别注意犯罪嫌疑人手中的器械（如针头、利器等），防止被犯罪嫌疑人刺伤或咬伤、抓伤。

加强对收缴的犯罪嫌疑人物品（特别是锐利器具）的安全存放管理，避免发生意外。在执法和警务活动中，对收缴物品的存放管理，要做到消毒、分类存放、专人管理，必要时要进行医学化验。

对抓捕的属艾滋病高危人群的犯罪嫌疑人，要送当地疾病控制中心进行艾滋病病毒化验。对被确诊为感染了艾滋病病毒的犯罪嫌疑人，要设立专门羁押场所并进行单独羁押。

要关注被感染艾滋病病毒的犯罪嫌疑人的心理变化和情绪波动情况。要做好对被感染艾滋病病毒的犯罪嫌疑人的人文关怀，并根据他们心理不稳定、情绪波动大、容易失控等特点，及时做好思想疏导工作，稳定情绪，防止他们故意滋事而造成更大危害。

要与当地疾病控制中心或卫生防疫站建立完善的联系和报告制度，及时填写“HIV 职业暴露人员个案登记表”，定期对 HIV 职业暴露民警检测艾滋病病毒抗体并进行随访，以确保公安民警的人身安全和健康。

六、警务工作中要提高警惕，严格按照有关条例和规章进行规范操作

面对艰巨、复杂的艾滋病防治工作，公安民警要克服麻痹大意思想，保持足够的警惕，严肃认真地对待和处理工作中随时有可能出现的各种问题。

在执行警务工作时，尤其是面对可疑对象的近距离接触、对峙、搜查时，无论现场出现的问题大与小、情节轻与重、时间松或紧、条件好与坏，都要先对现场做全方位的细心观察，通过现场人与物的各个细节、景况迹象等蛛丝马迹进行认真分析，作出正确判断。

需要对可疑情况和嫌疑人进行必要的检查时，要严格遵循有关安全操作程序。需要使用防护装备时，决不能嫌麻烦而简单从事。

七、普遍预防原则

由于艾滋病的流行，1985 年美国疾病控制中心（CDC）提出了“普遍预防”的概念。普遍预防认为所有的血液和体液均有感染性，在确定感染者或疑似感染者之前就已经开始预防隔离。这一措施在公安民警预防控制艾滋病工作中是一项很值得推广的经验。

医院的医务人员接触的多是已确诊或是疑似的艾滋病病人及艾滋病病毒携带者，相对而言，公安民警接触的高危人群中几乎无法知道谁是艾滋病病人或是艾滋病病毒携带者。所以，我们只有将在工作中面对的所有人员都假设为艾滋病病人或艾滋病病毒携带者，将遇到的所有血液和体液都认为是有感染性的，并将这种意识始终贯彻在公安工作中，把导致感染的可能性降到最低程度。

普遍防护原则的主要内容：

（一）安全处置锐利器具

公安民警应提高警惕，预防和避免任何锐利器具伤害到自己；不要徒手拿或毁坏吸毒人员用过的注射器；勿将锐利废弃物置于能够伤害到他人或儿童可以接触到的地方。

（二）对所有器具严格消毒

预防艾滋病病毒通过被污染的器具间接传播，就必须对被病毒污染的器具进行严格消毒。为保证消毒效果，先用热水和清洁剂清洗，再用符合消毒规范的消毒剂与消毒程序即可杀灭艾滋病病毒［84 消毒液、消毒灵、碘伏、75% 的酒精、0.5% 的来苏儿、0.2% 的次氯酸钠、0.2% ~0.5% 的过氧乙酸、0.2% 的漂白粉溶液、3% 的双氧水（过氧化氢）等，处理 5 分钟即可灭活病毒；56℃以上的高温 30 分钟也可将病毒全部灭活，100℃以上的高温 20 分钟就可将病毒全部灭活。鉴于艾滋病病毒的外壳是由脂肪组成，所以还可用 1 克肥皂或香皂来配以 200mL ~400mL 的自来水就能够杀死病毒］。

（三）认真洗手

手是人们最有机会和可能接触到各种污染物的身体器官，要养成经常洗手的好习惯，而且要用肥皂和水冲洗干净，及时去除沾染在手上的脏物或病毒。使用防护装备避免直接接触他人体液，要根据现场实际情况，即可能接触到的血液或体液量的多与少，来决定是否采用适当的防护装备。常用的防护装备包括乳胶手套、口罩、防护眼镜、隔离衣等。例如：遇到贩毒或吸毒人员受伤，不要徒手接触他们的血液或伤口，应戴上乳胶手套。公安民警需要对有可能是艾滋病病毒携带者的犯罪嫌疑人进行搜查或处置时，不但要戴好防护手套，必要时还可使用代替手来操作的工具，以防被藏在嫌疑人身上的锐利器物刺伤。

（四）安全处置废弃物品

实践中，被艾滋病病毒污染的废弃物往往容易被忽略。故建议：

（1）运输废弃物的人必须戴厚质乳胶手套。

（2）处理液体废弃物的人必须戴防护眼镜。

（3）对容易伤人的锐利废弃物，应采取深埋或燃烧等处理方法。

八、出警准备

各警种在出警前，除了准备常规的装备外，还应该专门配备手套、口罩等防护用品，以及消毒剂和防护工作手册等，这样在遇到意外或危险情况时就能够得到及时有效的保护和处理。

九、警务人员接触病源物质时，应当采取防护性措施

警务人员接触病源物质时，应做到：

（1）有接触就要使用防护用品。

①当暴露的皮肤可能被血液或体液污染时应戴手套或能起到隔绝作用的塑料袋等。②法医或监所医务人员进行伤口或创口检查、解剖等必须与血液和体液接触时要穿防护衣、戴口罩、眼罩和手套。③如皮肤有破损时，尽量避免进行接触大量血液的工作，如搬运现场死伤者、解剖尸体等，如果进行必须戴 2 ~ 3 层手套。

（2）要特别防止被锐器划伤或刺伤，并对锐器进行妥善处理。

（3）处理被血液和体液污染的物品时，要用不透水的双层胶袋包好，贴上标签，置于单独的密闭容器里。

（4）经常用肥皂洗手，特别是被血液或体液污染时，必须立即洗手或消毒，脱去手套后还要洗手。

（5）严格对被戒毒人员的血液、体液污染的物品的处理。对被污染的废弃物可采用焚烧的方法，某些需要重复使用的物品，可用煮沸及高压蒸汽消毒，不宜煮沸的物品，可用 2% 的戊二醛、70% 乙醛等浸泡 10 分钟后再洗。家用的漂白粉、次氯酸钠和乙醇等也常用于对被污染的环境及物体表面进行消毒。

在这里需要特别强调的是，禁止用手直接接触使用过的针

头、刀片等锐器。在搜查工作对象时，除戴手套外，应借助镊子等工具进行检查。

十、各警种民警 HIV 防护技能

公安民警在执行公务时有很多环节可能会构成较高的危险或感染的危险性，这种危险性与其工作性质有关。公安民警在对犯罪嫌疑人的抓捕、搜查、讯问、押送中，包括在一些治安案件中对聚众者的疏散和救护紧急灾害事故中的受伤人员时，接触到危险血液和体液的频率和强度除医务人员外，明显高于其他人群。因此，公安民警预防 HIV 的感染在职业防护中显得尤其重要。

（一）侦查部门

（1）在追捕犯罪嫌疑人时，如果发现对方身上有伤口，要避免直接接触其受伤部位；如果犯罪嫌疑人在被抓捕时反抗并与民警搏斗时，应尽量不要让暴露的皮肤直接与其接触，防止被对方随身携带的锐利物品划伤、刺伤，也不要让自己携带的利器如手铐等划伤对方，避免不小心被犯罪嫌疑人咬伤。

（2）在给犯罪嫌疑人戴手铐前，一定要夺下其手中的凶器或其他锐利物，以防戴手铐时伤到自己。

（3）在给犯罪嫌疑人上手铐时，如果事先没有来得及戴上手套，可以用手中的警械或武器制服对方后，一人执枪在侧立，另一人戴上手套后再给其上手铐；如果现场只有一名民警，可将犯罪嫌疑人扑倒在地后，命其双手抱于脑后，单腿跪于其背部，戴上手套后再给其上手铐。

（4）刑事案件现场常会留有很多血迹，民警勘察时要避免身体的任何部位与血液的接触。在提取现场物证时，为了保留现场物证上的指纹不被破坏，技术人员都会戴上塑胶手套，但有些现场勘察人员往往忽视这一点，比如在翻动被害人的身体和收集身上的遗留物时，只要在现场看到有血迹就一定要有防范的意识。

(5) 讯问时，要在标准的审讯室里进行，对被讯问人要用专门的审讯椅，防止其情绪被激怒后攻击民警。审讯中民警被攻击受伤的事件也不少，由于条件有限，很多办案部门的审讯工作都不能在正规的审讯室里进行，有的就在民警的办公室或是宿舍，这些地方一般都摆放着很多杂物，这些物品往往就成为犯罪嫌疑人伤人时随手可用的工具，这是很危险的，民警在办案过程中一定要加以避免。

在讯问后，要让被讯问人在笔录后签字。一般情况下，民警接触到其签过字的笔是不会感染艾滋病病毒的，但如发现对方手上有破损伤口则一定要注意。

(6) 法医进行尸体解剖或进行器官化验时，操作者应戴两层胶皮手套和一层细纱手套或特制的金属网眼手套，以防止可能发生的手部意外损伤；解剖时加穿防水的塑料防护衣，穿上套鞋，戴防护眼镜和口罩，以防止体液和碎骨片飞溅到眼内和面部。解剖过程中应尽量避免被刀、剪、缝合针和尖锐骨头等锐器刺伤。一旦发生皮肤损伤，应让伤口血液流出，并及时对伤口进行消毒处理。尽量使用一次性用具，如解剖刀片、缝合针、注射器、注射针头、手套及工作服，用后应放入专用容器或口袋中，并进行专门处理，不能随便丢弃。不能废弃的解剖器械每次使用后应及时用高压蒸汽或15%的次氯酸钠（漂白粉）溶液浸泡消毒。解剖室、解剖台、水池及非一次性的工作衣帽等也用15%的次氯酸钠溶液浸泡消毒。提取的脏器、组织标本应尽快用10%的福尔马林、95%的酒精或12%的戊二醛固定，以杀死病毒。不宜固定的送检组织或体液标本必须用密闭容器包装，容器外面不能被血液或其他体液污染，并在容器上注明警告标志，运送过程中要防止破碎和外溢，以预防交叉感染。工作完毕应用肥皂洗手，必要时先用消毒水消毒，再用水冲洗。

（二）治安部门

（1）抓捕“黄赌毒”人员是治安民警接触到 HIV/AIDS 机会最高的工作环节。抓捕多是在夜间或是在一些光线较昏暗的场所，有时一次涉及的违法犯罪人员可达几十人，人数多且现场较为混乱有时就会放松警惕性，没有采取任何防护措施也不了解对方身上是否有伤口就直接上手铐发生肢体接触，这是很危险的行为。

（2）与血液比起来，一些体液就不太容易被我们的民警所重视。比如有时在搜查卖淫嫖娼者时，会接触到精液等体液，尤其是提取遗留在现场的安全套时，一定要防止精液流出沾染到皮肤上。

（3）搜查违法人员或犯罪嫌疑人时一定要戴手套；如果手上有创口一定要戴橡胶手套；一旦不小心被利器刺、割伤，尤其是被吸毒人员的注射针头刺破手指，要马上处理伤口，将伤口处的血液挤出，再用清水和肥皂清洗，并用消毒液消毒。

（4）用警车押送违法人员或犯罪嫌疑人时，车上要铺一次性塑料薄膜。事后要将用过的塑料薄膜拆除，如果车上有渗出的血液应清洗干净或用喷雾状的消毒剂喷洒车内，通风透气一定时间。用过的一次性塑料薄膜要用不透水的双层透明胶袋包好，贴上标志，专门处理。

在这个环节中不但要避免公安民警感染上 HIV，也要避免违法人员或犯罪嫌疑人之间相互传播。因此，经常对警车进行清洗和消毒是非常重要的。

（三）监管场所

（1）看守所、强制隔离戒毒所等监管场所的民警，在对入所人员搜身时应避免直接接触其身体，可让其自行将身上的物品放在地上并脱下外衣，戴上手套对其身体进行搜查，不要直接用手伸入衣兜或包里去掏，这样有可能被注射针头扎伤，可将包里的物品抖落出来后再检查。

（2）进行抽血、注射、清洗伤口、处理污物等可能接触到血液和体液，如自己手上有伤口则要戴上双层手套。医务人员在对艾滋病病毒感染者或患者进行身体检查时应戴手套、口罩等，对于被检查者的伤口或身体分泌物，不要直接接触。检查时使用的血压计、听诊器、体温表、口腔镜、压舌板、扩阴器、采精器、尺子、叩诊锤等要进行清洗消毒，手套及检查皮肤感觉用的大头针不要重复使用。

任何地方如果沾染到血液或体液，应先抹净，再用消毒剂消毒。如遇意外接触到血液或体液则应立即用清水和肥皂冲洗。如有损伤则应从伤口处把血液挤出，严格消毒处理；眼睛或口腔受到血液或体液污染，则要用水反复冲洗干净。

（3）如遇到被监管人员或戒毒人员自伤自残的紧急情况，医务人员要及时处理受伤部位，甚至要进行手术，在手术中要注意：①尽量少用锐利的器械，尽量减少锐利器械在手术人员间的传递。②保证有足够的光线，并尽量避免血液的喷溅和大量流出。③不要给用过的一次性针头套头套，也不要用手毁坏用过的注射器。④创口缝合时避免意外创伤。⑤将用过的一次性注射器或锐利物品放入专门的容器内统一处理。

（4）接触过血液或体液的医疗仪器要先用清水冲洗，再经高温或消毒剂消毒。

（5）处理被污染的被褥、床单、纱布、衣服等物品时要贴上标签以引起注意。

（6）医务人员如患有皮肤疾病尤其是有皮肤溃烂、破损时应及时诊治，也可暂时离开有职业暴露危险的工作。

（四）交管部门

交通事故现场往往留有大量血迹，由于受伤者多是“正常”的公民，加之情况紧急，交通民警在现场抢救伤员时往往不会采取防范措施，直接用手或身体接触受伤人员的身体；有时为了防止被现场的锐利物品划伤，民警也会戴上手套，但多数情况下戴的是线手套，根本不能防止血液或体液的渗透。交通事故现场具有暴露性，如果遇到下雨，地面上的雨水、血水、泥水混在一起，到处流淌，这也增加了事故现场民警感染 HIV 的风险。

因此，在事故现场勘察和抢救伤员时，尤其要注意两个环节：一是勘察现场收集物证时应防止被车体断裂的锐利部位、破碎的玻璃、地面上的散落物等划伤；二是在抢救伤员时最好戴上防渗透的手套，如果自己手上有伤口应避免直接接触到对方的血液等传染源。上述问题消防武警也应引起重视。

（五）公安院校

根据教学计划的安排，公安院校学生都要实习。在公安机关实习的学生与公安民警一样，接触艾滋病高危人群的机会频繁，实习中也会接触到违法犯罪人员的血液、体液。由于经验不足且好冲动，遇到危险情况容易受伤，这增加了他们感染艾滋病病毒的几率。

目前，我国公安院校开展艾滋病相关知识和技能的教育培训还很欠缺，有很多院校目前还没有将其作为一门课程开设，这不仅与艾滋病的危害及其严峻的流行态势要求全民参与防治艾滋病的有关政策精神相违背，也与我国的《艾滋病防治条例》规定不符。《艾滋病防治条例》第十三条规定：“县级以上人民政府教育主管部门应当指导、督促高等院校、中等职业学校和普通中学将艾滋病防治知识纳入有关课程，开展有关课外教育活动。高等院校、中等职业学校和普通中学应当组织学生学习艾滋病防治知识”。因此，无论是从执行防治艾滋病相关法律法规和政策文件精神的角度来讲，还是从关心爱护学生的角度来讲都应该将防治艾滋病的课程列入公安院校的教学计划。云南警官学院从 2006 年开始招收禁毒“防艾”全日制本科普通专业学生，并面对全院学生开设了《毒品、性、艾滋病》、《公安工作与艾滋病防治》等选修课。同时，学院在云南省卫生厅“防艾”局、云南省中澳亚洲区域艾滋病项目办、云南省第四轮全球基金/中英艾滋病项目办的大力支持下，面对全院学生和来学院进修的民警开展艾滋病防治专项培训，进一步发挥了学院在云南省防治艾滋病工作中的职能作用。

十一、安全搜身操作步骤

公安民警在进行搜身时采取何种方法取决于协助搜身民警的人数、搜身的原因，以及被搜查者合作的程度等因素。民警必须记住的是：合作的好坏与对对方的尊重和礼貌有关。

（一）表现出尊重

威胁通常是不必要的。公安民警需要的是对方的合作，如果尊重对方，对方就有可能与你合作。

（二）告知合法性

说明搜身的意图和理由，以及采取这种行动的合法性。

（三）避开公众视线

如果条件允许，搜身最好在避开公众视线的地方进行，这样做是为了避免尴尬并得到配合。

（四）确定危险因素

在搜身时要询问对方是否藏有注射器具及其他物品，并说明隐瞒的后果。如有，须慢慢移出来放在地上。

（五）安全搜身

用“滚辊技术”搜身。要求对方告知所触之物是什么。对被搜出的物品按规定和要求处理。

（六）洗手消毒

搜身后尽快用清水和肥皂洗手，必要时也可用消毒液消毒。

十二、“滚辊搜身法”操作要领

传统的搜身方法是拍击搜身，即用手直接在对方身体上进行拍击搜索。这种方法会使民警面临被针头扎伤或锐器刺伤的危险。安全的搜身办法是“滚辊搜身法”。其操作要领是：

(一) 钢　笔

使用一种圆柱形物品，如钢笔或铅笔。

(二) 持　法

持钢笔，用拇指与食指及中指掐住钢笔或铅笔的一头，让另一头在对方身上滚动搜索，以判断是否有注射器等物品存在。

(三) 垂直持笔

持住钢笔，使之与触擦部位保持垂直的角度。

十三、减少被针头扎伤危险的办法

公安民警在执法过程中避免被针头扎伤的办法主要有：

①严格按安全程序开展工作。②定期参加安全教育培训。③尽量不去接触针头。④要牢记乳胶手套不能保证人免于被针头扎伤。⑤不要用手弄弯或折断使用过的针头。⑥不要为使用过的针头盖上套子。⑦将使用过的针头放入有明显标志并防刺穿的容器内。

十四、对妊娠女民警的建议

建议不要安排已妊娠的女民警在可能接触艾滋病高危人群的岗位上工作，对其发生 HIV 职业暴露后的预防处理方案与其他人一样，但应告知被感染的危险性和用药对孕妇及胎儿可能带来的毒副作用。专家应与孕妇本人商讨是否接受预防性药物治疗，若选择用药，疗程中要密切注意可能出现的毒副作用。

十五、配备相应的药品和防护物品

2006年3月1日起施行的《艾滋病防治条例》第五十条规定："县级以上人民政府应当根据艾滋病防治工作需要和艾滋病流行趋势，储备抗艾滋病病毒治疗药品、检测试剂和其他物资。"这一规定主要是针对一般的艾滋病病毒携带者或艾滋病患者，鉴于公安民警被感染艾滋病病毒的不确定性和突发性，因此建议在各级公安机关、各类监所配备必要的预防和控制艾滋病的防护物品，例如各种类型的手套、眼镜、口罩等。建立抗艾滋病病毒的药品储备库，在出现HIV职业暴露的情形时，能够在规定时间内提供必要的药品，并储备必要的常用消毒药水，如漂白粉、乙醇、来苏儿、84消毒液等。

第四节　公安民警HIV职业暴露后的处理

一、HIV职业暴露后的处理程序

（一）紧急处置

发生意外后对被污染的身体部位要进行紧急处置：就近冲洗和消毒，以去除暴露部位的HIV，避免经血液感染。

在工作中应该尽量避免感染艾滋病病毒，但事实证明有时也会有意外情况发生。如果不慎发生身体接触到艾滋病病毒的意外情况，应及时、恰当地进行紧急处置，将感染艾滋病病毒的几率降至最低。同时，不要惊慌焦躁，保持镇静和稳定心态，按以下步骤对被污染部位进行处置：

（1）如果只是有艾滋病病毒嫌疑的血液、体液等溅洒于完好的皮肤表面，可立即用自来水、流动清水和肥皂水冲洗，然后再作消毒处理。

（2）如果是含有艾滋病病毒嫌疑的血液、体液等溅入口腔、眼睛等部位，要及时用自来水、流动清水或生理盐水反复冲洗。

（3）如果发生皮肤被刺伤、割伤、抓伤、咬伤等出血性损伤，首先应轻轻挤压伤口四周，让受伤部位的血液流出；然后用自来水、流动清水或生理盐水和肥皂冲洗；再用0.5%碘伏、75%医用酒精、0.2%氯酸钠、0.2%~0.5%过氧乙酸、3%双氧水（过氧化氢）等消毒剂对创面进行严格消毒处理。

（二）报告、登记

在处理的同时要立即向上级和当地疾病控制中心报告：

（1）发生 HIV 职业暴露后，当事人要立即向单位负责人报告。

（2）单位要及时向当地 CDC 详细报告事故发生的原因及处理过程。

（3）也可直接向省职业暴露药品储备点或省疾病控制中心报告。

这是因为：第一，发现处理中的疏漏，使处理尽可能完善妥当；第二，便于专家进行风险评估和确定是否采取预防性服药；第三，对个人、家庭予以救助和提供必要的社会保障。

具体操作步骤如下：

（1）立即报告，让上级及时了解、分析和预测意外发生的原因及后果，以便领导进行指导与协调，保障当事人得到及时的医疗救助与心理支持。

（2）请专家进行风险评估，以决定是否需要服用药以及进行预防性治疗与心理咨询。

（3）做好事故记录，包括发生的时间、地点、经过、接触艾滋病病毒的方式、受伤的部位、损伤的程度、接触传染源的种类以及处理方法、处理经过（包括现场专家与领导的活动）、是否用药和用药情况、首次用药时间等，作为上级领导对事故分析处理的依据及备案。

(4) 事故发生单位，要在每年的7月5日和次年的1月31日前，分别将上、下半年填写的《HIV职业暴露人员个案登记表》逐级报至公安部预防控制艾滋病协调小组。由公安部预防控制艾滋病协调小组汇总后抄报国务院防治艾滋病工作委员会。

(三) 风险评估

(1) 对意外发生的情况和艾滋病感染源进行正确评估，以利于决定是否对当事人进行预防性治疗和选择合适的治疗方案。

(2) 艾滋病感染源是指艾滋病病毒感染者和艾滋病患者的血液、精液、阴道分泌物以及含有艾滋病病毒的实验室样本、生物制品和器官等。

(3) 对职业接触艾滋病病毒风险评估共分三步：

①确定接触过艾滋病感染源后当事人的风险级别。②确定艾滋病感染源的级别。③推荐选择用药方案。

(4) 接触到艾滋病感染源后当事人风险级别评估：

无感染风险——含有艾滋病病毒的血液或体液沾染到完整无破损的皮肤，或经确认为无艾滋病病毒的污染物伤及皮肤。

一级感染风险——浅表皮肤被艾滋病病毒污染导致无出血性的轻微刮蹭擦伤。

二级感染风险——被艾滋病病毒污染物大面积、长时间沾染到轻度受损皮肤或黏膜，或被艾滋病病毒污染物刺伤浅表皮肤。

三级感染风险——被艾滋病病毒污染物重度、深度、较大面积刺伤皮肤，出血情况明显。

(5) 对疑似艾滋病病毒感染源的级别评估：

感染源无危险——经检测确认抗体呈阴性（正常）。

一级感染源（轻度）——虽已确认但当时无症状，体内艾滋病病毒载量较低。

二级感染源（重度）——已确认并有症状，身体内的免疫系统细胞数量已很少，其体内含有大量的艾滋病病毒，具有很强的传染性。

感染源级别不明——未经过检测，或正处于“窗口期”，此种情况应该视为具有潜在的传染危险予以处置。

（四）保 密

目前，社会上对艾滋病问题仍存有偏见，导致艾滋病病毒感染者面临来自各方面的歧视与压力。因此，公安民警在工作中如果发生 HIV 职业暴露，当事人可以向上级主要领导报告，有关知情者应为当事人严格保密。特别是已造成感染的情况下，任何人都不能向外界泄露当事人的感染情况。各单位在逐级向上级填报《HIV 职业暴露人员个案登记表》时，也要做好保密工作。

（五）知情同意

发生 HIV 职业暴露后，当事人需服用预防感染的抗病毒药物，第一次用药时间要尽可能早。如果用药时距接触病毒感染源的时间超过 24 小时，药物的有效性就不能保证。同时，所有预防感染的抗病毒药物均有一定的毒副作用，且预防性服药效果不是 100%，只能起到降低感染病毒发生几率的作用。另外，育龄妇女涉及怀孕和妊娠等问题，这就决定了发生 HIV 职业暴露的当事人如需用药，有关人员须事先告知当事人服用后的毒副作用与风险。在当事人充分考虑利弊并知情同意的基础上自愿选择是否用药。

二、HIV 职业暴露发生后如何知道是否感染

（1）感染 HIV 后，大约有 50% 的人在 2～4 周内会出现类似感冒的急性期感染症状。因此，HIV 职业暴露发生后，当事人应立即抽取血样做 HIV 抗体本底检测，以排除是否有既往 HIV 感染。然后，在事故发生第 6 周、3 个月和 6 个月分别抽取血样检测 HIV 抗体。

（2）如事故发生3个月后仍未阳转，提示感染的可能性非常低。

（3）如12个月后未出现阳转，则可排除被感染。

三、HIV职业暴露发生后需要告诉医生细节

如果是刺伤，应说明是深度刺伤还是表面刺伤？如果是针头造成的，应说明针头的规格，实心（缝合针）还是空心？针头或手术刀表面是否可以看到血液或血污物质？之前该器械是否接触过艾滋病病毒感染者的体液？如果血液已经注入你的体内，有多少？你是否戴了保护手套？

如果是皮肤或黏膜被溅到，应说明是血液还是其他体液，有多少？身体哪些部位接触了？接触面积多大？时间有多长？皮肤是否有破损？你是否有防护（如手套、眼镜等）？

四、预防性治疗

（1）发生HIV职业暴露后，早期预防治疗可以十倍降低HIV感染危险。即使实施了预防仍发生了感染，对病毒的早期抑制可以降低病毒负载“调定点”，并且充分减缓HIV疾病进程。

（2）医疗卫生机构应当根据暴露级别和暴露源病毒载量水平对发生HIV职业暴露的公安民警实施预防性用药方案。

（3）虽然职业暴露发生后有些药物可以预防HIV感染，但并不是100%有效，目前国外至少已经有21例预防失败的报道。

五、用药失败的原因分析

（1）艾滋病病毒有多种亚型，如果暴露于一个耐药的艾滋病病毒株，预防用药可能失败。

（2）在暴露严重的情况下预防可能失败。

（3）用药时间延迟，病毒已经在细胞内大量繁殖或病毒已

经在外周血中出现，药物的预防作用减低。

(4) 服药的依从性差。

六、预防性用药方案

可分为基本用药程序和强化用药程序。

(1) 基本用药程序为两种逆转录酶制剂，使用常规治疗剂量，连续使用 28 天。适用于轻度暴露。

(2) 强化用药程序是在基本用药程序的基础上，同时增加一种蛋白酶抑制剂，使用常规治疗剂量，连续使用 28 天。适用于严重暴露。

预防性用药应当在发生 HIV 职业暴露后尽早进行，最好在 2 小时内，最迟不得超过 24 小时；即使超过 24 小时，也应当实施预防性用药。

七、不同职业暴露的预防性用药方案

(1) 发生一级暴露且暴露源的病毒载量水平为轻度时，可以不使用预防性用药；发生一级暴露且暴露源的病毒载量水平为重度或者发生二级暴露且暴露源的病毒载量水平为轻度时，使用基本用药程序。

(2) 发生二级暴露且暴露源的病毒载量水平为重度或者发生三级暴露且暴露源的病毒载量水平为轻度或者重度时，使用强化用药程序。

(3) 暴露源的病毒载量水平不明时，可以使用基本用药程序。

暴露级别	暴露源类型	推荐用药方案
一级	轻度	不一定使用 PEP
一级	重度	基本用药方案
二级	轻度	基本用药方案
二级	重度	强化用药方案
三级	轻度或重度	强化用药方案
二级或三级	原因不明	基本或强化用药方案

八、预防治疗的不良反应

部分药物的使用会导致诸多不良反应，比如：

（1）齐多夫定（商品名：AZT；叠氮胸苷）会导致头痛、疲劳、失眠和胃肠症状（恶心，腹泻，腹部不适）。

（2）罕见案例中，拉米夫定（商品名：Epivir）会引发胰腺炎和胃肠症状。

（3）印地那韦（商品名：Crixivan）和沙奎那韦（商品名：Invirase）会引起胃肠不适和腹泻。印地那韦还可能导致肾结石。

九、随访和咨询注意事项

公安民警发生 HIV 职业暴露后，卫生医疗机构应当给予随访和咨询。随访的内容包括：在暴露后的第 4 周、第 8 周、第 12 周及第 6 个月分别对 HIV 抗体进行检测，对服用药物的毒性进行监控和处理，观察和记录 HIV 感染的早期症状等。

不少民警在发生 HIV 职业暴露后非常紧张，甚至极度恐慌，心理压力很大。因此，应及时向被暴露者提供咨询，帮助其稳定情绪，积极配合医生进行检查、治疗、定期监测、随访以及树立生活、工作信心。

提供咨询服务的内容包括：

(1) 影响 HIV 职业暴露危险性的有关因素。

(2) HIV 职业暴露的可能性及危险程度。

(3) 预防用药的利弊、毒副作用与注意事项。

(4) 保证营养，保持正常情绪与生活的重要性。

(5) 进行 HIV 抗体检测阳性和阴性结果的意义、定期检测的重要性。

(6) 观察期间家庭生活应注意什么（如使用安全套、育龄妇女暂缓怀孕、哺乳期妇女的人工喂养、避免与他人有血液和体液接触或交换等）。

(7) 今后如何预防 HIV 职业暴露等。

十、登记注意事项

无论是公安机关还是卫生医疗机构都应当对 HIV 职业暴露情况进行登记，登记的主要内容包括：

(1) 建立意外事故登记簿，详细记录事故的发生的时间、地点及经过；暴露方式；暴露的具体部位及损伤程度；暴露源种类和含有艾滋病病毒的情况。

(2) 处理方法及处理经过（包括赴现场专家或领导）。

(3) 是否用药并详细记录治疗用药情况：首次用药的时间（暴露后几小时或几天）、药物毒副作用及用药的依从性情况（包括肝、肾功能化验结果）。

(4) 定期检测的日期、检测项目、结果及随访情况。

十一、对警用车辆和器械的消毒

警用车辆和器械可用甲醛熏蒸消毒或消毒剂喷洒，并进行经常性消毒。

十二、HIV 污染物的处理

必须正确使用污物袋收集废弃物或需经消毒灭菌后重复使用的物品，否则会导致二次污染。因此，要建立严格的污染物入袋制度，不同类型的污染物分别用不同颜色或标记的污物袋分开收集，如用红色污物袋收集被血或体液污染的物品。袋子应结实、不透水，并使用双层袋。民警应特别注意：不再回收的废弃物应分类处理，以焚烧为主；重复使用的物品按上述要求进行消毒处理。

十三、洗手应注意的事项

（1）执法和警务活动后，特别是搜查、现场勘验结束后都应洗手。

（2）应将手全部浸湿并认真清洗。

（3）用肥皂清洗。

（4）刷洗手和手指的所有部位 10～15 秒，特别是皮肤褶皱较多的关节部位，要多次擦拭。

（5）用干净、流动的水彻底清洗。

（6）用清洁干燥的毛巾擦干或在空气中晾干。

（7）用纸巾隔离关上水龙头，以免再次污染手。

（8）使用能滤水的肥皂盒。

（9）避免将手浸入静止的水中。

（10）擦润肤乳膏防止手干燥。

十四、发生 HIV 职业暴露后应保护他人不被传染

在证实艾滋病病毒感染排除前，应避免性交过程中的体液交换并延期妊娠，不捐献血液或器官。如果是女民警且正处于哺乳期，则请转为配方喂养。

第五节　心理关爱和保障措施

一、心理健康的含义以及正视公安民警心理健康问题的意义

心理健康是相对于生理健康而言的。健康的心理一般是指一种内心世界平衡稳定、人格健全、能以社会认可的方式积极适应外部环境及其发展的良好精神状态。心理健康应包括：智力正常、情绪稳定、心境良好、意志坚定、人际关系和谐、人格健全等。

随着社会主义市场经济体制的建立，人的生存环境发生了重大变化，加之高科技、劳动市场的竞争以及错综复杂的人际关系，导致整个社会成员所承受的心理压力越来越大，出现的心理健康问题也越来越多。

公安民警作为一个特殊的社会群体，其警务活动的特殊性决定了其面临的心理健康问题较一般社会成员更为突出。心理学研究表明，当人的心理压力不能得到及时有效的调节和缓解时，心理压力就会转化为行为的反向动力，使人出现一些反常行为。这些行为轻则影响工作效率或对身心造成伤害，重则导致“自杀”或“激情犯罪”。公安机关内部出现的“赵林事件”、“霸州、禹州惨案”便是典型。事实告诉我们：公安民警作为国家机器的重要组成部分，拥有国家法律赋予的较大的执法权与执法空间，但同时公安民警又是一个高应激、高对抗性和高危险的职业，公安民警在履行职责的过程中，很容易出现心理障碍，若不能及时排解、疏导，后果将不堪设想。因此，正视公安民警个体的心理健康问题，分析其产生的原因与表现，采取一系列的措施加以矫治，对于提高公安民警的综合素质，增强公安队伍的战斗力，进一步做好新时期公安工作具有十分重要的现实意义。

二、影响公安民警心理健康的因素

公安工作是一种压力密集型的工作，这就意味着从事公安工作的公安民警所遭受的压力比其他职业的人员要大得多，影响公安民警心理健康的因素归纳起来主要有以下四个方面：

（一）工作压力

（1）公安民警工作的特殊性。

（2）公安民警工作的危险性。

（3）公安民警工作的复杂性。

（4）公安民警工作的繁重性。

（二）社会压力

（1）社会竞争的压力。

（2）社会舆论的压力。

（3）社会权势的压力。

（4）社会维稳的压力。

（三）家庭压力

（1）情感压力。

（2）经济压力。

（3）责任压力。

（四）发展压力

三、科学面对恐吓威胁与心理压力

公安民警和常人一样，会出现某种心理障碍或心理危机，产生一定的心理压力。尤其是在当前的预防控制艾滋病工作中，由于人们对艾滋病认识的欠缺与偏见，加之艾滋病防治工作的特殊性和复杂性，会给从事这项工作的人带来很多意想不到的困难和心理压力。因此，公安民警应科学面对恐吓威胁与心理压力，分析导致心理压力的根源。

（一）自我意识

由于自身缺乏对艾滋病的足够认识，在置身于预防控制艾滋病工作时，难免会产生恐慌、不知所措的心理。

（二）外界威胁

一些艾滋病病毒感染者因绝望而对社会产生逆反、恶意报复心理，故意进行违法犯罪活动；有的违法犯罪人员为逃避打击故意冒充艾滋病病人。

（三）社会偏见

由于社会大众对艾滋病的认识水平不一，有的人对艾滋病存在偏见，从而导致一些耸人听闻的传言，误导人们对艾滋病的正确理解。

四、发生 HIV 职业暴露后要注意缓解自己的心理压力

发生 HIV 职业暴露后感到气愤、自责、恐惧、困窘，压抑都是很自然的。公安民警在艰难的预防治疗和等待中需要得到帮助和心理医生的支持。

研究表明，皮肤黏膜意外暴露接触 HIV 阳性血液、体液或 HIV 污染性材料、器具等感染的可能性很低，我国目前尚无民警因 HIV 职业暴露而感染艾滋病病毒的案例。因此，意外发生后只要及时冲洗、消毒处理，服用抗病毒药物，感染率将大大降低，不必过度担忧和恐慌。如果心理压力太大，可以找有经验的医生或心理医生进行咨询，或向领导、同事、家人、亲密好友倾诉，使心理压力和情绪得到很好地释放。

五、公安民警发生 HIV 职业暴露后的社会保障问题

2002 年 5 月 1 日实施的《中华人民共和国职业病防治法》并没有把艾滋病列入法定职业病之列。但按照职业病的定义，凡是在职业活动中接触到职业危害因素而出现的疾病都应受到保

护。目前的公费医疗、工伤补助等费用不足以抚慰因 HIV 职业暴露给民警造成的精神损害。因此，面对日益严峻的艾滋病问题，公安民警一旦发生 HIV 职业暴露后应有相应的社会保障。

（1）建议采取专款专用的方式，由卫生主管部门根据实际情况提出预算，向财政部门申请加大这方面的专款投入。例如 2003 年 8 月 16 日，广州市划拨 700 多万元的专项经费用于医务人员发生职业接触感染艾滋病病毒后的医疗开支、补偿费用以及建设艾滋病安全药物储备中心。

（2）公安民警发生 HIV 职业暴露后的救助问题，政府应予以保障。在国外，处于职业暴露的医生都能够享受到保险公司提供的一种专门对他们的险种，而且这种险种确确实实能够解决这些医生的后顾之忧，值得我国借鉴。

（3）建立专项预防和治疗基金。《艾滋病防治条例》第九条规定：“对因参与艾滋病防治工作或者因执行公务感染艾滋病病毒，以及因此致病、丧失劳动能力或者死亡的人员，按照有关规定给予补助、抚恤。”艾滋病的治疗费用昂贵，即使按照规定给予补助、抚恤也很难维持治疗，况且若到了发病期丧失劳动能力，会给家庭带来更大的负担。因此，为维护公安民警的生命权和健康权，保障感染后的治疗，建议国家在提供部分资金的同时，积极倡导企业、公司、个人出资，建立专项基金，保证公安民警在感染艾滋病病毒后的治疗和生活保障。

六、HIV 职业暴露的基本保障措施

为维护公安民警的安全，有效预防和控制其在工作中发生职业暴露感染艾滋病病毒，各级公安机关和卫生部门应做到：

（1）重视公安民警的 HIV 职业暴露问题，切实按照有关规定加强公安民警 HIV 职业暴露的防护工作，保障公安民警的安全。

(2) 加强公安民警预防和控制 HIV 职业暴露知识与技能的培训。认真组织一线公安民警学习艾滋病相关知识，正确掌握预防和控制 HIV 职业暴露的防护技能。

(3) 制定预防和控制 HIV 职业暴露的工作制度，并为公安民警提供合格的防护物品。

(4) 根据本地区的实际情况，合理规划和设置抗艾滋病病毒药物储备库，以保证药品供给。

七、预防 HIV 职业暴露相关机构的职责

1. 卫生行政部门

各地卫生行政部门应成立本地 HIV 职业暴露评估专家组，以评估风险，指导应急处理，协调预防用药。

2. 疾病预防控制机构

负责本辖区内暴露者和被暴露者的 HIV 抗体初筛、流行病学调查、跟踪随访、日常检测、指导用药、服药前后咨询及药物分发等工作。

3. 医疗机构

应做好医护人员的培训和个人防护，建立医务人员职业暴露档案；协助疾病预防控制机构做好流行病学调查、随访等工作；负责暴露者和被暴露者就诊时的伤口消毒处理，进行初步的危险性评估。同时应在 1 小时内向所在辖区疾病预防控制中心报告；做好有关卫生宣传教育和职业暴露者的心理辅导工作。

4. 公安、司法部门

做好本系统工作人员的培训和个人防护，建立工作人员艾滋病病毒职业暴露档案；制定管理制度，定期到疾病控制机构更换药物；协助疾病预防控制机构做好流行病学调查、随访等工作；有条件的单位对暴露者和被暴露者的伤口进行消毒处理，作出初步的危险性评估，同时应在 1 小时内向所在辖区疾病预防控制中

心报告并求诊；做好有关卫生宣传教育和职业暴露者的心理辅导工作。

八、公安机关与卫生部门应建立联动机制

公安机关与卫生部门应建立联动机制，在预防控制艾滋病的工作中，根据需要与特点，双方相互支持，通力合作；卫生部门应经常向公安机关提供预防控制艾滋病的最新卫生防疫知识和有关专业技术上的指导；公安机关应与卫生部门建立绿色渠道，以保障公安民警在发生紧急情况时得到相应的处置。

九、公安机关参与预防控制艾滋病工作的战略要点

公安机关参与预防控制艾滋病工作的战略要点主要有：

（1）各地公安机关要把预防艾滋病知识的宣传、培训工作做到位，确保每位民警都能读到《公安民警预防艾滋病知识手册》等。

（2）根据实际条件，设置 HIV 犯罪嫌疑人专用拘室进行特殊管理。

（3）公安机关应配备 1～2 名经过预防控制艾滋病培训合格的民警并配备应急救护药箱，储存足量的消毒剂、药皂或肥皂、生理盐水、碘酒、酒精、橡胶手套、防护眼镜、口罩等。箱内药品和物品要定期检查、补充和更换。

（4）各地公安机关应根据公安部颁发的《公安民警艾滋病职业暴露防护工作指导原则》，结合各自的工作实际情况，制定详细的针对公安民警 HIV 职业暴露突发事件的应急预案。

十、关爱民警，反对歧视

（1）对 HIV 职业暴露公安民警的关怀和护理不仅是出于人道和关怀的需要，更是一种义务和责任。歧视和冷落会加大职业

暴露民警的心理压力。

（2）HIV 职业暴露知情者有义务对暴露公安民警的各种情况、资料保密，可以使暴露公安民警及其家人减少许多压力和干扰，也可以为暴露公安民警创造一个宽松的生活环境，尽可能地减少外界社会因素对暴露公安民警的心理及病程产生不良影响。这也是使暴露公安民警的亲属继续正常生活的有效措施。

（3）公安机关不得以任何理由辞退 HIV 职业暴露公安民警或强制停职休息，可根据具体情况适当调换工种，注重对暴露公安民警的长期关怀。

思考题：

1. 什么是公安民警 HIV 职业暴露？
2. 公安民警容易发生 HIV 职业暴露的情形有哪些？
3. 公安民警 HIV 职业暴露的防护措施有哪些？
4. 公安民警发生 HIV 职业暴露的处理原则有哪些？
5. 公安民警对犯罪嫌疑人搜身时应注意哪些事项？

第七章　公安卫生等艾滋病防治多部门合作

公安机关是国家的执法机关之一，在艾滋病防治的多部门合作体系中有着重要的作用。本章通过分析目前公安机关与多部门合作的现状及存在的问题，探讨优化多部门合作的相关途径。同时，以国内外典型的错误实例与正确示例进行比较，明确公安机关的参与是多部门合作减低毒品危害及遏制艾滋病的关键环节。公安机关应当以与时俱进的理念，在多部门合作中共同探讨既能兼顾禁毒“防艾”工作，又达到互利共赢目标的结合点。

重点问题

●公安卫生等多部门合作的概念及特点

●公安机关在多部门合作中存在的问题

●公安机关在多部门合作中的重要作用

●优化公安卫生等多部门合作的具体途径

●公安机关如何支持卫生部门实施减低危害措施

第一节　多部门合作的概念及特点

一、多部门合作的概念

多部门合作是指在艾滋病的防治问题上，公安、卫生、司法、宣传、教育等不同职能的机构和组织通过分别或者共同制定政策、采取有效的措施或对有效的措施给予支持和配合等方式，以达到有效预防和控制艾滋病的目的。

二、多部门合作的特点

对于艾滋病的防治来说，多部门合作具有以下特点。

（一）多部门合作方式具有综合性

艾滋病的防治是一个社会系统工程，包括对艾滋病的预防和宣传、干预和监测、治疗和关怀、信息交流等各环节的工作，并且每一环节都可能涉及司法、执法、卫生和社会等不同领域的职能工作。所以，以多部门合作的方式进行艾滋病防治工作符合艾滋病防治的客观现实。

（二）多部门合作方式具有系统性

如前所述，艾滋病的防治涉及不同领域的不同职能部门，这些职能部门在多部门合作的框架下，通过不同的方式从不同的角度进行艾滋病防治工作。例如，司法与执法部门的主要工作是通过控制并减低毒品危害减缓和防止艾滋病的扩散；卫生部门的主要工作是通过预防、治疗、监测等方式防治艾滋病等。由此可见，不同部门根据自己的职能在艾滋病的防治中起着不同的作用，多部门合作的方式将这些不同的部门及其职能统一到艾滋病防治的框架下，可以有效避免防治工作的片面性。

（三）多部门合作方式具有协调性

艾滋病防治的体系中，一方面，不同职能部门在制定政策或采取措施时，不仅要考虑是否能够有效达成本部门的目标，同时也要考虑是否与其他部门的政策或措施相冲突；另一方面，不同职能部门之间政策的贯彻、措施的实施等也会需要其他部门的配合和支持方能取得预期的效果。因此，通过多部门合作的方式协调了不同部门之间在政策及措施上存在的差异，整合了社会资源，提高了艾滋病防治的有效性。

多部门合作方式的综合性、系统性和协调性的特点决定了该方式在艾滋病防治工作中的重要性。我国政府也建立了“国务院防治艾滋病性病协调会议制度”，艾滋病流行重点地方政府成立了相应的领导和工作机构，初步形成了政府主导、多部门合作和全社会参与的工作机制，开展了包括艾滋病在内的预防和宣传、干预和监测、治疗和关怀、信息交流和国际合作、法律法规建设等方面的工作。

第二节　公安机关与多部门合作的现状

统计显示，注射吸毒是许多南亚国家艾滋病流行的重要原因之一，未能应对艾滋病在注射吸毒者之间及向外的传播大大限制了艾滋病预防干预的实施，并导致艾滋病向普通人群扩散。如何有效减低毒品的危害对艾滋病防治有着重要的影响，公安机关在这个领域起着重要的作用。总的来说，要达到减低毒品危害的目标，公安机关一方面要通过法律手段减少毒品供应，同时开展戒毒治疗或采取减少毒品需要的措施，即禁毒、强制隔离戒毒等工作；另一方面是对卫生部门减低毒品危害的相关措施给予理解和支持，例如对美沙酮维持治疗、清洁针具交换及安全套的推广使用等项目的支持等。实践证明，当公安机关积极支持减低毒品危害工作时，相关的措施就可以无阻碍地有效运行，没有公安机关的支持，减低毒品危害的措施不能也不会有作用。因此，在多部门合作体系中，公安机关有着举足轻重的作用。

一、公安机关与多部门合作的制度环境

近几年来，全国范围内艾滋病防治工作力度明显加大，主要表现为政策的制定、经费的投入、多部门合作及全社会参与的程度明显提高，预防和关怀治疗措施得到了落实。各级政府制定了

一系列政策文件：1995 年经国务院批准，由卫生部下发的《关于加强预防和控制艾滋病工作的意见》中确定了中国艾滋病防治的方针和原则是预防为主，宣传教育为主，标本兼治，综合治理；1998 年由国务院下发的《中国预防与控制艾滋病中长期规划（1998—2010 年）》、2001 年下发的《中国遏制与防治艾滋病行动计划（2001—2005 年）》和 2006 年下发的《中国遏制与防治艾滋病行动计划（2006—2010 年）》分别提出了 2002 年、2005 年、2006 年和 2010 年的防治工作目标；到目前为止，所有的省、市、自治区都完成了省级中长期规划或行动计划的制订；铁道部、司法部、全国总工会、全国妇联和共青团中央 5 个部委和社会团体制定了各自系统的《预防艾滋病战略规划》；教育部颁布了《行动计划》实施意见；2006 年 3 月 1 日起《艾滋病防治条例》开始施行，对包括宣传教育、预防与控制、治疗与救助、保障措施、法律责任等方面都作了规定；我国《刑法》、《治安管理处罚法》和《禁毒法》等法律也对毒品犯罪及违法问题作出了相关规定。除了全国性的法律法规和制度政策外，各地也相继出台了一些地方性的法规制度和政策文件，例如，云南省就制定了《云南省艾滋病防治条例》等，这些都是公安机关参与多部门合作防治艾滋病的良好的制度环境和重要依据。

二、公安机关与艾滋病防治多部门合作

目前，公安机关与多部门在很多方面都在进行相应的实践，但由于各地的实际情况不同，且尚无全国性的公安机关与多部门合作的统一制度，因此更多的是地方性、区域性的实践，主要表现在对艾滋病防治干预措施的支持上。

（一）正确对待安全套的推广使用

安全套在我国属计划生育用品而非淫秽物品，推广安全套的行动是国家推行的防止艾滋病蔓延扩散的有效措施。当事人携带

安全套与实施卖淫嫖娼行为之间并无直接的、必然的因果关系，公安机关在执法过程中不能将嫌疑人携带的安全套作为认定卖淫嫖娼行为存在的唯一证据。泰国等一些国家的实践证明，推广安全套的使用，不仅有效控制了性病、艾滋病的流行蔓延，而且使得卖淫嫖娼现象有所下降，没有造成社会混乱。在美国拉斯维加斯、荷兰阿姆斯特丹、澳大利亚新南威尔士州等地，娼妓合法化并没有鼓励、助长当地的卖淫嫖娼现象，相反却有效地控制住了性病、艾滋病的传播。在我国武汉等地所做的100%安全套项目试点工作也证明：推广使用安全套，不仅减少了疾病的传播，而且也没有使卖淫嫖娼现象上升，造成社会混乱。

（二）为开展美沙酮维持治疗提供支持

在吸毒人群中开展美沙酮维持治疗是戒毒“防艾”的重要措施之一。由于美沙酮进入人体后作用时间较长（可达24~36个小时），且每日只需服用一次，美沙酮已成为目前戒毒防艾药物维持治疗中研究最多、应用最广泛的药物。只要在保证了用药剂量安全（通常每天服用剂量为60~100 mg）及稳定的前提下，它就能有效防止戒断症状的出现并抑制阿片依赖者对用药的渴求感。研究结果表明：长时间的美沙酮维持治疗能减少与传播HIV相关的高危行为的发生，尤其是注射吸毒的发生。美沙酮的作用在于：改善吸毒者的健康和营养状况；减少犯罪行为的发生；降低死亡率；减低经血液传播疾病的危险；增强药物滥用者的心理及社会机能；能从根本上减少对其他依赖性药品的需求和使用；是一种费用低廉的治疗手段。

由于有的民警对开展美沙酮维持治疗的目的、意义和作用缺乏了解，错误地认为开展美沙酮维持治疗是“小毒代大毒”，因而持反对态度。国务院《关于进一步加强艾滋病防治工作意见》和《艾滋病防治条例》等出台后在政策上有了突破，政府以法规的形式批准在吸毒人员中开展美沙酮维持治疗。云南省个旧市自2004年4月在全国率先开展了美沙酮维持治疗后，党委政府组成了由相关职能部门参加的领导小组全面协调试点工作。公安机关和卫生部门各司其职，密切配合，措施到位，管理得当，使项目工作进展顺利，是对正确处理公安机关与卫生部门的关系，加强多部门合作的大胆尝试。

（三）正确看待清洁针具交换

艾滋病病毒可以由注射吸毒人群通过共用注射针具及无保护性行为传播给他人。大多数吸毒者是不能够停止使用毒品的，他们需要接受帮助来使危害降到最低，清洁针具交换就是通过为注射吸毒人群发放清洁针具，回收用过的废旧针具，并同时为他们提供健康教育、转诊、咨询检测及药物治疗等服务来解决这些问题。

清洁针具交换是一个重要的公共卫生手段。它能接触到那些隐藏及处于社会边缘的注射吸毒人群。因此，通过向注射吸毒人群发放清洁针具，避免他们共用针具；在重复使用针具的恶性循环中移走了那些使用过的及潜在污染的针具，打破了HIV及其他血源性传播疾病的传播链；分发与注射相关的调羹、酒精、注射用水以及安全性行为时使用的安全套等物品，避免艾滋病病毒在他们中传播；在进行针具交换的同时还可以为目标人群提供一些IEC材料，内容可以包括：安全注射、对使用过的注射用具的清洁消毒以及如何预防血源性传染病和性传播疾病；为一般咨询、HIV的自愿咨询检测、初级医疗卫生保健以及包括戒毒治疗项目在内的社会医疗转诊服务提供一个可以联系的平台。

开展清洁针具交换是依据国务院有关艾滋病防治的《通知》精神以及我国的《艾滋病防治条例》等进行的。对于当前卫生部门开展的一系列干预活动，公安机关采取一种理解和支持的态度，配合卫生部门逐渐缩小艾滋病传播渠道，同时与卫生部门共同探索对吸毒人员进行动态管理的新模式，以达到标本兼治、打防结合的目的。

（四）强化对高危人群的管理

公安机关和广大公安民警可通过执法活动加强对艾滋病高危人群的管理，规范其行为。在管理工作中正确适用防治艾滋病的法律法规；做到依法管理、文明管理，并逐步实现管理的规范化和制度化；树立多部门合作的理念，充分发挥公安机关在预防和控制艾滋病工作中的职能作用。

三、公安机关在多部门合作中存在的问题

（一）缺乏相关的具体法规

现有的法律法规和政策文件等都强调了减低毒品危害措施与艾滋病防治工作的重要性，也强调了多部门合作的必要性，为公安机关与卫生等多部门合作提供了制度支持。目前，从中央到地方先后出台的有关艾滋病防治的法律法规有300多部，作为公共卫生的法律法规严重滞后，且有不少法律上的空白点和冲突，相互矛盾，远不能适应当前遏制艾滋病传播的需要，这也对公安机关与卫生等多部门有效合作造成了一定的制度障碍。以法“防艾”，以法“治艾”，以法律来控制血源性的传播，以法律来规范对艾滋病的干预，以法律来规范艾滋病高危人群的行为就显得十分重要和迫切。

（二）存在认识上的误区

目前，对“防艾”工作在认识上还存在以下共性问题：一是部分公安民警对推广使用安全套的干预活动不理解，认为此举是对卖淫嫖娼行为的纵容或认可，有的公安民警办案时仍把在违法犯罪嫌疑人随身携带的安全套作为认定卖淫嫖娼的重要证据；二是部分公安民警对在吸毒人员中开展美沙酮维持治疗和清洁针具交换持反对意见，认为此措施与公安机关的禁毒戒吸工作相矛盾，与现行法律法规相冲突；三是部分公安民警认为防治艾滋病

是卫生部门的职责，系非警务活动，对参与艾滋病防治工作持消极态度；四是有的基层公安机关认为公安机关和卫生部门在防治艾滋病的经费分配上存在不公，公安机关参与艾滋病防治工作量大但缺乏经费支持，参与积极性不高。所有这些都影响了公安机关在艾滋病防治工作中职能作用的发挥。

（三）对“防艾”的重要性认识不足

公安机关传统工作观点易形成重禁毒轻“防艾”的认识。公安机关的性质、地位及长期禁毒执法的现实，使公安工作重点倾向于减少毒品供应，减少毒品需求，即禁毒、强制隔离戒毒等工作。而对于新形势下公安工作如何参与及配合减低毒品危害，大部分公安机关及公安民警的认识还有待进一步提高，还需要通过参加更多的各级培训来转变视角，转变观念，充分认识到在多部门合作防治艾滋病的工作体系中，公安机关有着举足轻重的作用。没有公安机关的参与，减低毒品危害的工作就不能实现，就不可能遏制艾滋病的蔓延。

第三节　优化多部门合作的相关途径

一、建立良好协作关系

实施减低毒品危害措施必须认识到，与公安机关建立良好的工作关系至关重要。公安民警打击注射吸毒的行动会大大影响减低毒品危害策略的实施。公安民警以逮捕注射吸毒者为重点的行动，可能就会盯住一些减低毒品危害的项目，例如清洁针具交换、美沙酮维持治疗门诊、外展工作人员以及注射吸毒者常去获取帮助的设施。如果公安民警盯住这些活动，注射吸毒者就会因为害怕被逮捕而无法得到有效的服务。吸毒者也有可能迁移他地以避免被发现，从而更加被社区边缘化，其结果会使得注射吸毒行为的危险更大，例如增加共用针具注射吸毒的频率，并最终大大减低了对艾滋病病毒感染的抵抗力。

最理想的情况是，公安民警不改变现行执法方式及内容，但不要以进行外展服务的工作场所和人员为线索，采取妨碍减低毒品危害策略实施的行动。例如，清洁针具交换是必不可少的一类服务，其目的是使注射吸毒者不要进行不安全注射或是共用针具，同时也鼓励他们安全地处理针具。如果公安民警采取的行动影响到这类服务，吸毒者就难以得到清洁针具。公安民警应该采取支持减低毒品危害的行动，例如在执法和警务活动中，不要在针具交换点附近进行不必要的巡逻或搜身；在不涉毒的情况下，不要逮捕外展工作人员和“同伴教育”工作者，更不要通过他们获得线索去进行抓捕。

同时，卫生部门应该进入公安机关管理的强制隔离戒毒所、看守所等监管场所，为戒毒学员和被监管人员提供咨询及检测，提供相关疾病治疗，并宣传预防感染 HIV 的正确方法等服务，同时为相关管理人员提供培训，以保证在强制隔离戒毒所、看守所等监管场所的戒毒学员和被监管的人员以及公安民警的身体健康。此外，卫生部门也可以利用强制隔离戒毒所、看守所等监管场所戒毒学员和被监管的人员相对集中的条件，宣传美沙酮维持治疗、病例管理及清洁针具交换等内容，为公安机关的戒毒和“防艾”工作打下坚实的基础。

二、实施有效的政策倡导工作

艾滋病病毒能在吸毒者中快速传播，所以倡导活动要迅速地在社会、政治与资金援助各个方面开展，仅仅注重卫生或社区等几个部门的倡导是不会带来良好改变的。倡导活动要广泛开展，手段多样化，以赢得公安机关、卫生部门、社区组织及个人的支持，从而保护吸毒者的生命与更广大民众的健康。要尽快地通过各种活动来说服一切有影响力的个人—团体—组织在注射吸毒者中采取有效应对艾滋病传播的措施。

一个有效的环境是指社区中的各个部门协同一致地创造出适合于支持有效措施并使之持续运作的局面。我们所说的“社区”不仅是指直接参加有效措施实施的人，实际上也包括了每一个直接或间接地在某些方面对在吸毒者中预防艾滋病，开展治疗、提供关怀与支持的人。

如果一个有效的环境不存在或发展不充分，通常的情况是由于倡导减低危害的组织与社区中其他反对或怀疑实施干预的组织发生冲突。例如，当社区成员对丢弃的注射器感到担忧时，他们会立即报告公安民警要求解决问题。公安民警不认为收集这些注射器是他们的责任，这样一来社区就指责针具的丢弃者和卫生部门不尽职责。最后，公安民警就开始逮捕针具丢弃者，卫生部门也试图收集丢弃的针具以此解决问题。然而，吸毒者很可能跑到另外一个地方去了，别的社区又抱怨有吸毒者出现在自己的“地盘”。如此循环使问题始终得不到解决，而常常又造成了更大的危险行为出现，这就是吸毒者与卫生机构之间相互影响所致。可是，如果公安机关、当地政府与公共卫生机构彼此合作，通过倡导来与社区沟通，从而可以采取实际的方法使社区各方受益。如果注射吸毒者知道他们不会因为随身携带注射器而被警察逮捕，他们胡乱丢弃注射器的可能性就会降低。在吸毒者乱丢注射器的地方，要鼓励社区与卫生及从事减低危害工作的外展人员联系收集废弃的注射器，而不是与警察联系处理此事。

同时，应使大家认识到，目前在世界上任何一个国家都无法完全禁绝毒品和吸毒者，只有采取务实的态度和有效的措施，才能阻止吸毒人员间 HIV 的传播，阻止 HIV 进一步传入社区，从而保证社区的安宁和民众的健康，同时也才能保证执法者——公安民警——自身的安全和健康，保证社会的长治久安。

三、充分发挥公安民警在艾滋病防治中的作用

公安民警在社区可以发挥积极的作用，尤其是在对减低毒品危害的支持方面。公安民警是“毒品问题”的“权威”，当他们参加公开的论坛或分发健康促进材料时，人们都乐意接受并注意。此外，为了逐步熟悉项目开展部门的工作，公安民警也要熟悉那些为吸毒者提供服务的人，比如外展工作人员并了解他们的任务。建议给所有外展工作人员发放带有照片的证件，如有可能再加盖当地派出所的公章，这样做会有许多好处。如果可能，可以请当地公安机关的高层领导发出支持函，表示对进行减低毒品危害外展工作的支持。

如果有任何解释项目及其开展工作的宣传资料，这些资料要留在公安机关。如果还有任何有关减低毒品危害、吸毒状况、艾滋病形势的信息也可以提供给公安民警。如果有资金，可以为公安民警开设以艾滋病为主题的研讨会或培训会，这是介绍减低毒品危害措施的较好方法。

四、努力形成禁毒“防艾”工作双赢效果

我们应该从国家和社会利益的高度来考虑禁毒及“防艾”之间的关系，我们不能接受一个毒品泛滥的社会，我们也不能想象在一个充斥艾滋病人和大量因病致贫人群的社会里，要做到社会发展稳定、治安良好谈何容易。所以，“防艾”和禁毒的工作同等重要，公安机关的参与是减低毒品危害及遏制艾滋病的关键环节，在多部门合作的“防艾”工作中作用重大。

公安机关应向多部门提供可以共享的相关吸毒人员的“防艾”信息，同时接受涉及日常工作及民警安全的艾滋病相关信息、“防艾”工作进展信息等。在信息交流共享的条件下，公安机关和卫生部门应当以现实的态度，与时俱进的理念，共同探讨

互利共赢并兼顾禁毒“防艾”工作、指标及各自不同任务和方法的结合点。例如，公安机关可以协助开展相关人员入组美沙酮维持治疗的工作，而卫生部门又可以将不按规定服用美沙酮的人员通报公安机关。这样既清查出以服用美沙酮为幌子的吸毒人员，又促进了更多的吸毒人员在复吸前参加美沙酮维持治疗。

第四节　常见的错误实例及正确的示例[①]

一、常见的错误实例

常见的错误实例一：

公安机关对毒品市场的打击通常产生一些影响

研究发现，公安机关对毒品市场的打击通常会产生这样一些影响，如造成毒品价格上涨，使口吸毒品者转为注射吸毒，注射的高危行为增加，而因为害怕，吸毒者也不会寻求卫生部门的帮助。如果公安机关的行动有意地针对减低毒品危害的实施，卫生机构的活动就算能开展也会变得非常困难。各地都确实发生过由于警察搜查针具交换点和美沙酮门诊而导致不得不停止项目的情况。公安机关的此类行动会抵消项目的吸引力，并产生非常大的负面影响。公安民警大都没意识到他们的单一执法行动所导致的负面后果是：警察逮捕针具交换的服务对象就有可能使吸毒者不去领取清洁针具，从而又使用在街边或别处找到的旧针具，这是警察单一执法行动的一个非常严重后果，它会造成艾滋病的感染在社区流行。所以，公安机关在执法和警务活动中要同时兼顾禁

① 本章部分事例引用自《执法部门和减低危害倡导与行动手册》（亚洲区域艾滋病合作项目）。

毒和“防艾”两方面重点工作。

常见的错误实例二：

外展工作者是公共卫生人员，警察不要列为目标

外展工作者是公共卫生人员，他们的工作是帮助吸毒者改善健康，所以在他们进行工作时，警察不要将他们列为目标。世界上很多国家都发生过外展工作者被逮捕、搜身并要求倒空外展包的情况。这给外展工作带来极大的压力，这种行为无疑会大大影响服务的质量并使预防艾滋病扩散的努力受挫。必须要向公安民警强调的是，外展工作者是公共卫生人员，他们的目的是为了保护吸毒者的健康并防止艾滋病向更广泛的社区扩散。有充分证据表明，吸毒者在发现同伴中有人吸毒过量时，由于害怕而不敢寻求帮助。有时这种害怕是如此强烈，以至于他们当中许多人在面临这种局面时束手无策，他们认为如果向外界工作者寻求救护，很可能也会把警察招来，而面临生死攸关的医疗急救时，外展工作者正是他们心目中最适当的求助对象。

常见的错误实例三：

警察突袭“防艾”项目服务点的问题

警察突袭“防艾”项目服务点的问题。例如，在印度的加尔各答，有两个警察突袭了社区的针具交换点并逮捕了两名吸毒者（警察认为他们有犯罪嫌疑）。这是很不幸的事件，对吸引吸毒者接受服务的影响很不好，吸毒者对社区活动中心的信任被破坏。于是，“防艾”项目经理与服务点的医生去会见城区警察局的负责人，向他们解释自己的担心及警察行动对服务的负面影响。见面会开得很成功，警察局的负责人指示他的下属不要在

“防艾”项目活动中心及服务点附近逮捕吸毒者。从此以后，类似事件没有再发生，吸毒者也多次去接受项目服务。

二、常见的正确示例

正确的示例一：

印度尼西亚的经验——同警察建立联系

耻辱基金会（STIGMA Foundation）是一个社区组织，大多数成员是既往吸毒者或者是艾滋病病毒感染者。耻辱基金会位于南雅加达，从2004年10月开始实施减低危害，所提供的服务包括针具交换、外展、同伴教育和分发宣教材料。

减低危害在印度尼西亚仍然是有争议的，对吸毒者进行清洁针具交换也依旧是违法行为。因此，需要在社区里广泛开展宣传活动，为的是让别人了解减低危害措施的目的、意义和作用。耻辱基金会针对包括警察和社区卫生中心在内的不同群体开展了倡导活动。许多工作在减低危害领域里的非政府组织都碰到了与警察有关的严重问题，因为外展工作者在分发注射器具给注射吸毒者的过程中遭到了警察的严重干扰。在实施针具交换项目前，耻辱基金会的主任与南雅加达警察局局长约见交谈，解释减低危害的目的意义，为什么要进行清洁针具交换以及一些关于吸毒成瘾的信息。

他们还解释外展的作用，说明每个外展工作者（ORW）都随身携带一张有照片的工作证。每个外展工作者还携带一份耻辱基金会出具的《责任书》，责任书上写明外展工作者的姓名、工作职责，说明他们的作用是分发清洁针具、安全套、酒精棉球和宣教材料以预防艾滋病在吸毒者中传播。《责任书》上有耻辱基金会的标志和印章。耻辱基金会针对南雅加达地区的所有警察部门和市区进行了倡导，反应还是非常积极的。耻辱基金会成功的关键在于基金会在工作中是诚实的，而且对分发针具给吸毒者的原因作了清楚明确的解释。

耻辱基金会与警察保持着良好的关系，如果出现问题，基金会可以去函或者给警察打电话。与警察保持良好工作关系是重要的，与警察部门的领导接触对耻辱基金会正在开展的工作来说意义更为重要。

正确的示例二：

印度加尔各答——社区警务和减低危害方法显现了警察在艾滋病预防工作中起到领导作用

在印度的一些地方，警察处于进退两难的境地。毒品在社区的穷困阶层里传播，许多吸毒者通过违法犯罪所得去维持他们对毒品的依赖。但是，一些警察想要尝试不同的方法去处理吸毒、犯罪和艾滋病的问题。然而，立法不考虑太多的灵活性；《麻醉剂和精神药品法案》似乎有一定缺陷，因此警察感觉很难把当代的毒品预防观点和概念与他们的反毒品策略结合在一起。他们也承认艾滋病在社区中传播（许多是因为注射吸毒导致的）是一个很重要的问题。

随着与滥用毒品和不正当行为有关的轻微犯罪率上升，警察承认需要采取一种不同的方法，一种考虑更周全、更人性化的方法。从另外一个角度看毒品依赖的问题，加尔各答的警察认识到用常规的方法已经不可能解决这个问题。

许多警察感到要作出选择："禁毒战争"的政策？还是基于"减低危害"的政策？许多警察选择了后者，因为他们认识到警察要走出传统模式，采用非常规的方法。因此，当地的警察确定了合作伙伴——非政府组织，并和他们一起在加尔各答的一些地区实施了三个减低危害项目。

警察减低危害培训包括：关于毒品和艾滋病的培训；转介；友好对待；危机干预；培训班——来自48个派出所的700名警察；在警官培训学院进行培训；培训禁毒委的官员；和刑侦培训学校一起举办培训班，培训来自各个州的官员。

警察还实施其他项目来关怀吸毒者：在封闭场所中引入提供热线服务的非政府组织；举办脱瘾集中营；首次轻微违法者转介给非政府组织。

这些项目都是当今国际社会公认的警察支持减低危害的实际做法。

正确的示例三：

爱丁堡、格拉斯哥、曼尼普尔：
减低危害措施取得成功的三个城市

在苏格兰，流行病学研究显示艾滋病已经从高危人群，如注射吸毒者和男同性恋向一般人群传播。

在爱丁堡，注射吸毒者的艾滋病病毒感染率在首次被报告后的两年时间里就达到了40%。

格拉斯哥，一个距离爱丁堡不到100公里的城市，同样有许多注射吸毒者，但艾滋病感染率却只有1%，而且很稳定。格拉斯哥的感染率较低的原因是格拉斯哥卫生委员会很早就实施了大范围、大覆盖面的干预措施（包括全市实施针具交换），还有这个城市开展了提高社区认识的运动。1986年，爱丁堡吸毒者的艾滋病病毒感染率达到了55%。但是，在实施了与格拉斯哥所实施的类似的措施后，到1992年，爱丁堡的感染率已经下降到20%。

在印度的曼尼普尔，人们开展了一个研究项目，并成立了一个顾问委员会来处理注射吸毒和艾滋病传播的问题。该委员会的主席是当地的区长，其成员包括当地社区的领导、警长、教堂领导和卫生专业人员。成立这个委员会的目的是为实施减低注射吸毒危害（如艾滋病）的干预措施创建一个支持性环境。

顾问委员会和警察以及军队一起工作，使对吸毒者的烦扰最小化，并为开展外展工作和实施其他有效措施创建一个支持性环境。召开倡导会议来改变人们对艾滋病的看法：艾滋病不只是吸毒者和性工作者中才有的边缘化疾病，它已经是一个主要的公共卫生问题。

上述三个城市实施的被证明有效的策略措施包括：①创建一个能有效实施减低危害措施的环境；②执法部门和卫生部门一起合作；③实施外展工作，找到吸毒者；④提供消毒的注射器具；⑤提供替代治疗项目；⑥提供咨询、关怀和支持；⑦提供足够的覆盖；⑧对问题的性质和程度实施快速评估。

正确的示例四：

中国——美沙酮维持治疗向社区和警察展示了积极效果

中国登记在册的吸毒者人数从1990年的7万人稳步上升到2004年的超过100万人。同一时期，感染艾滋病病毒的估计数已经增加到超过65万人。在这个人群里，差不多50%的人是直接或间接通过注射吸毒导致感染的。为了有效地应对这种情况，中国政府实施了几项减低危害的策略，美沙酮维持治疗（MMT）就是其中之一。

从2001年到2004年，中国政府通过卫生部和公安部制订了行动计划，并且引入和实施美沙酮维持治疗（MMT）。最初设立了8个美沙酮维持治疗门诊，每个门诊治疗100到360个吸毒者。

评估报告显示：这个项目不仅对试点的吸毒者，而且对社区，特别是民警，都产生了良好和积极的效果。项目试点清楚地显示，一旦吸毒者开始并坚持服用美沙酮，他们的注射吸毒行为和违法行为会显著下降。

试点的另一个显著效果是：在实施美沙酮维持治疗项目的地区，非法毒品市场明显萎缩。例如，在云南省个旧市，自从美沙酮维持治疗门诊开业以后，毒品市场交易的海洛因每天至少减少100克，这意味着大量的金钱不再转到黑市里，一个人服用美沙酮，每年能节省成千上万的吸食毒品费用。

试点的效果显示：①减少非法毒品使用、毒品相关犯罪和艾滋病传播；②改善吸毒者的生活质量，有助于建立和谐社会；③使海洛因市场萎缩；④转介到其他的卫生服务（抗病毒治疗，自愿咨询和检测）。由于早期的美沙酮维持治疗试点取得了成功，期望更多的美沙酮维持治疗门诊很快能开设。

正确的示例五：

广西柳州——执法部门通过创建支持性环境来支持减低危害策略

因为其特殊的地理位置，柳州连接着中国中西部和中南部，处在海洛因走私的通道上。在柳州，100万市民中将近有5 000名吸毒者。98%的吸毒者吸食海洛因，95%是注射吸毒者。

当地社区（包括警察）所面临的问题是，怎样让警察参与艾滋病的预防与控制，实施减低危害，帮助吸毒者寻求公共卫生项目的援助（即使在吸毒者涉及毒品犯罪的时候）。

1997年，人们发现吸毒者因为共用注射器具而感染艾滋病病毒。2000年，吸毒人群的艾滋病病毒感染率迅速上升到24. 8%。当地警察决定他们应该参与艾滋病的预防与控制，包括支持一些组织实施有效措施。警察开始参与宣传倡导，计划和评估，共享资源，促进有效合作以帮助吸毒者和保护公众健康。

警察实施了以下几个措施：①制订“毒品控制和艾滋病预防和控制年度工作计划”；②建立“亚洲区域艾滋病合作项目外展工作者管理制度”，以保证针具交换项目能成功实施；③师资培训班（TOT）的毕业生对警察进行毒品控制和艾滋病预防和控制的培训，说明怎样实施减低危害；④对社区领导进行倡导，提高认识，促进对吸毒者的关怀和帮助，支持减低危害项目的实施。

结果显示：①80%的公众了解毒品和减低危害的相关信息；②吸毒者共用针具和艾滋病感染率已经减少；③实施针具交换项目和同伴教育开展14个月后，共有670名服务对象接受了服务。

正确的示例六：

云南警官学院——积极开展防治艾滋病教育培训和科研工作并取得了良好收效

云南警官学院作为本科层次的公安院校，除了向全省公安机关培养、输送合格的预备警官外，还是在职民警培训的重要基地。因此，学院的教学、科研工作都力争贴近公安实战，积极探索公安工作与艾滋病的相关问题。

云南警官学院是云南省公安厅的重要组成部分，是云南省公安教育和科研的重要基地。多年来，为我省各级公安机关培养了数以万计的高素质公安专业人才，为推动我省的公安工作和公安队伍建设作出了积极的贡献。面对艾滋病流行传播的严峻形势，警官学院正在利用各种平台发挥其积极的作用。目前，学院已顺利实施了中英、中澳、全球基金和联合国儿基会等一批艾滋病防治国际合作项目，不仅受到了各方面的好评，还培养了一批师资力量，并取得了较为丰富的经验，进一步扩大了学院在艾滋病防治这一领域中的影响。

1. 开展的主要活动

（1）率先在全国公安院校中开设艾滋病预防教育课程，并开设《性、毒品、艾滋病》、《公安工作与艾滋病防治》等选修课。学院的艾滋病基本知识与技能的教育培训工作得到了普及和推广，使学生在校学习期间就接受艾滋病预防相关知识的教育与培训，学院现已培训学生7 000多人，还将结合学生到基层公安机关实习和锻炼的实际进一步加大教育培训的力度，以避免学生在公安一线实习时发生HIV职业暴露的情形。

（2）开办了艾滋病预防教育专业并面向全国招生。根据毒品与艾滋病蔓延的严峻形势，学院从2006年起在禁毒学专业的基础上开办了毒品与艾滋病预防教育专业，面向全国22个省招生。2006年招收学生四个区队200人；2007年招收学生五个区队240人；2008年招收学生四个区队200人；2009年招收学生四个区队200人。

（3）把禁毒“防艾”作为学院特色课程进行重点建设。由于云南的特殊地理区位，使云南成为中国禁毒与“防艾”斗争的主战场，同时也使学院成为云南禁毒“防艾”教育和科研的重要基地。学院结合云南毒品与艾滋病形势极为严峻的实际，加大投入，加强研究。

（4）结合公安机关“三基工程”送教到基层。在云南省防治艾滋病局和云南省第四轮全球基金/中英艾滋病项目、中澳亚洲区域艾滋病合作项目等的支持下，学院利用自身优势和教学资源，深入到基层60多个县（市、区）公安机关对广大民警进行艾滋病基本知识、HIV职业暴露与防护、公安机关在艾滋病防治中的作用等内容的培训，共培训民警1万多人，促进了公安卫生等多部门的“防艾”合作，进一步开发了云南省艾滋病防治的环境。

(5) 加大对公安机关各级领导干部的培训力度。对公安部以及云南省公安厅安排到学院进行培训的各级别（处、科、所、队长以上）、各警种（治安、禁毒、刑侦、交警等）的班次，学院把艾滋病防治的相关知识与技能作为培训班教学的重要内容，加大了对我省公安民警防治艾滋病培训的力度和广度。仅2008年就培训了来院进修的各级公安机关的领导和民警2 600多人。

学院参与防治艾滋病方面的做法，在全国公安机关，特别是在全国公安院校中都有很大的影响。无论是公安部监管局面向全国公安机关举办的“防艾”培训班，还是重庆等地公安机关举办的“防艾”培训班，以及云南省内的一些县级公安机关对民警开展培训工作，学院教师都应邀前往讲课，进一步扩大了学院的影响。

(6) 把“防艾”知识作为外警培训的重要内容之一。受公安部、商务部的委托，学院承担了缅甸、老挝、柬埔寨和东南亚12个国家的禁毒警察及执法官员的培训任务、学院充分利用这一平台，在每一期的培训中都把防治艾滋病作为教学的重要内容列入计划，截至目前共培训外警和执法官员500多人，深受参训人员的欢迎。

(7) 组织师生深入社区开展预防艾滋病宣传教育。学院经常组织师生到社区、农村和各级各类学校开展预防艾滋病的科普教育和宣传活动等。在过去的几年中，学院已为全国百所中学培训了毒品和艾滋病预防教育骨干师资442人，对云南省数千名中小学生开展了毒品和艾滋病预防教育活动。学院所做的工作在社会上反响强烈，并得到了各方面的高度肯定。为此，联合国儿童基金会在学院设立了“云南省青少年生活技能培训中心”，云南省教育厅把学院定为“云南省青少年学生毒品与艾滋病预防教育中心”，既受到社会各界的好评，又扩大了学院的影响。

自2004年以来，作为云南省青少年学生毒品与艾滋病预防教育中心，学院充分发挥禁毒学科的专业特色，整合相关部门资源，积极开展各项禁毒“防艾”活动，发挥中心的主导性作用。配合教育厅、公安厅圆满完成了多项云南省禁毒“防艾”骨干师资培训任务，培训全省1 200多名骨干师资；组织全校学生利用寒暑假、“大假”、周末等课余时间深入到全省各地持续开展禁毒“防艾”宣传教育“五进”活动，发放宣传资料10万余份，受教育群众超过50万；组织了2006年度全省高等院校“珍爱生命，预防艾滋”宣传教育活动和2007年度全省高校禁毒“防艾”知识竞赛活动；编撰了2006年全省的禁毒“防艾”知识竞赛用书、试题并承担了评阅工作，全省参与群众超过200万人次；2005年至2007年积极参与省教育厅的面向全省的禁毒“防艾”教学督导调研工作。

(8) 加大“防艾”科研力度。为使学院的禁毒“防艾”工作得到进一步的深化，并有一定的理论支撑，学院加大了科研力度，通过制定和完善相关政策鼓励教师申报课题及项目。目前，学院正实施的科研课题有：国家社科规划课题《民族地区吸毒与艾滋病预防现状研究》、《云南边疆少数民族地区艾滋病预防教育模式研究》、《艾滋病高危人群宽容政策研究》、《流动人口社区艾滋病预防干预研究》和《社区戒毒模式研究》；公安部规划课题《公安民警HIV职业暴露的心理干预研究》；云南省社科规划课题《艾滋病预防与教育模式研究》；省教育厅科研课题《艾滋病预防教育研究》、《公安机关促进社区美沙酮维持治疗研究》和《艾滋病防治数据库建设》；云南省政策决策咨询项目《戒毒管理及戒毒所艾滋病治疗》；中英艾滋病策略支持项目《美沙酮维持治疗和针具交换实施中存在的问题及对策研究》，等等。

已实施云南省中英艾滋病项目《云南省公安民警预防艾滋

病减低危害培训》、《艾滋病综合干预支持系统构建》等；美国福特基金项目《减低艾滋病危害措施参与性技能培训》；中美艾滋病政策项目《云南警官学院毒品与艾滋病特定人群预防》；第四轮全球基金国家项目《云南省全球基金艾滋病防治17个项目县强制戒毒所公安民警能力建设并协助戒毒者在所内开展“同伴教育”培训》、《吸毒人群“同伴教育”指导手册开发应用研究》等，正在实施第四轮全球基金国家项目《云南边疆少数民族社区艾滋病预防干预模式研究》和《提高云南省强制戒毒所内民警及吸毒人群的生活技能》；已实施云南省中澳亚洲区域艾滋病合作项目《强制戒毒所戒毒学员“同伴教育”环境开发》、《云南警官学院2006级毕业生防治艾滋病知识与技能拓展培训》等；云南省第四轮全球基金/中英艾滋病项目《云南省17个项目县公安民警防治艾滋病培训》、《中英二期12个项目县公安民警防治艾滋病培训》、《公安民警防治艾滋病培训教材开发》等；已实施云南省第四轮全球基金/中英艾滋病项目《云南警官学院进修警察防治艾滋病技能培训及政策倡导》、《高危人群减低危害研究》以及中美艾滋病政策项目《美沙酮维持治疗中存在的问题及对策研究》等；目前正在实施中英艾滋病策略支持项目《公安机关参与美沙酮维持治疗门诊管理研究》、云南省第四轮全球基金/中英艾滋病项目《公安民警培训教材〈公安工作与艾滋病防治〉编写出版》、《〈公安民警预防艾滋病200问知识手册〉编写出版》、《29个项目县公安民警防治艾滋病政策倡导及能力建设》、《东南亚国家禁毒执法警官降低危害培训》、《强制隔离戒毒人员出所后转介到美沙酮维持治疗试点》以及中国第四轮全球基金/中英艾滋病项目《加强云南省强制隔离戒毒所美沙酮维持治疗的认知度以减少艾滋病在吸毒人员间的传播》等。上述项目涉及法律政策、人文关怀、预防教育等方面的内容。

(9) 制作防治艾滋病VCD教学光盘。为进一步提高公安民警和在校学生的自我防护能力，学院发挥自身优势和专业特长，在中澳亚洲区域艾滋病合作项目的支持下，组织相关人员制作了《公安民警预防艾滋病减少伤害》VCD光盘，供基层公安民警和在校学生学习使用，该光盘不仅对艾滋病的有关知识，特别是减低危害的基本措施作了讲解，而且穿插实战中发生的职业暴露事例，深受广大民警和学生的欢迎。

(10) 组织编写公安民警“防艾”培训教材和面向社会的培训教材。针对公安民警在警务和执法实践中缺乏防治艾滋病教材的问题，在云南省第四轮全球基金/中英艾滋病项目和中澳亚洲区域艾滋病合作项目的大力支持下，学院组织编写了《公安民警预防艾滋病概论》、《公安民警预防控制艾滋病教程》和《封闭场所内艾滋病综合防治培训师手册》等教材，供广大民警和在校学生学习使用。面对社会需求，学院充分发挥自身优势，编撰了由中国人民公安大学出版社、群众出版社等出版的《中国禁毒志愿者手册》、《云南省禁毒志愿者培训手册》、《禁毒“防艾”知识600问》和《歌舞娱乐场所防范新型毒品知识手册》等教材。

(11) 组织教师撰写发表学术论文。学院结合教学实践、基层调研以及民警执法中发生的问题组织教师进行研究，并撰写发表了《试论公安机关在艾滋病防治中的作用》、《对公安民警开展艾滋病预防教育重要性的再认识》等50多篇学术论文，使教师的教学水平和科研能力得到了进一步地提升。

(12) 开辟了防治艾滋病科普园地。学院图书馆充分利用图书资源和人才优势，抽出专人开辟了预防艾滋病《科普园地》，为师生提供了较为丰富的“防艾”科普知识，特别是通过云南省教育厅立项支持，建立了《云南警官学院艾滋病防治数据库》，为教师开展研究提供了丰富的资料和信息，受到了师生的欢迎和上级的肯定。

(13) 建立了全省在职禁毒民警远程网上培训系统。学院禁毒学院已完成了全省在职禁毒民警远程网上培训系统的建设，其中也包括艾滋病职业防护的课程，这一系统的建立将对全省的禁毒民警的培训工作起到极大的促进作用。

2. 取得的主要成效

通过院内学生教育和在职民警培训，提高了公安机关和人民警察对参与防治艾滋病重要性的认识，提升其执法能力与管理、控制吸毒人员等高危人群的水平以及自我防护能力；积极探索了对公安民警进行艾滋病教育的可持续性模式；促进了公安与卫生等部门的合作，并为保障安全套推广使用、美沙酮维持治疗和清洁针具交换等减低危害措施的实施，构建防治艾滋病的综合干预支持系统奠定了基础。

(1) 提高了认识，转变了观念。参训民警知晓了：静脉注射吸毒是我国艾滋病流行的主要传播方式，安全套推广使用、美沙酮维持治疗、清洁针具交换等“防艾”干预措施是经政府批准的合法行为，是国家为遏制艾滋病在吸毒人群中的传播而开展的有效工作，是针对艾滋病蔓延的严峻形势所采取的应对措施。这些措施不仅可以控制吸毒人群中艾滋病病毒的传播，而且还能预防或延缓艾滋病病毒向一般人群扩散，对全面控制艾滋病的蔓延将起决定性的作用。同时，使参训民警明确了卫生部门的干预活动与公安机关的打击职能并不矛盾，并不意味着对卖淫嫖娼行为的默许和对禁毒戒吸工作的松动。双方均是从不同角度履行维护社会公共利益和人民群众安全的法定职责，均是践行“三个代表”重要思想的实际行动。公安部门应对卫生部门开展的干预活动提供必要的支持，在各司其职的基础上建立起某种默契，以保障安全套推广使用、美沙酮维持治疗和清洁针具交换项目的实施，共同构建防治艾滋病的综合干预支持系统，真正做到标本兼治、打防结合。

(2) 增强了责任意识、全局意识和大局意识。使参训民警充分认识到面对当前艾滋病流行的严峻趋势，公安机关在预防和控制艾滋病问题上责无旁贷，应根据我国的实际情况在实践中不断探索公安机关与卫生等部门的合作模式，进一步发挥公安机关及其人民警察在艾滋病防治工作中的职能作用。

(3) 提高了对吸毒人员的管理水平。通过对吸毒人员艾滋病高危行为进行干预和控制，公安机关和人民警察正确适用防治艾滋病的法律法规和政策的能力得到提高，并逐步做到了依法管理、文明管理，实现管理工作的规范化和制度化。

(4) 增强了自我防护能力。公安民警熟悉了国家及地方颁布实施的艾滋病防治法律法规及公共政策，掌握了艾滋病基本知识及职业暴露预防技能，减少了艾滋病职业暴露的风险。

(5) 进一步树立了维护艾滋病人和感染者合法权益的观念。由于工作中接触的艾滋病病人和感染者有不少是违法犯罪人员，部分民警对艾滋病病人和感染者存在歧视，在管理中不能正确对待，忽视对他们合法权益的保护。通过项目实施，改变了民警的态度和行为，并注重保障艾滋病人和感染者的合法权益，做到不歧视、不侮辱、不打骂，使每一位艾滋病病人和感染者都能得到社会的宽容、基本保障和医疗救助，帮助他们摆脱沮丧、绝望和报复心理，阻断艾滋病继续传播，使艾滋病在传播速度上得到有效的控制。

(6) 扩大了学院的影响，提升了学院的知名度。由于学院多次参与国际合作项目活动，并在这些活动中，特别是在公安机关与卫生部门的配合上起到了协调和推动作用，促进了基层公安机关与当地卫生部门的联系和沟通，并针对云南省的美沙酮维持治疗实施中存在的困难和问题做了大量的实地调研和访谈，收集了大量有价值的资料。学院两名教授被云南省第四轮全球基金/中英艾滋病项目办聘请为“省级专家组成员”，使学院有机会在多部门合作防治艾滋病工作中，特别是在改善和推动公安与卫生的合作中发挥更大的作用。

在国际合作项目的促进下，学院多次组织并参与了由省防艾局组织的针对云南省艾滋病防治工作中存在的突出问题进行的深层次的调研活动，写出了相关的、有一定分量的调研报告，对云南省相关职能部门和领导决策，特别是对云南省艾滋病防治相关政策的制定和立法工作提供了一定的借鉴。国际合作项目不仅使学院在艾滋病防治方面积累了大量的经验，而且为学院培养了一支防治艾滋病的师资队伍和科研骨干力量，扩大了学院在这一领域中的影响。

学院在国际合作项目的影响下参与的这些活动，受到了各方面的肯定和重视。公安部曾委托学院派出5名教师代表中国参加由联合国毒品与犯罪办公室组织的包括中国、越南、缅甸、泰国、柬埔寨、印度尼西亚和马来西亚等7个国家参加的“加强封闭场所内艾滋病综合防治与关爱研讨会”，并先后轮流在上述7个国家举行，进一步地提高了学院在这一领域的知名度。

3. 经验与总结

(1) 领导的重视和支持是项目实施的基本保证。学院领导高度重视艾滋病教育和项目工作，前后几任院领导均作为项目的负责人，保证了项目能从组织协调、人力、财力、政策等方面得到有力的支持。

(2) 利用部门优势，增大项目投入产出比。通过公安院校持续培养具有艾滋病防治知识和技能的复合型民警，具有可行性强、便于操作的特点，同时体现了此项目的可持续性强和高效率的特点。

(3) 多种结合，扩大效应。项目活动与教学科研相结合，把项目活动纳入学院正常的教学与科研工作中，有效挖掘了师资和物资资源，实现了项目与教学、项目与科研的有机结合。院内学生教育和院外民警培训相结合，通过院内系统教育，先后培训了7 000多在校学生，与各类项目县（市、区）的公安机关合作，培训民警上万人，院内外结合，既保证了系统性，又扩大了覆盖面。针对不同人群，同伴教育、课堂教学、参与式培训相互结合，体现了方法的针对性。院内培训与院内媒体应用相结合，在校园内造就了良好的“防艾”氛围。民警培训与社区“防艾”活动相结合，扩大了项目的影响，提升了学院的知名度。

(4) 不断总结，与时俱进，逐步规范化与标准化。从单纯的讲座到艾滋病预防教育选修课和专业的开设，从没有艾滋病专业师资到一支禁毒“防艾”师资骨干队伍的建立，从仅仅有培训讲义到一批高质量的民警“防艾”培训教材的出版，从单纯的项目实施到一批省部级、国家级科研课题立项和论文的刊登，云南警官学院的“防艾”实践不断发展、不断总结、不断提升，逐步走上了系统化、规范化和标准化的发展道路。

云南由于历史文化、社会经济以及地理环境条件等多种因素，日渐成为受毒品和艾滋病危害较为严重的地区。而长年战斗在打击犯罪前沿的云南公安机关基层民警，也随之成为接触注射吸毒人员、卖淫嫖娼人员和流动人口等高危人群几率最高的群体，同时由于工作性质特殊，职业暴露的几率也远远高于其他行业。因此，云南警官学院把如何提高广大公安民警的艾滋病预防知识，如何增强公安实战中的自我保护能力，如何有效遏制艾滋病的发展蔓延，如何解决当前艾滋病防治工作中的立法执法冲突及多部门合作问题确定为重点研究课题。

第五节 公安机关参与多部门合作的好坏将直接关系到艾滋病防治的成败

静脉注射吸毒是中国及东南亚国家艾滋病流行的主要原因，并且由于共用针具现象的存在而使之更为加剧。在东南亚地区的许多国家中，只要注射吸毒者中有首例艾滋病病毒感染报告，一年之内，艾滋病病毒感染就会在此类人群中呈爆发性增长，感染率高达60%～90%。无法遏制艾滋病病毒在注射吸毒人群之间及由此向外扩散的局面极大地制约了行为干预的效果，并使普通人群面临着被感染的危险。传统的控制毒品的办法是采取法律手段，以减少毒品进入社区的供应，以及采取其他减低毒品需求的策略。然而，减少毒品供应与减低毒品需求对现实吸毒者的影响有限，尤其对那些明知吸毒有危险却仍不放弃吸毒的人更是如此。艾滋病问题的出现以及它在注射吸毒者中的快速流行，要求我们制定出有效的策略来应对它，这种策略就是减低毒品危害策略。

减低毒品危害是一种现实的、综合的公共卫生措施，它在世界范围内的实践证明了它可以成功地减低艾滋病的流行与扩散。减低毒品危害的措施有充分的事实为依据，且经过多年的摸索与实践，形成了一套切实可行的方法，例如药物维持治疗、清洁针具交换、开展初级卫生保健、执法部门参与、提供教育及医疗帮助。尽管减少毒品供应、减低毒品需求与减低毒品危害策略有着本质上的差异，但它们可以互为补充，一并努力来遏制艾滋病的流行。减低毒品危害的理念是基于承认无法采取单一的方法来完全解决艾滋病问题，而且从全球的角度来说，艾滋病问题的严重性要远远超过吸毒的问题。

执法部门在减少毒品供应、减低毒品需求及减低毒品危害上的作用是独一无二的。传统意义上来说，减少毒品供应是公安民警的基本职责，但人们越来越认识到公安民警还肩负着更多的责任。公安民警如果积极地参与并支持减低毒品危害措施的实施，他们的影响将非常有效。需要指出的是，没有公安民警的积极支持与配合，减低毒品危害措施将不能也不会取得成效。公安民警常被认为是刑事司法制度的“看门人”，也是一个界面，可以联系广大的社区并应对各种局面。公安民警与执法部门官员是应对非法毒品的中坚力量。众所周知，执法部门在减少毒品在社区泛滥方面作了长期的努力，希望以此来减少对毒品的使用。尽管数十年来，世界各国通过严厉惩罚，建立禁毒武装来尽力减少毒品供应与消费，但毒品犯罪及吸毒现象仍在世界各地存在。世界各国日益认识到在应对艾滋病传播和其他对吸毒者的危害方面，执法部门是重要的联盟。

我们甚至可以这样说，公安机关参与多部门合作的好坏，将直接关系到艾滋病防治的成败。这是因为：第一，公安民警对减低毒品危害措施的支持是促进有效环境形成的关键因素；第二，公安民警可以成为支持减低毒品危害措施实施的最佳合作伙伴，也可以成其最不利的因素；第三，没有公安民警的支持，减低毒品危害的作用就会受到极大的限制；第四，当公安民警加强对吸毒者的打击或严厉对待向吸毒者提供服务的人时，公安民警对公共卫生措施的影响是具有破坏性的，其暗示作用也极为广泛。例如，人们都知道公安民警守候在卫生部门的项目活动点周围并收缴针具，这就大大妨碍了这些项目活动的开展。另外，公安民警在项目活动点附近巡逻，以显示公安民警的存在，这都成为艾滋病病毒感染者和患者接受项目服务的障碍。有些注射吸毒者可能因此被阻，而另外的一些则还是准备去获得服务。基本上来说，公安民警此类的行动会抵消项目的吸引力，并产生非常负面的影响。公安民警普遍没有意识到他们的行动所导致的负面后果

（例如，吸毒者得不到清洁针具就会共用针具，从而增加艾滋病病毒感染的可能性），所以有必要对公安民警进行培训，使之认识这类问题的严重性。

相反，如果公安民警公开地支持减低毒品危害项目，同意不在服务点附近进行无必要的巡逻，也不收缴针具，则项目运行就十分有效果。公安民警的支持会使得吸毒者感染艾滋病病毒的危险大大降低，公安民警未来的任务必须是禁毒和“防艾”兼顾。

思考题：

1. 如何理解公安机关在多部门合作中的作用？
2. 简述优化公安卫生等多部门合作的具体途径。
3. 公安机关在多部门合作中应当吸取哪些经验和教训？
4. 公安机关应如何支持卫生部门开展的减低毒品危害措施？

第八章 加强艾滋病防治国际合作

艾滋病是没有国界的，只要有一个国家没有消除艾滋病，全球都不可能从艾滋病中解放出来。艾滋病是目前唯一被联合国安理会列为非传统意义的安全问题。在2001年联大特别会议上，全球许多国家一致签署了承诺宣言，发出艾滋病全球大流行警告："由于艾滋病的破坏范围和巨大影响，使它已成为全球迫切需要解决的问题，同时它对人类生存和尊严造成最严重的挑战。"

重点问题

- 加强艾滋病防治国际合作的意义
- 加强艾滋病防治国际合作的思考

第一节 加强艾滋病防治国际合作的重要性

一、加强艾滋病防治国际合作的意义

艾滋病自1981年在美国被发现以来，目前全世界已有6 000多万人感染了艾滋病病毒，2 500万人死于艾滋病，从全球来看，艾滋病病毒的感染率继续呈上升趋势。其中，亚洲地区感染人数排在撒哈拉以南的非洲地区之后的第二位，达到930万人，2007年死亡200万人。艾滋病不仅已发展成为对社会经济造成巨大损失的流行性疾病，而且也成为严重威胁国际社会和平与安全的全球性问题。

艾滋病的全球化，对国家安全和国际关系均产生了深远的影响。预防艾滋病的流行与蔓延，必须依赖于各国之间深入和有效的合作。这是因为，全球化浪潮推动世界各国进一步依赖全球资源和全球市场，使得国内外界限相互渗透、日趋模糊，导致了国内事务和国际事务的传统分割不复存在。日益严重的全球艾滋病问题促使各国不仅追求各自的利益，也更加关注整体的利益和他者的利益，它不仅加强了国际社会的整体意识，对所有国家形成了一种战略约束，从而对传统国际合作提出了新的要求。

国际社会防治传染病的国际合作可以追溯到中世纪。19 世纪后期，各国之间关于防治传染病的国际合作进一步发展。从 20 世纪初期开始，国际上关于传染病防治的合作由单纯的隔离政策转变为加强公共健康政策的合作。进入 20 世纪 80 年代之后，随着艾滋病在全球的流行与蔓延，国际社会意识到消灭单独一种传染病的局限性，逐渐将工作的重点放在全面促进全球公共健康的合作方面。与此同时，越来越多的国家政府、国际组织和非政府组织对于防治艾滋病的重要性有了新的认识，形成了一个多层次的以全球公共健康合作框架为中心、联合国为主导的防治艾滋病国际合作机制，从而使各个国家和地区切实履行防治艾滋病国际合作的义务。

艾滋病防治工作不仅是卫生问题，也是社会发展的重要组成部分。应在联合国主导下，全面开展艾滋病防治工作，倡导和鼓励各主权国家的积极参与，尤其是参与国家间在艾滋病防治方面的国际合作，以促进艾滋病防治工作的协调发展，实现全球社会的和谐、稳定与发展。正如美国负责全球艾滋病防治工作的协调员马克·迪布尔所说："全球防治艾滋病形势非常严峻，为了全人类的共同利益，各国需要积极协作，采取综合举措应对挑战。"

二、我国在艾滋病防治中进一步加强国际合作

通过国际合作开展艾滋病防治工作，是中国艾滋病防治工作的基本策略之一。在中国开展艾滋病防治的国际组织包括多边、双边和非政府组织达 50 多个。据不完全统计，2005 年至 2007 年，国际合作项目承诺投入中国的艾滋病防治项目总经费约为 2 亿美元。国际合作项目的作用已不仅在于引进技术、引进资源、推广试点、更新理念等方面给予中国极大的帮助，而且在于逐步推动国际最佳策略和实践在中国的本土化，探索、推广有效的艾滋病防治措施，以推动艾滋病防治措施和策略的落实。同时，中国积极承担国际义务，在向发展中国家提供国际援助方面也发挥着越来越大的作用。

在中国的艾滋病防治战线上一直活跃着国际社会的身影。全球抗击艾滋病、结核和疟疾基金（全球基金）正在不断资助中国的艾滋病防治活动；克林顿基金会正在为受艾滋病影响的儿童提供治疗和支持；盖茨基金会提供额外资源，启动了一个特别关注男男性接触者、性工作者和注射吸毒者的项目……以下对部分项目进行简单的介绍。

（一）联合国系统艾滋病项目

在我国艾滋病流行的早期阶段，最先向中国的艾滋病防治提供国际支持的是联合国系统。虽然最近几年其他捐助者的捐赠迅速增加，但联合国系统仍然是 2003 年到 2005 年间的重要资助者。

1996 年，联合国艾滋病规划署在北京设立办事处，其主要职责是协调和提供支持，积极开展和倡导资源动员工作，以便资助并支持中国的艾滋病防治工作。该办事处成立以来，联合国艾滋病规划署驻华办事处积极与全球基金、政府、商业机构、公民社会建立合作关系。以与全球基金的合作为例，联合国艾滋病规

划署驻华办事处为中国提供了从资金申请到项目实施以及督导评估等各个方面的支持。

当然，当联合国系统在为中国艾滋病防治做积极努力的时候，其他国际捐助机构的相关工作也开展得如火如荼。

（二）中英艾滋病策略支持项目

中英艾滋病策略支持项目（CHARTS 项目），由英国国际发展部、澳大利亚国际发展署和挪威政府联合资助，一期项目于 2005 年 1 月启动，至 2007 年 12 月结束，执行期为三年。其总体目标是促进艾滋病控制千年发展目标在中国的实现，提升中国有效和协调应对艾滋病的战略能力。项目包括四项产出：一是加强国家级艾滋病防治的领导和协调能力；二是建立和实施有效的信息交流与利用机制；三是增强省级以及以下部门的实施与督导能力；四是加强资源动员与使用。项目总经费为 720 万英镑（英国国际发展部资助 500 万英镑、澳大利亚国际发展署资助 390 万澳元、挪威政府资助 600 万挪威克朗）。CHARTS 项目由国务院防治艾滋病工作委员会办公室组织实施，并设立项目办公室负责项目日常管理，共有中宣部、教育部、公安部、民政部等 19 个国家级部门，湖南、四川、新疆等 8 个项目省（区）以及北京大学、清华大学、中国社会科学院等大学、科研机构，中国性病艾滋病防治协会、中国红丝带网等非政府组织（NGO）参与了项目的执行。

通过 CHARTS 项目执行，国家级和各项目省（区）在“防艾”办的组织结构、人力资源、信息共享、规划与计划、资源动员与使用、督导与评估能力以及创新工作机制和模式等领域取得显著进展，主要表现在六个方面：一是促进了多部门对国务院防治艾滋病工作委员会办公室（下文简称“国艾办”）和各省防治艾滋病办公室（下文简称“省艾办”）定位与职责的认可，艾滋病防治的领导和协调作用进一步发挥及体现；二是提高了国艾办和省艾办工作人员、专家、多部门人员的能力；三是进一步完善了艾滋病防治信息共享机制；四是促进了多部门艾滋病防治职责的落实，推动了艾滋病防治政策的开发；五是为制订国家和省级艾滋病防治五年行动计划提供了强有力的技术支持；六是为国家和省级督导和评估框架的制定提供了技术支持。

中英艾滋病策略支持项目二期（以下简称 CHARTSII 项目）由英国国际发展部、澳大利亚国际发展署分别资助 500 万英镑、250 万澳元，由国务院防治艾滋病工作委员会办公室下设的 CHARTS 项目办执行。该项目的总目标是发展中国有效和协调应对艾滋病的战略能力，内容包括加强国家级领导和协调艾滋病防治工作的能力；改善艾滋病防治信息交流和利用；增强省级及省以下执行国家艾滋病防治规划的能力；加强艾滋病防治工作中的资源动员和使用。项目二期在一期的基础上，自 2007 年 5 月启动，2011 年 3 月结束，此轮中英艾滋病防治项目与第四轮中国全球基金艾滋病项目整合实施。

（三）全球基金艾滋病项目

作为唯一一家全球公共/私人合作组织，全球基金致力于吸纳和拨付各种额外的资源来预防和治疗艾滋病、肺结核和疟疾。全球基金由政府、民间团体、私营部门及有影响的社团组成，代表了一种国际卫生融资的新途径。全球基金同其他双边和多边组织紧密合作，共同致力于补充抗击三大疾病的现有可用资源。

自 2002 年成立以来，全球基金当仁不让地成为抗击艾滋病、肺结核和疟疾项目的主要资金来源，其在 140 个国家实施了 572 个项目，审批资金总额达到 156 亿美元。全球 1/4 的艾滋病项目、2/3 的结核病项目和 3/4 的疟疾项目的国际资金皆由全球基金提供。

截至 2008 年 8 月，全球基金对 136 个国家累计批准了约 113 亿美元的经费支持，其中针对中国艾滋病项目的经费超过 2 亿美元。

1. 全球基金第三轮项目名称

加强中国中部地区以社区为基础的艾滋病综合治疗、关怀和预防项目；项目周期：5 年（2004 年 9 月 1 日—2009 年 8 月 31 日）；项目总经费为 97 888 170 美元；项目目标人群：20 世纪 90 年代中、早期因既往有偿采供血而导致的艾滋病病毒感染者/病人及其家庭；项目总目标：在中国中部 7 个省 58 个艾滋病高发贫困县减轻由艾滋病造成的影响，并控制艾滋病的传播。

2. 全球基金第四轮项目名称

降低中国 7 省脆弱人群中艾滋病病毒的传播、减轻其影响项目；项目周期：5 年（2005 年 7 月 1 日—2010 年 6 月 30 日）；项目总经费：63 742 277 美元；项目目标人群：暗娼、注射吸毒者、男男性行为者、流动人口；项目总目标：在中国中西部 7 个省（自治区）降低艾滋病病毒在注射吸毒人群和暗娼中的传播并减轻艾滋病所带来的影响。

3. 全球基金第五轮项目名称

在中国预防新一轮的 HIV 感染项目；项目周期：5 年（2006 年 7 月 1 日—2011 年 6 月 30 日）；项目总经费：28 902 073 美元；项目目标人群：性工作者、男男性接触者和流动人群；项目总目标：通过以控制性传播为主的艾滋病综合干预措施，遏制艾滋病在中国 7 个省（自治区、直辖市）高危和脆弱人群中的继续蔓延。

4. 全球基金第六轮项目名称

鼓励、支持民间组织和非政府部门参加扩大中国艾滋病防治工作项目；项目周期：5 年（2008 年 1 月 1 日—2012 年 12 月 31 日）；项目总经费：14 395 715 美元；项目目标人群：暗娼和嫖客、男男性行为者、静脉注射吸毒者、校外青少年和艾滋病病毒感染者/病人以及受艾滋病影响的儿童和孤儿；项目总目标：利用并加强中国民间组织以及非政府组织的力量，通过利用民间组织的独特优势来填补现有艾滋病防治项目的缺口并扩展覆盖面，向最脆弱人群和难以接触的人群提供必要的预防、治疗以及其他支持性服务。

5. 全球基金第八轮项目名称

在中国7省开展针对弱势流动人群的艾滋病预防与关怀服务项目；项目周期：5年（2009—2014年）；项目总经费：61 413 199美元；项目目标人群：流动人群中最弱势的群体；项目总目标：预防艾滋病的传播及降低艾滋病对弱势流动人群的影响。

（四）中澳艾滋病项目

中澳卫生与艾滋病综合项目（2006—2010年），由澳大利亚政府资助以促进中国（卫生事业）的发展。项目将密切配合当前中国政府卫生工作重点，关注中澳两国的共同利益，并采用灵活多变的工作方式，以体现双方发展合作的战略目标。项目以提高中国卫生系统能力建设、保护人群抵御新（再）发传染病的危害以及艾滋病的预防和关怀为目标。项目的目标是：（1）支持中国应对艾滋病的协调和领导能力建设；（2）针对艾滋病易感人群的需要，开展以预防为主的活动，包括减低危害技术；（3）支持以社区为基础的保密自愿咨询检测（VCT）及关怀、治疗和支持政策的落实。

（五）美国艾滋病项目

美国疾病预防控制中心与中国政府合作的中美艾滋病防治合作项目（China – US Cooperation – Global AIDS Program），是美国疾病预防控制中心就艾滋病防治在世界25个国家与各国政府间开展的合作项目。该项目的任务是帮助资源有限的国家预防艾滋病感染传播，改善艾滋病患者治疗、关怀环境，提供支持并加强机构能力建设。美国疾病预防控制中心全球艾滋病项目（GAP）

直接通过其驻地的项目办公室（中国办事处在北京）向当地政府、技术部门及有关合作者提供技术和经济方面的援助。

（六）中盖艾滋病项目

2008 年 6 月，微软公司创始人比尔·盖茨宣布退休，但他的慈善事业没有退休，他对中国艾滋病防治工作更没有退休。艾滋病防治是盖茨基金会在中国最广为人知的项目。

中盖艾滋病项目是中国卫生部、国务院防治艾滋病办公室与美国比尔及梅林达·盖茨基金会合作开展的艾滋病防治项目，是中国艾滋病防治整体规划中的一部分。该项目选择上海、北京、天津等 13 个大中型城市以及海南省作为实施地区，以包括暗娼、男男性行为者、静脉吸毒人群在内的艾滋病传播高危人群为目标对象，旨在通过采取宣传教育、咨询检测、行为干预、心理干预、转介服务、随访、关怀和社会支持等措施，降低艾滋病高危人群中的高危行为和新发感染，从而降低项目实施地区艾滋病的流行，并希望通过项目实施进一步推动艾滋病预防策略在中国的有效实施。

与别的国家不同，盖茨基金会在中国专门设立了一个代表处。2007 年 8 月，盖茨基金会北京代表处正式成立。3 个月后，就在中国宣布了一个 5 000 万美元的中盖艾滋病项目（卫生部和国务院艾滋病工作委员会办公室与盖茨基金会艾滋病防治合作项目），用于与中国政府以及非政府组织合作，以扩大在艾滋病防控上的努力。该项目历时 5 年，主要在新发艾滋病病毒感染率较高的 13 个大城市及海南省全省进行。

据盖茨基金会北京代表处高级项目顾问张云介绍，他们现在的工作目标就是要通过促进政府和非政府组织的合作，发现更多感染源和管理感染源，并进一步探索大规模艾滋病综合预防模式。“我们在‘防艾’工作中不仅注重合理投入，更注重结果和产出。”张云补充说：“过去一些项目的策略，就是以投入为主，单一地做工作，忽略了末端的产出环节。单就目标人群而言，过去很多是针对普通人群，效果不是非常显著。我们的重点目标人群是三类高危人群，针对性更强，更关注社会效益。”

需要指出的是，2008 年 10 月我国香港大学医学院艾滋病研究所所长陈志伟博士获得盖茨基金会的“探索大挑战”计划拨款 10 万美元，用于一种新型艾滋病疫苗的研发。“探索大挑战计划就是要鼓励科学家大胆去想象，提出与众不同的想法。我们愿意承担风险，希望可以推动相关领域的研究突破。”盖茨基金会北京代表处项目倡导顾问张璟谈到，目前基金会在全球艾滋病治疗研发上有很大投入，不过在中国更偏重于支持有效检测以及对艾滋病病毒感染者的关爱，以控制艾滋病的传播。

谈及国际社会在中国防治艾滋病工作中所起到的作用，张云是这样评价的：“国际合作项目能引进新的理念和新的技术，围绕目标加强能力建设，锻炼了一批优秀人才，最后获得很好的产出。”

2006 年联合国机构正式发布的《中国艾滋病 UN 联合项目(2007—2010 年)》显示：这些年国际上为中国艾滋病防治捐款总额达 1.567 亿美元，其中全球基金捐助了 5 670 万美元（占 36%)，联合国系统捐助了 4 030 万美元（占 26%)，其他重要合作机构捐助了 5 980 万美元（占 38%)。在 2006—2010 年间，联合国系统以外的国际捐助机构将在中国防治艾滋病工作中变得更为重要。

目前，中国同国际组织和有关国家开展的艾滋病防治国际合作项目已达 100 多项，其中同美国的合作最多，涉及科研及人才培养等多方面。中国综合性艾滋病研究项目于 2002 年启动，是其中规模最大的一个项目。该项目为期 5 年，由中美两国科学家共同开展，美方为此提供了 1 500 万美元的资助。项目包括：开展艾滋病流行病学监测和治疗药物的研究、开发艾滋病疫苗等。

据统计，到目前为止，中国已先后与30多个国际组织和国家在艾滋病防治方面开展了合作。除前面已经提到的美国和国际计划生育联合会外，与中国开展国际合作的还有联合国儿童基金会、世界卫生组织等国际组织及英国、澳大利亚等国家。比如，联合国儿童基金会正在中国中部河南省开展防止通过母婴传播艾滋病的项目；英国政府资助了中国云南省等艾滋病高发区开展性病和艾滋病的防治、监测等工作。

第二节 艾滋病防治国际合作实践与思考

一、加强国际合作是云南防治艾滋病的一项重要策略

云南省自1989年首次成批发现艾滋病病毒感染者以来，有众多艾滋病防治国际合作项目在云南开展工作，促进了云南防治艾滋病工作的开展，与政府的常规工作真正做到了相互补充、相得益彰。据初步统计，国际艾滋病防治合作项目2006年底已累计在云南支持资金超过1.5亿元人民币，教育培训各类人员4万余人次，项目还帮助、参与制定了云南12个州、市、县级防治艾滋病工作的战略规划，引进了性健康需求评估、行为监测等多种新技术，输入了新的管理理念。

据介绍，世界卫生组织于1990年帮助云南初步建立了艾滋病监测体系，成为云南省在防治艾滋病领域的第一次国际合作。此后，联合国计划发展署、联合国儿童基金会、澳大利亚红十字会、福特基金会和香港救世军等组织相继与云南省合作开展了防治艾滋病合作。2002年后，中英性病艾滋病防治合作项目、中澳艾滋病亚洲区域合作项目、美国国际发展署项目、全球基金项目、克林顿基金会项目等也陆续在云南启动。

2004年初，云南省制定了《云南省防治艾滋病工作实施方

案》，开展了美沙酮社区维持治疗，中央转移支付项目支持了药品原料、门诊基础设施建设、人员津贴和培训等，省级经费补充了房屋装修、药品配制运输，而国际合作项目则支持了社区教育、心理矫治、小组活动等工作；临床治疗方面，中央转移支付项目支持了药品、部分检测和督导服药等工作，省级经费提供了抗机会性感染减免费、补足了 CD4 检测费等，国际合作项目则支持了关怀救助、师资培训等工作。

在具体的项目实施中，云南始终坚持引进技术本土化、执行主体属地化、参与人群多元化、能力建设规范化的原则来进行。如中澳艾滋病亚洲区域合作云南项目开展了以针具交换为主的艾滋病防治综合干预，发放并回收了 32 万支针具。克林顿基金会每年投入 400 万元，主要是支持云南省建立以临床治疗为中心，提高实验室技术支持和保障能力，完善服务机制和网络，最大限度为艾滋病感染者提供服务。一些关怀领域的项目利用妇联部门的优势，对辍学女性青少年开展宣传教育工作，对艾滋病病毒感染者家庭提供养猪、种甘蔗的小额贷款，摸索了一套符合云南省实际，可以在更大范围推广的宣传教育、行为干预和关怀救助模式。

云南省防治艾滋病局认为，在云南与国际力量的合作中，合作双方的理解和信任不断加深，合作的内容和领域越来越广，合作的水平和层次越来越高，项目工作与政府的常规工作真正做到了相互补充、相得益彰。更重要的是，艾滋病防治工作由局部向全局转变，实施项目取得的经验全面迅速地得到了推广。云南省卫生部门官员称，项目之间形成合力，资源得到合理配置，有效地遏制了云南艾滋病流行态势。此外，仅 2005 年度，各个国际合作项目就投入资金约 4 000 万元人民币，有力地支持了云南的艾滋病防治工作。

目前，项目实施不断拓展，实施内容包括监测检测体系建设、大众宣传教育、母婴阻断服务、以社区为基础的降低毒品危害和艾滋病预防、青少年同伴教育等；项目还帮助、参与制定了部分州、市、县级“防艾”工作的战略规划；引进了性健康需求评估、行为监测等防治措施；输入了新的管理理念；填补了云南省艾滋病防治工作的许多空白，发挥了示范带头作用。

项目还带动了非政府组织参与云南抗击艾滋病的热潮。据不完全统计，目前，全省累计有100多家非政府组织参与到艾滋病预防控制工作中来，促进了云南省防治艾滋病工作的深入开展。

二、艾滋病防治国际合作形式思考

（一）进一步加强全球范围的人文关怀

国际合作中人权保护的新发展在近20年以来，一直努力寻求遏制艾滋病蔓延的办法。联合国的《千年发展目标》呼吁各国共同努力，到2015年制止并开始扭转HIV/AIDS在全球的蔓延。虽然各国在这方面努力的结果还很不尽如人意，但是国际社会通过国际合作达成了一项基本共识，即艾滋病的传播和其对个人与社会的影响都与一个国家的人权保障状况密切相关。一方面，不尊重艾滋病病毒感染者和艾滋病病人的基本人权可能加速艾滋病的传播，使艾滋病对社会产生更为严重的负面影响；另一方面，艾滋病的肆虐又会阻碍一国实现和改善人权的步伐。艾滋病病毒感染者和艾滋病病人的权利通常会因为他们身份特殊而受到侵犯，令他们在遭受疾病痛苦的同时，还要承受相关权利丧失的后果。社会对他们的侮辱和歧视妨碍他们接受治疗，影响他们在就业、住房和其他诸多方面的权利，使艾滋病病毒感染者和艾滋病病人无法得到他们所急需的医疗和社区服务。这种对艾滋病的敌视态度同时又令人们不愿意去做艾滋病病毒检测，其结果便是增加了与他们有接触者对艾滋病病毒的易感性，增大了人们由于不知情而相互感染的机会。可见，在一个人权不受尊重的社会环境里，我们不可能对艾滋病展开积极预防和对艾滋病患者尽可能地进行治疗，也不可能有效实施一切相关的支持和关怀性计划。

国际实践证明，实现个人和社区权利可以降低艾滋病对他人和社会造成的危害；保障和推动人权可以从根源上降低公众对艾滋病病毒的易感性，降低病毒有可能给已受感染者带来的负面影响，同时还可以提高个人和社区对艾滋病作积极有效回应的程度。因此，保障和推动人权有助于阻止艾滋病的进一步蔓延。

（二）建立全球性艾滋病防控监测机制

艾滋病在全球的流行和蔓延，使艾滋病监测和有关疫情的通报显得特别重要。为提高联合国艾滋病规划署、世界卫生组织等艾滋病防治国际机构和各主权国家艾滋病监测能力和水平，国际社会进行了广泛合作。一方面是有关国际组织在监测技术指导、培训、全球监测的科学化进行合作与分工；另一方面是国际组织和主权国家及主权国家之间的合作与沟通。这极大地提高了全球艾滋病监测的科学性和普遍性。例如，在这种国际合作机制下，中国的艾滋病监测系统能更加及时、准确地提供艾滋病流行规模和趋势的信息。至 2004 年底，中国国家级艾滋病监测哨点已由 2003 年的 194 个增加至 247 个，各地共建立省级哨点 400 余个。河南、云南等省份还开展了对既往有偿采供血人群、吸毒人群等的艾滋病筛查工作，促进了对疫情的掌握，为开展行为干预、抗病毒治疗等工作提供了重要依据。与此同时，联合国艾滋病规划署通过自身的监测和对各个主权国家上报疫情的科学分析，准确地通报全球艾滋病的流行情况，并采取科学应对措施。

（三）积极发展国际综合防治体制

在联合国与有关国际组织、主权国家的共同努力下，国际综合防治体制已初步形成。该体制旨在综合世界各国艾滋病研究领域的力量，共同攻克艾滋病这一“世纪顽症”，帮助各国加强艾滋病防治能力，遏制艾滋病在全球蔓延。参加艾滋病国际综合防治体制的国家，将在流行病学、行为干预、病毒研究、临床治疗、疫苗开发等领域开展艾滋病防治的研究与合作。近年来，地区性国际综合防治出现了较大发展，各种不同规模的地区防治组织已超过 50 多个，欧洲已开始从单项防治发展到制订全欧综合防治计划。

中国是国际综合防治体制的发起国和受益国，“全球艾滋病综合防治项目”中国办公室是该体制在全球设立的第 25 个办公室。这一项目已在非洲、亚洲和南美国家开展工作，通过倡导人们采取安全性行为等预防艾滋病传播，提供自愿咨询检测服务，预防母婴传播，确保安全用血，提供艾滋病防治的信息和技术。国际社会将通过该项目在 5 年内向中国投入 1 500 万美元，在黑龙江、内蒙古、新疆、山东、北京、河南、安徽、广东、贵州和西藏 10 个地区开展艾滋病防治合作。中国综合性艾滋病研究项目将组织国内现有的艾滋病研究力量，提高中国进行多领域协同研究的能力，探索艾滋病监测、预防、干预和治疗相结合的综合性防治新策略，并与美国等国家的科学家密切合作，开展流行病学研究、高危人群行为干预、艾滋病病毒及免疫学研究、临床治疗和新型艾滋病疫苗的研究。

（四）大力援助发展中国家

发展中国家的艾滋病问题主要是由于经济不发达造成的。当前，艾滋病流行与蔓延最严重的国家主要是非洲和亚洲的发展中国家，非洲是艾滋病问题最严重的地区，其次是亚洲。要解决发展中国家的艾滋病问题，国际社会和发达国家应进行援助，包括技术和信息的支持，也包括资金的援助，以提高他们防治艾滋病的能力和水平。在联合国及有关非政府组合的推动下，国际社会对非洲、亚洲的艾滋病防治进行了广泛的国际援助。

（五）发挥各国非政府组织的作用

在艾滋病防治工作方面，非政府组织有着得天独厚的优势，其作用是政府所不能替代的。非政府组织没有官僚作风，人员少、机构结构灵活，办事效率高，公众信任度高，经费来源渠道广，这些优势使它开展工作速度快、目标明确、方式灵活并且效率较高。非政府组织能多途径进行艾滋病防治工作，如针对计生用品商店老板和员工的培训、针对出租车司机的培训、针对性工作者的培训、针对艾滋病志愿者的培训，等等，覆盖面广，弥补了政府在这些方面的欠缺。在云南省防治艾滋病的国际合作中，有 30 多个国际非政府组织参加了防治艾滋病工作。近年来，中英项目、全球基金项目、克林顿基金项目、中澳项目、前景集团政策项目、中美项目和其他国际非政府组织项目陆续在云南省启动。非政府组织积极投入防治艾滋病工作，为预防控制艾滋病的流行与蔓延做了大量工作，不仅弥补了政府防治艾滋病工作的许多空白，而且发挥了积极的作用，成为国际社会防治艾滋病的一支重要力量。

在国际法律层面，非政府组织这个术语相当含糊，没有专门的国际条约对其进行定义和规范。由于没有相应的国际法律对非政府组织进行规范，非政府组织国际法律人格不确定，它不能像政府和国际组织那样拥有各项特权，不具有法律、资金、财政、安全等各项保障，同时，也容易产生对其代表性、合法性的怀疑。非政府组织在国际法律秩序中的法律地位并未得到满意的解决，国际法律的发展滞后于非政府组织在防治艾滋病国际合作进程中的蓬勃发展是不争的事实。不过，在现已通过并实施的有关防治艾滋病的国际公约、多边条约或法律文件中，非政府组织的国际法律地位得到了相应的承认，非洲部分国家间的国际组织章程或区域性立法明确了国际非政府组织的法律人格。同时，某些非政府组织从功能性主体演进至法律性主体，如国际红十字委员会被广泛承认为一个特殊的国际法主体；国际艾滋病同盟，全球艾滋病基金在相当程度上被承认为国际法主体，这深刻地说明非政府组织的国际人格的确立在以个体渐进的方式得到国际社会认同。

三、进一步加强艾滋病防治国际合作

在东亚地区，中国日益成为地区经济发展的稳定器，地区间各种议题的合作均离不开中国的积极参与。在艾滋病防治方面，中国一方面加强和东亚其他国家和地区的公共卫生合作，极力促进东亚地区艾滋病防治国际会议的召开和防治艾滋病共同战略与策略的制定；另一方面不断加强东亚国家与国际社会、全球性艾滋病防治组织的联系与合作，争取国际社会的资金与技术援助，以实现艾滋病防治的国际对接。与政治合作模式不同的是，防治艾滋病国际合作既承认国家之间的合作，更强调全球市民社会的力量，提倡一种包括非政府组织、全球性国际组织和各国政府等多种国际行为主体在内的全球合作模式。因此，它把国家和国家之外的各类国际行为主体均看做是治理合作的主体。将合作的主体由政治合作中的政府扩大到非政府，反映出防治艾滋病国际合作模式对传统合作模式局限性的超越。这里，不仅要重视国家间的合作，更要重视国家与非国家行为主体间的合作，组成了国际合作模式的新主体。日本学者星野昭吉认为，全球合作既不是全球政府或世界政府，也不是民族国家行为主体的简单组合，而是一种国家与非国家行为主体之间的合作，以及从地区到全球层次解决共同问题的新方式，并且在防治艾滋病国际合作中，非政府组织是一种极为有效的制度资源，更有其难以替代的优势。当前已形成了一种非政府组织合作与政府间合作相渗透的机制，这种机制能够利用非政府组织边界模糊、结构灵活、手段弹性、包容性强、成员异质性高等特点，化解政府间合作中存在的种种矛盾和问题，非政府组织的参与将充分扩展政府间合作已形成的基础和积累的成果。

明确国际共同规则与共同行动。艾滋病的全球化需要国际社会和各国政府作出迅速而有效的反应。应对艾滋病全球化的政策包括三个方面：首先，在国家层面上，各国政府需要改善其公共卫生体系，建立危机预警和应对机制；其次，在国际层面上，各国之间需要加强政策协调、确立相应的组织机构、规则和惯例促进国际合作；最后，在全球的层面上，除了各国政府的努力之外，必须调动所有相关的资源和力量，尤其是包括非政府组织的参与，共同防范艾滋病在全球的蔓延。

防治艾滋病国际合作发展机制是一项系统工程，需要国际社会共同参与。国际合作在开展健康咨询、安全性教育、为艾滋病病毒感染者与艾滋病人提供帮助，以及在对卖淫者、吸毒者、同性恋者等特殊人群开展艾滋病、性病防治工作中起着越来越重要的作用。防治艾滋病进程中国际合作义务的履行，一方面推动了艾滋病防治工作在全球的整体行动，有效地控制了艾滋病在全球的流行与蔓延；另一方面，防治艾滋病进程的推进，也使国际法意义上的国际合作在新的时代背景下有所创新与发展。

为应对艾滋病的挑战，中国出台了具体的防治规划，并在资金投入、人才培养等方面做了大量工作。但中国的艾滋病防治力度与需求相比，仍有较大的差距，因此开展国际合作便显得尤为重要。中国的艾滋病防治工作不仅需要全社会的参与，还需要同国际社会开展合作和争取他们的援助。希望加强在艾滋病防治经验及科学研究等方面的国际合作和交流。

思考题：

1. 加强艾滋病防治国际合作有何意义？
2. 如何进一步加强艾滋病防治国际合作？

第九章 艾滋病防治立法现状与完善

艾滋病防治立法起源于20世纪80年代。中国的艾滋病防治立法围绕三个阶段展开。第一阶段（1985—1988年）主要运用政策加强对出入境的检测以期杜绝艾滋病的传入；第二阶段（1989—1994年）将制定政策的重点放在对艾滋病病人实施管理、隔离治疗等强硬措施方面；第三阶段（1995年至今）有关艾滋病防治的立法逐渐走向成熟。20世纪90年代中期以来，中国政府加大了对艾滋病的预防和控制，并签署了《联合国艾滋病承诺宣言》，制定和下发了《中国预防与控制艾滋病中长期规划（1998—2010年）》和《中国遏制与防治艾滋病行动计划（2001—2005）》等重要的政策法规，使艾滋病防治立法进入了一个新的阶段。本章将重点介绍中国艾滋病防治立法现状及立法缺陷。

重点问题

● 中国艾滋病防治立法现状

● 中国艾滋病防治中重要的政策法规

● 中国艾滋病防治立法缺陷

第一节 艾滋病防治法律法规和政策

法律环境与艾滋病流行状况的关系十分密切，一个好的法律环境能够对艾滋病的预防与控制起促进作用，反之会起阻碍作用，了解不同阶段预防与控制艾滋病制定的法律法规和政策以及存在问题，不仅可以使我们发现与艾滋病相关的政策法律在艾滋病流行方面起的重要作用，而且有助于我们对当前国家的战略选择作出反思，以营造更有利于艾滋病预防控制的法律政策环境，最终减少艾滋病的流行，降低其造成的社会危害。

一、国外艾滋病防治法律制度概览

近几年来，艾滋病在全球的流行已经对人类的健康和生命安全形成巨大的威胁，也极大地影响了国民经济的发展。据介绍，自1981年6月最早发现的5个艾滋病人死亡后，世界至今已有2 200多万艾滋病病人死亡，并在全世界呈蔓延之势。中国艾滋病感染的人数也以平均每年30%～40%的速度递增，目前，中国艾滋病病毒感染者已有84万人之多。[①] 根据联合国对100个国家的调查，2002年有59个国家制定了艾滋病方面的法律。由于各国立法制度以及艾滋病流行情况各异，其艾滋病法律的表现形式也有所不同，但立法重点主要集中在以下几方面。

（一）控制血液传播

控制血液传播是防治艾滋病传播的手段之一。在血液检测上，各国都强调两个原则，一是自愿，即禁止强制检测，但法律也规定允许对某些特定人群（如军人、血液、器官捐赠者、高危人群、孕妇）等进行强制性检测；二是禁止将艾滋病病毒检测作为就业、受教育、医疗看护等的先决条件。

（二）尊重隐私

各国法律都规定对艾滋病病毒感染者和艾滋病病人的感染状况实施保密，事先未经艾滋病病毒感染者和艾滋病患者的同意，任何人不能将感染艾滋病病毒和艾滋病病人的事实予以公开。

---

① http://news.xinhuanet.com/newscenter/2004－04－07/content_1405784.htm. 中国加强艾滋病法律问题研究 以法律手段防治。

如，菲律宾法律规定，艾滋病病毒感染者和艾滋病患者拥有保密权。一些国家还规定不当披露艾滋病患者信息将会受到法律处罚。但尊重隐私也有例外，部分国家法律规定，艾滋病病毒感染者有义务将自己感染的真实情况告知自己的性伙伴或配偶。

（三）倡导使用安全套

使用安全套是目前预防艾滋病最有效的措施之一。一些国家的法律详细规定，政府有义务提倡使用安全套，酒店、旅馆等娱乐场所的业主有义务为顾客提供安全套。如中国的《娱乐场所管理条例》就有此规定。

（四）关怀与治疗

对艾滋病病毒感染者和艾滋病病人给予关怀和治疗，既是遏制艾滋病的有效措施之一，也是对艾滋病病人基本人权的重要保障。少数国家（如俄罗斯等国）从法律上规定政府有义务向艾滋病病毒感染者和艾滋病患者提供免费药物，并规定感染者和病人及其亲属享有报销治疗费用等其他福利。

（五）处　罚

对于是否对艾滋病病毒感染者和艾滋病患者传播艾滋病病毒予以处罚，各方态度不一，但从各国实践来看，大多数国家都在法律中明确规定了艾滋病传播罪。

二、中国关于艾滋病防治的现行法律 、法规和政策

中国自 1985 年首次报告艾滋病病例以来，艾滋病在中国的流行大致经历了三个阶段，法律法规和政策也围绕这三个阶段展开。

（一）第一阶段（1985—1988 年）

这一阶段主要是国外病例传入期，由于首次发现艾滋病是在美国同性恋者当中，随后艾滋病在世界各地的传播又集中在静脉注射吸毒、同性恋和多性伴性行为等边缘行为之中，因此中国政

府和舆论宣传普遍认为艾滋病与暗娼、同性恋、吸毒等行为方式密切相关，这种错误认识导致政府在艾滋病流行初期采取拒艾滋病于“国门之外”的政策和法律，对艾滋病的预防和控制主要采用政策的方式，目标以预防为主，范围基本限定在卫生部门之内，采取的措施是对出入境人员的强制检测，对艾滋病病毒感染者的隔离，以及对高危行为的道德评判上，国家主要运用出入境强制检测的手段，对出入境人员进行严查，以期望杜绝艾滋病的传入。事实证明，在艾滋病流行初期，政府的政策选择不仅没有把艾滋病“拒之国门”，相反，造成人们对艾滋病的无知、歧视和恐惧，给此后的艾滋病防治工作带来了极大困难。

（二）第二阶段（1989—1994 年）

这一阶段为艾滋病的扩散期，艾滋病逐渐由沿海和开放城市向内地一些特殊人群中扩散，一些城市发现了经性途径感染艾滋病病毒的国内感染者，云南等地的静脉注射毒品人群中也发现成批病毒感染者，并有向周边其他地区扩散的趋势。针对这种情况，政府相应的调整了政策，制定政策的重点放在对艾滋病病人实施管理、隔离治疗等强硬措施方面。对保障血液安全、防止医源性感染等方面的规定比较具体，同时加大了对卖淫嫖娼和吸毒人群的打击和监管力度，并在艾滋病监测、检测方面作了一些具体规定。这些政策和措施，对延缓艾滋病在中国的蔓延起到了积极作用。这一时期颁布的法律法规有：

（1）1987 年，卫生部颁布《全国预防艾滋病规划（1988—1991)》，强调加强对 HIV/AIDS 知识的宣传和教育，以及对医务人员的培训工作；要求加大疫情监测和对 HIV 感染者的检测力度；鼓励开展艾滋病发病机理及治疗手段研究，特别是中西医结合。

（2）1988 年，卫生部等 7 个部委颁布《艾滋病监测管理的若干规定》，规定艾滋病病人和艾滋病病毒感染者有获得劳动就业、学习和参加社会活动、隐私权应受到尊重等的权利，任何单位和个人不得歧视艾滋病病人和艾滋病病毒感染者及其家属，不得将病人和感染者的姓名、住址等情况公布或传播。

（3）1989 年由卫生部颁布《中华人民共和国传染病防治法》，这是中国在艾滋病管理工作中的重要法律依据。该法将艾滋病列入乙类传染病，规定进行隔离治疗；各省、市、自治区、直辖市制定了相应的艾滋病管理办法，但重点强调对性病、艾滋病人的监督、管理、隔离治疗等措施，忽视了对病人权利的保护。

（三）第三阶段（1995 年至今）

这一阶段为艾滋病快速增长期，专家估计艾滋病感染人数现已达 100 万，艾滋病从特殊人群向一般人群迅速扩散，并进入了高速增长和蔓延期，哨点监测的艾滋病病毒感染者报告数逐年增长。1995 年报告数比 1994 年上升了 195%，全国有 31 个省报告发现艾滋病病毒感染者和艾滋病病人，有 21 个省报告有静脉吸毒感染艾滋病病毒者，一些地方开始发现母婴传播病例，而中原一些省份更出现了经血液传播的艾滋病大爆发。中国政府高度重视艾滋病的防治工作，制定了艾滋病预防与控制的相关法律、法规及政策，对预防和控制艾滋病传播起到了积极的作用。这一时期，政府对艾滋病的法律政策选择从被动应对转为主动遏制，由局部预防转为全面干预，国家关于艾滋病的政策法律也在逐渐走向成熟。主要表现在国家相关部门先后出台了关于血液与血制品管理、吸毒与毒品、性与婚姻，以及母婴保健等方面的法律法规和文献，管理和规范影响艾滋病病毒传播的行为，使艾滋病防治的政策环境逐渐走向一种良性的轨道。这一时期的法律法规和政策主要有：

（1）1995 年卫生部颁布的《关于加强预防和控制艾滋病工作的意见》（以下简称《意见》），《意见》对中国预防控制艾滋病的方针、原则、目标、措施作了规定，这是防治艾滋病工作的纲领性文件。《意见》要求在开展对 HIV/AIDS 的防治工作中，要把依法管理和教育与动员群众积极参与相结合；要与保护群众免受感染和维护感染者及病人的合法权益相结合，教育人们把不歧视 AIDS 病人和教育 HIV 感染者改变不良行为、不危害他人相结合。

（2）1996 年国务院颁布的《血液制品管理条例》（以下简称《条例》），从血液上加强了对艾滋病传播渠道的控制。《条例》规定国务院卫生行政部门对全国的原料血浆的采集、供应和血液制品的生产、经营活动实施监督管理。县级以上地方各级人民政府卫生行政部门对本行政区域内的原料血浆的采集、供应和血液制品的生产、经营活动。

（3）1997 年卫生部颁布的《全国艾滋病检测规范》，提出建立和强化保密制度的具体措施；对检测结果呈阳性者在告知结果时，应同时做好法律、医学、生活咨询。

（4）1998 年施行的《中华人民共和国献血法》，进一步加强了采供血机构和血液制品生产单位的治理整顿，要求实行全民无偿献血，严厉打击非法采供血活动，切实落实对供血（浆）者和血液制品的检测及监测措施。

（5）1998 年颁布的《预防艾滋病性病宣传教育原则》，把握好艾滋病预防宣教内容的科学性、准确性和政策性，强调不得对艾滋病感染者进行歧视宣传，要对艾滋病患者予以关心和帮助。

（6）1998 年颁布的《预防艾滋病宣传教育知识要点》指出，关心、帮助和不歧视艾滋病感染者是预防与控制艾滋病的重要方面。

（7）1999 年卫生部颁布的《关于对艾滋病病毒感染者和艾滋病病人管理的意见》，从管理原则、方式和措施等三个方面，明确了艾滋病病毒感染者和病人管理的原则、方式和措施，以及感染者和病人的权利和义务，使政策性很强的艾滋病管理工作有法可依。

三、中国重要的政策法规

20世纪90年代中期以来，我国政府对艾滋病的重视程度明显加大，明确要求各地区、各部门把艾滋病防治工作纳入国民经济和社会发展总体规划，使艾滋病的预防和控制工作进入一个新的阶段。其中这几项大的战略决策包括建立国务院协调会议制度，签署《联合国艾滋病承诺宣言》，制定和下发了《中国预防与控制艾滋病中长期规划（1998—2010年）》和《中国遏制与防治艾滋病行动计划（2001—2005）》等重要的政策法规。

（一）签署《联合国大会关于艾滋病毒/艾滋病问题的承诺宣言》（全球危机——全球行动）

2001年6月25日—27日，联合国189个成员国的国家元首和政府首脑及代表召开联合国大会艾滋病特别会议，会上，包括中国在内的各国代表签署了《联合国大会关于艾滋病毒/艾滋病问题的承诺宣言》。宣言第五十五条承诺："到2003年，确保同国际社会，包括各国政府和有关政府间组织以及民间社会和企业界密切合作，制定与区域和国际战略相配合的国家战略，以便加强保健系统，解决那些影响到艾滋病毒相关药物包括抗逆转录病毒药物的提供的因素，如能够负担程度和定价，包括差别定价，以及技术和保健系统能力。此外，应紧急尽一切努力渐次可持续地提供可行的艾滋病毒/艾滋病最高标准治疗，包括预防和治疗机会性感染，谨慎地在监测之下有效使用品质管制的抗逆转录病毒疗法，提高坚持率和有效性，减少抗性的产生；建设性地合作加强药物政策和措施，包括适用于非专利药物和知识产权制度，以便进一步促进革新，发展与国际法相符的国内制药业。"第五十六条承诺:“到2005年，在拟定全面护理战略并在执行方面取得重大进展，以期:加强以家庭和社区为基础的护理，其中包括非正规部门提供的护理，加强各级保健系统，向艾滋病毒/艾滋病感染者，包括受感染的儿童提供治疗并监测治疗的进展，资助受艾滋病毒/艾滋病影响的个人、住户、家庭和社区;提高获得负担得起的药物，包括抗逆转录病毒药物、诊断和相关技术以及高水平的治疗、减轻痛苦和心理社会护理所必需的保健人员、有效的供应系统、筹资计划和转诊机制的能力和工作条件。”《艾滋病承诺宣言》的签署表明中国政府向国际社会郑重承诺全面参与抵制艾滋病流行行动计划的态度，使得中国艾滋病防治工作正式列入议事日程，它使中国的艾滋病防治工作逐步走上了全面、规范化的道路。为了把承诺转变为行动，实现宣言的各项目标，中国政府正在把《艾滋病承诺宣言》执行情况的核心指标纳入国家艾滋病防治指标中，以规范要求和评估全国范围的艾滋病防治工作。

(二)《中国遏制与防治艾滋病行动计划(2001—2005)》

2001年，卫生部等30个部门和单位共同制定《中国遏制与防治艾滋病行动计划(2001—2005)》，经国务院批准印发给省级地方政府和中央各部委。《中长期规划》和《行动计划》明确了“预防为主，加强宣传教育”和“突出重点，加强健康教育与行为干预”的防治原则，成为指导全国艾滋病防治工作的两个主要法规性文件，到2002年底要完成的工作指标是:坚决取缔违法采集血液或血浆点，完成医务人员艾滋病性病知识的全员培训。

(三)《中国预防和控制艾滋病中长期规划(1998—2010年)》

2000年，卫生部根据国家对预防与控制艾滋病性病的方针、政策制定《中国预防与控制艾滋病中长期规划(1998—2010年)》，并以此为准则经国务院领导批准印发了《国家有关部委局（团体）预防控制艾滋病性病工作职责》，确定了包括中宣部、国家计委、科技部、财政部、卫生部和公安部等部（委、办）在内的成员单位在艾滋病防治工作方面的职责。这两个政策标志着中央政府已经把艾滋病放到了社会问题的高度来抓，希望通过多部门合作，推动艾滋病性病各项防治机制的建立。同时加强了在学校艾滋病预防的宣传教育活动，到2002年，普通高等学校和中等职业学校新生入学预防艾滋病、性病健康教育处方发放率达100%；普通初级中学要将艾滋病、性病预防知识纳入健康教育课程，各直辖市、省会城市、计划单列市的学校开课率为100%，县（市）和以上学校的开课率为85%以上，乡（镇）或以下学校的开课率为70%以上。

四、与预防控制艾滋病关系密切的其他法律法规

（一）《中华人民共和国宪法》

《中华人民共和国宪法》第二十一条规定：“国家发展医疗卫生事业，发展现代医药和我国传统医药，鼓励和支持农村集体经济组织、国家企业事业组织和街道组织举办各种医疗卫生设施，开展群众性的卫生活动，保护人民健康。”第四十一条规定：“由于国家机关和国家工作人员侵犯公民权利而受到损失的人，有依照法律规定取得赔偿的权利。宪法从母法的高度肯定了对人权的保护，亦包括对艾滋病病人的人权和财产权的保护。”

（二）《中华人民共和国刑法》

《中华人民共和国刑法》涉及对艾滋病毒/艾滋病患者违法犯罪的处罚问题。

（三）《中华人民共和国监狱管理法》

《中华人民共和国监狱管理法》涉及对艾滋病毒/艾滋病患者的监管问题。

（四）《中华人民共和国民法》

《中华人民共和国民法》涉及对艾滋病毒/艾滋病患者的民事权益保护和民事赔偿等问题。

（五）《中华人民共和国婚姻法》

《中华人民共和国婚姻法》涉及对艾滋病毒/艾滋病者的婚姻权利的保护和限制问题。

（六）《中华人民共和国保险法》

《中华人民共和国保险法》涉及对帮助艾滋病毒/艾滋病人的自愿者和艾滋病毒/艾滋病患者本人的社会保障问题。其他与艾滋病关联较为密切的法律法规还有《禁毒法》、《全国人民代表大会关于严禁卖淫嫖娼的决定》等法律、条例主要是加强对高危人群的管理以有效遏制艾滋病。

第二节 现有艾滋病防治立法的缺陷

一、立法滞后

尽管中国已有不少与艾滋病防治相关的法律法规，但没有专门的艾滋病防治法，拟议之中的《预防与控制艾滋病条例》至今也没有通过，一些与中央政府的政策或国际上通行做法相抵触的规定仍未得到修改。随着艾滋病问题的日益严重，产生了许多与艾滋病相关的法律诉讼，现有的立法明显地反映出回应能力不足的缺点。法律法规的滞后和不完善，导致许多艾滋病预防控制问题不好处理，如对艾滋病感染者是否应根据20世纪80年代末、90年代初制定的《传染病防治法》实行隔离这一问题上，就有着两种不同的观点。一种观点认为，应该借鉴20世纪50年代我国政府解决麻风病问题的态度，建立“艾滋病村”，把病人隔离开来，一些地方也出台了同意隔离的地方性法规。这实际上违反了《中华人民共和国立法法》中关于“凡涉及人身自由的事，必须有全国性的法律规定”的规定；另一种观点认为《传染病防治法》所规定的“其他需要隔离的传染病”是可以通过空气和食物传播的病，各国都规定必须隔离开来，否则无法防止传染，但是艾滋病只有有高危行为，如静脉注射吸毒、卖淫、同性恋和嫖娼等行为的人才会感染，所以要远离艾滋病的是高危行为，即使我们有可能检测出所有的病毒携带者，并把他们隔离开来，如果社会上仍存在高危行为，艾滋病病毒仍会卷土重来。因此不能将高危行为和特定人群混为一谈，而是应当建立健全艾滋病管理相关法律法规对行为予以修正和控制。

法律法规的缺失和不完善还表现在以下几个方面：

（1）缺少专门的《艾滋病防治法》。

（2）在《传染病防治法》中对艾滋病的乙类定位有偏差，新修订的《传染病防治法》将原来艾滋病按照甲类传染病管理改为按照一般乙类传染病管理，而将艾滋病定位为乙类甲等传染病，并不恰当，因为乙类受重视的程度相对比甲类传染病低。据中国性病艾滋病防治协会副会长戴志澄介绍，在1985年至2000年底的15年间，中国累计报告的艾滋病发病人数和死亡人数分别为800例和496例，而2001年和2002年两年合计报告的艾滋病发病人数和死亡人数分别为1 742例和716例，2002年全年报告艾滋病病例数比2001年增长44%。有专家警告，如果不采取有效措施，2010年，中国的艾滋病感染者将达到1 000万。[①] 从以上数据可以看出，艾滋病发病的死亡数已列甲、乙类传染病发病报告死亡数的第三位，超过了乙型肝炎致死的人数。

（3）对故意传播艾滋病刑事立法欠缺。现行《刑法》第三

① http：//www. fx120. net/kuaixun/200503/387456. html. 中国艾滋病现状严峻艾滋病毒感染者约84万。

百六十条规定："明知自己患有梅毒、淋病等严重性病卖淫、嫖娼的，处五年以下有期徒刑、拘役或者管制，并处罚金。"《刑法》对故意传播艾滋病的行为没有规定专门罪名，司法实践是否应根据《刑法》第三百六十条的规定以传播性病罪论处亦不明确，而故意传播艾滋病有许多途径，如有的艾滋病毒/艾滋病患者出于对社会的仇视而向他人扎艾滋针；有的故意与他人发生性行为但并非卖淫嫖娼；有的明知自己是艾滋病毒/艾滋病患者还给他人输血，等等，对这些行为如何定性，刑法并无规定，因此，应及时对《刑法》中的相关条例进行修订。

（4）监督管理机构不力。《艾滋病防治条例》第四条规定："县级以上人民政府统一领导艾滋病防治工作，建立健全艾滋病防治工作协调机制和工作责任制，对有关部门承担的艾滋病防治工作进行考核、监督。"由于艾滋病防治工作是由人民政府的相关部门负责的，而考核、监督工作也由政府部门来完成，这就造成政府和相关部门既是运动员又是裁判员的状况，不能很好地履行监管职责。因此，考核、监督工作应改为由县级以上人民政府和人民代表大会常务委员会来做，以避免监管不力的问题。

（5）没有明确民间组织在预防艾滋病中的作用。法律法规未能明确和鼓励发挥民间组织的作用，如《艾滋病防治条例》规定："国家鼓励和支持工会、共产主义青年团、妇女联合会、红十字会等团体协助各级人民政府开展艾滋病防治工作。"然而这些机构都是官方机构，并不是真正的民间组织。而民间组织在艾滋病的防治工作中，发挥着重要的作用，所以应该用法律形式给予明确的鼓励和支持。

（6）对因艾滋病引起的民事纠纷、赔偿等问题法律法规还是空白。

二、部分法规带有对艾滋病人的歧视倾向

在就业、公共场所、生育和婚姻等方面应怎样对待艾滋病毒/艾滋病患者？这涉及法律应当解决的公共福利和个人权利的问题。中国的法律和伦理道德历来强调公领域的重要性，强调集体利益而忽视个体基本的人身自由和权利，这造成了对基本人权的忽视。在艾滋病毒/艾滋病患者正常生活，其行为没有触犯法律的情况下，我们能不能以公共利益的名义限制他们的基本生产和生活呢？它涉及艾滋病毒/艾滋病患者包括就业、生育和婚姻等方面的一些基本权利问题，我国法律法规虽然承认和保护艾滋病毒/艾滋病患者的人权和隐私权，保护他们的合法权利，规定不能歧视他们，如《艾滋病防治条例》第三十九条第二款指出："未经本人或者其监护人同意，任何单位或者个人不得公开艾滋病病毒感染者、艾滋病病人及其家属的姓名、住址、工作单位、肖像、病史资料以及其他可能推断出其具体身份的信息。"《艾滋病防治条例》还规定了患者的平等就业权，保护他们的生存权、子女受教育权、就医权等各项权利。但由于法律法规缺少违反规定的相关责任条款，使对艾滋病毒/艾滋病患者的法律保护最终成为一纸空文。事实上，整个社会环境默许对艾滋病患者的区别对待，许多人漠视、谴责甚至默认在一定意义上对这一特殊人群的惩罚。一些地方还作了带有歧视性的规定，比如规定艾滋病毒/艾滋病患者不能平等就业、不能婚育等。法律保护的缺失导致艾滋病毒/艾滋病患者失去工作、婚育受到干涉的情况和诉讼屡见不鲜。因此，法律应当在维护公共权利和艾滋病私人权利之间寻求利益平衡，加强法律对人权的保护，使人们在理解和认识法律的本质、意义和艾滋病病人的情况下，自觉消除对艾滋病毒/艾滋病患者的歧视，从而真正营造出有利于艾滋病预防和控制的宽松的人文社会环境。

三、法律条文不细化

目前，艾滋病预防控制法律法规规定内容过粗，在实践中不易操作。如《艾滋病防治条例》（以下简称《条例》）中明确了对艾滋病病人不得歧视，但未对歧视行为进行具体界定，实践中何谓“歧视”不好判断，就算判断出已经构成“歧视”也无法处罚。又如《条例》规定有关组织要在艾滋病防治当中承担相应责任，但“有关组织”具体指什么组织？是指工会、妇联、共青团，还是指民间组织？“相应责任”具体应该是什么责任？《条例》还规定，公共场所的服务人员应当依照《公共场所卫生管理条例》的规定，定期进行相关健康检查，取得健康合格证明；经营者应当查验其健康合格证明，不得允许未取得健康合格证明的人员从事服务工作。这里所说的“健康检查”是常规体检还是必须包括艾滋病筛查？法律条文中类似以上情形的还很多。因此，应进一步明确现行艾滋病防治法律法规的具体概念。

四、法律冲突明显

早在2002年，法律学者李楯在其报告中就指出，妨碍艾滋病防治的法律法规或者相互矛盾的有200多处，艾滋病防治法律法规与现有法律之间的冲突凸现出来。如《艾滋病防治条例》明确提出不得歧视艾滋病毒/艾滋病患者，但现有法律中对艾滋病毒/艾滋病患者的歧视性规定还有不少，如《警察法》规定艾滋病毒/艾滋病患者不能录用为警察，《公务员条例》规定艾滋病毒/艾滋病患者不能被录用为公务员等。又如《艾滋病防治条例》明确艾滋病毒/艾滋病患者有婚姻权利，而现行的《母婴保健法》依然规定，登记结婚要接受婚前体检，若被检查出相关传染病则在传染期内不得结婚。《艾滋病防治条例》是一部行政法规，是国务院依据宪法和法律制定的有关国家行政管理的规范性文件，效力低于宪法和法律。也就是说，《条例》如果和其他法律相违背，那么应该以效力更高的法律为准，这一点就决定了《条例》还无法解决其他法律遗留的问题。因此，应当修正现行法律以减少冲突和矛盾。

五、缺少对“干预措施”的法律规定

当前国际社会通行的艾滋病防治策略是，直接针对高危行为的“干预措施”和针对更广泛人群的宣传教育。高危行为指的是吸毒、卖淫等行为，一种“干预措施”是针具交换（政府为静脉吸毒者提供清洁针具，换回已用过的针具）、美沙酮替代疗法。目前，针具交换和美沙酮替代疗法已被许多国家实践证明是遏制艾滋病的有效方法；另一项重要“干预措施”是推广100%使用安全套。全球70%的艾滋病病毒感染者是经性途径感染艾滋病病毒的。目前经性途径传播艾滋病在我国已呈现出上升的趋势，1997年到2001年我国艾滋病病毒感染者的年平均上升幅度是40%，而经性途径感染艾滋病病毒的上升幅度已达51%。推广100%使用安全套项目，已被世界各国实践证明是行之有效的。[①] 据悉，重庆市也已经启动了100%使用安全套项目。推广100%使用安全套，绝不是对卖淫嫖娼行为的纵容，其目的是防止艾滋病病毒通过性途径传播。因此，全国人大常委会应立法增加预防艾滋病“干预措施”，如增加针具交换、美沙酮替代法和推广100%使用安全套的内容。

六、缺少对职业暴露的法律规定

医护人员和职业警察在履行职责过程中有职业暴露的危险，

---

① http：//chinalawlib. com/93132453. html. 艾滋病预防控制应解决的两个法律问题。

现阶段职业警察在执法过程中感染艾滋病的情形越来越严重，而现有法律对职业暴露的安全防护、社会福利等方面都是空白，这使得职业暴露者由于畏惧感染而无法认真履职，因此，应通过法律手段来保护医护人员和职业警察的人身安全，以减少职业暴露危险。

七、艾滋病立法缺少透明度

"不是每一个人都可以影响一部法律的产生，但每一个人都应该有表达个人意志的通道。""涉及重大问题和群众切身利益的立法，要举行立法听证会，听取各方意见。"在国外，一部法律，从倡议、听证到政策合法化，重点是在使政策合法化的环节，途径是通过公开辩论。我们应当看到由于艾滋病防治立法一些重要环节的缺失，使现有立法在缺乏科学性、前瞻性的同时，甚至会产生一定的负面影响，民众也感到茫然，各阶层利益平衡不当的立法，不仅浪费时间和人力，还会导致法律难以推行。建立听证、社会公示等制度在于让各方的声音能够表达，使立法具有透明性和公正性。因此，今后的艾滋病防治立法应更注重透明度，只有科学化、民主化的立法，才能促使人们更好地遵守。

第三节　艾滋病预防控制与相关法律问题研究

一、艾滋病与刑法

（一）艾滋病毒/艾滋病患者犯罪问题

目前，艾滋病毒/艾滋病患者违法犯罪大体可分为两种类型：一是故意传染艾滋病，即恶意传播艾滋病，另一种是过失传染艾滋病。

就故意传染艾滋病而言，传播的方式和类型主要有：

(1) 性传播。明知或应当知道自己是艾滋病患者/感染者，还主动与他人发生性行为，意图将艾滋病传染给他人。

(2) 血液传播。明知自己或应当知道自己是艾滋病患者/感染者，还出卖艾滋血液以故意将艾滋病传染给他人。

(3) 故意咬伤、抓伤。明知自己或应当知道自己是艾滋病患者/感染者，还用牙齿咬伤他人或用指甲抓伤他人，造成他人轻伤、重伤与致残等。

(4) 明知或应当知道是艾滋病患者/感染者使用过的针头，还故意用来扎伤、刺伤他人，造成他人轻伤、重伤与致残等。

(5) 其他伤害和违法行为，如间接传染、性虐待等。

生命健康权是人的一项最基本的权利，故意传播艾滋病，是一种严重侵犯他人生命健康权，甚至是危害社会公共安全的行为，应该追究行为人的刑事责任，然而我国现行刑法对故意传播艾滋病的人如何适用刑法处罚问题存在法律缺陷。具体表现在：

(1) 罪名含义不清。对以上故意传播艾滋病的行为是否应根据《刑法》第三百六十条的规定“传播性病罪”定罪处罚？现行刑法第三百六十条规定：“明知自己患有梅毒、淋病等严重性病卖淫、嫖娼的，处五年以下有期徒刑、拘役或者管制，并处罚金。”很显然，刑法第三百六十条规定的传播性病罪，是指明知自己患有梅毒、淋病等严重性病而卖淫或嫖娼的行为，而《艾滋病防治条例》性病的范围是“梅毒、淋病等严重性病”，未把更为严重的艾滋病明确加以列举。那么，对故意传播艾滋病的行为是否应以“传播性病罪”定罪呢？从罪名上看不能将故意传播艾滋病的行为以“传播性病罪”定性。一是《刑法》第三百六十条规定的严重性病没有明确列举艾滋病；二是《刑法》第三百六十条规定构成“传播性病罪”的仅限于卖淫、嫖娼行为；三是对以损害他人身体健康为目的，故意传播严重性病，致人伤害甚至死亡的行为，现行《刑法》没有作出相应规定。然而，如果对故意传播艾滋病不追究相应的刑事责任显然违背《刑法》立法宗旨，因为利用致命病毒危害社会和他人的举动既是一种违反伦理道德的行为，更是一种侵害法律权益的行为，因此，应将艾滋病犯罪问题及时纳入《刑法》的调控视野。

（2）构成要件设置不明。故意传播性病罪就主体而言是具有行为能力的自然人，就侵犯的客体而言他人的身体健康和社会治安管理秩序，其中主要是社会治安管理秩序。而故意传播艾滋病侵犯的客体却是他人的生命安全乃至公共安全。因为艾滋病目前尚属“绝症”，无法医治，所以如果侵犯的对象是特定的，实质上就是侵犯了他人的生命健康，与故意杀人无异，如果艾滋病患者把艾滋病病毒故意传染给不特定的多数人，如捐卖带艾滋病毒的血液，其行为和投毒一样，所侵犯的就不仅是某个人的生命安全，而是社会公共安全。根据《刑法》犯罪客体决定犯罪的性质，这两类行为侵犯的客体不同，因而其行为的性质也完全不同，在没有明确罪名的情形下是否可以用故意杀人罪和危害公共安全罪进行定罪量刑值得商榷。从行为的方式来看，传播性病罪须以严重性病患者实施卖淫、嫖娼行为为要件，把不是卖淫、嫖娼而传播性病的其他行为全部排除在该罪之外。而故意传播艾滋病的方式除了卖淫、嫖娼以外，还可以有多种行为方式，如捐卖血液、血制品，将已被艾滋病毒感染的注射针头任由他人使用等，以这些方式传播艾滋病危害丝毫不逊于卖淫、嫖娼行为，甚至造成的后果更为严重，如将故意传播艾滋病的行为仅限于卖淫、嫖娼，显然不利于打击和防治以其他方式传播艾滋病的行为。从处罚的角度看，按《刑法》第三百六十条的规定，对故意传播性病罪的处罚是处五年以下有期徒刑、拘役或管制，并处5 000元以下罚金。这种处罚与传播梅毒、淋病行为的社会危害性是相当的，符合罪刑相当的原则。但故意传播艾滋病对人和社会的危害远远大于梅毒、淋病等传统性病，如对其也按新《刑法》第三百六十条的规定予以定罪处罚，显然有失公正，与罪刑相适应原则不符。

很显然，把故意传播艾滋病的行为定为故意传播性病罪，是不适当的，目前国外有70多个国家通过了立法追究故意将艾滋病毒传染给他人者的刑事责任，而没有一个国家是以传播性病罪予以定罪的。因此，《刑法》应针对故意传播艾滋病毒的违法犯罪行为特点，明确故意传播艾滋病的罪名及构成要件，以加强对故意传播艾滋病病毒的违法犯罪行为的惩处。

（二）艾滋病毒/艾滋病患者违法问题

实施故意传播艾滋病的违法行为若达不到刑法惩治程度，是否能够依据《治安管理处罚法》予以处罚?《中华人民共和国治安管理处罚法》第二条规定：“扰乱公共秩序，妨害公共安全，侵犯人身权利、财产权利，妨害社会管理，具有社会危害性，依照《中华人民共和国刑法》的规定构成犯罪的，依法追究刑事责任；尚不够刑事处罚的，由公安机关依照本法给予治安管理处罚。”第八条规定：“违反治安管理的行为对他人造成损害的，行为人或者其监护人应当依法承担民事责任。”《治安管理处罚法》对故意传播艾滋病的违法行为给予何种治安处罚并未规定。司法实践中公安机关对故意传播艾滋病的违法行为由于缺少法律依据对违法者并不予以处罚，这实际上严重威胁了他人的生命健康和社会的公共安全。因此，对故意传播艾滋病的违法行为未规定治安处罚的立法缺陷是明显的，应当予以补正。

（三）对艾滋病毒/艾滋病犯人关押与收监问题

随着艾滋病毒/艾滋病患者在我国逐年增多，对艾滋病毒/艾滋病患者犯罪无从监管的问题，已经发展成一个严重的社会问题。《中华人民共和国看守所条例》第十条规定：“看守所收押人犯，应当进行健康检查，有下列情形之一的，不予收押：

(一)患有精神病或者急性传染病的;(二)患有其他严重疾病,在羁押中可能发生生命危险或者生活不能自理的,但是罪大恶极不羁押对社会有危险性的除外;根据《中华人民共和国看守所条例》看守所收押人犯,应当进行健康检查,患有精神病或者急性传染病的不予收押。"《中华人民共和国监狱法》第十七条规定:"监狱应当对交付执行刑罚的罪犯进行身体检查。经检查,被判处无期徒刑、有期徒刑的罪犯有下列情形之一的,可以暂不收监:(一)有严重疾病需要保外就医的;(二)怀孕或者正哺乳自己婴儿的妇女。对前款所列暂不收监的罪犯,应当由交付执行人民法院决定暂予监外执行。"第三十九条规定:"监狱对成年男犯、女犯和未成年犯实行分开关押和管理,对未成年犯和女犯的改造,应当照顾其生理、心理特点。监狱根据罪犯的犯罪类型、刑罚种类、刑期、改造表现等情况,对罪犯实行分别关押,采取不同方式管理。"

艾滋病是一种传染病,为了防止群体感染,对患者的关押更需要较为特殊的场所。虽然《监狱法》对艾滋病患者是否属于需要保外就医的严重疾病并未明确规定,但由于对艾滋病毒/艾滋病患者的关押条件要求较高,而监狱的资金有限,并没有建立对艾滋病毒/艾滋病患者隔离关押的条件。司法实践中对于被抓捕的艾滋病犯罪嫌疑人,因为是艾滋病毒/艾滋病患者,所以出现看守所不收、劳改场所不收、监狱不收的局面,警察终究无法处置,只有在防疫部门确认以后将其释放,执法机关抓了又放,放了再抓,形成恶性循环。《楚天都市报》曾有报道,武汉一男子在街头持刀抢劫,警察却不得不将其放走,因为他是艾滋病患者。当地警察说,抓他和放他,已是家常便饭,"真不知道该怎么管他"。2008 年 3 月,杭州警方在一次反扒活动中抓获 10 名犯罪嫌疑人,其中有 5 人是艾滋病感染者,对这 5 人警方当晚无奈释放。由于无法关押等问题导致无法及时、有力地打击艾滋病犯罪嫌疑人，使他们逍遥法外，如果大量艾滋病犯罪嫌疑人游离于法网之外，不但会导致犯罪的放纵，而且将对社会公共安全造成巨大威胁。这些人将艾滋病作为“护身符”，经常恐吓、威胁他人和警察，如拿着带血针头抗拒抓捕，抗拒执法使法律的尊严受到严重挑战。由于艾滋病嫌疑人属于双重身份，一方面是需要救治的病人，另一方面是犯罪嫌疑人。因此，对他们若采取隔离的方式，是否会涉及对艾滋病人的歧视？同时会造成他们的隐私暴露，以至影响他们今后的生活？若不实行“隔离”关押，又怎样处理好他们与其他犯罪嫌疑人的关系，确保他人的人身安全，这些都是立法中应慎重解决的问题。

二、艾滋病与行政法

目前，对各地艾滋病毒/艾滋病者的监测是由卫生防疫部门进行的，行政部门越来越多地参与到对艾滋病的管理、控制、安抚与治疗之中，但现在关于艾滋病管理的行政立法却不完善。如何完善行政法律、法规，明确对艾滋病的行政管理主体、管理权限、管理程序以及相应的法律责任问题，是摆在行政部门面前刻不容缓的任务。同时，为了有效地预防艾滋病病毒的继续传播与蔓延，如何运用行政权力整治高危地带、控制高危行为，如对娱乐场所的整治、吸毒贩毒的打击、献血供血的规范、婚姻生育的检查以及教育行政部门对健康教育的管理，等等，是行政机关面临的一大现实问题，亟待加以研究。

三、艾滋病与民法

艾滋病涉及的民事问题主要是生命健康权、知情权与隐私以及民事权利受到侵害引起的民事赔偿等问题。

（一）艾滋病检测和治疗中的知情权与隐私保护

由于艾滋病无法治愈的特点，艾滋病的预防和干预工作就成为遏制艾滋病不断蔓延的一个重要手段，而要进行有效的预防和干预，首先需要检测，应该对哪些人群进行检测？抽样的依据是什么？是自愿检测还是强制性检测？是样本抽样检测还是全民检测？单位在招聘职员时有没有权力对应聘者进行艾滋病检测？从民法的角度来说，检测会不会导致对艾滋病患者或感染者隐私权的侵犯？对他们患艾滋病病情的暴露会不会带来歧视和伤害？如何在检测中遵循民法的基本原则，尊重艾滋病患者的隐私权、知情权是艾滋病问题在民事法律领域要解决的重要问题。

根据中国目前的《艾滋病防治条例》，我国实行自愿咨询和检测制度。各地疾控中心都有咨询检测点，有意愿检测的公民到这些定点机构检测是完全免费的，同时可以匿名，目前快速检测只要 20 分钟左右就可知道结果。[①] 对艾滋病患者的检测，首先应当征得艾滋病患者的知情同意，知情同意是现代科研领域的一个普遍的伦理原则，它是指在以人为对象的试验中，研究者必须获得研究对象即参与者的同意，使参与者获得了关于该活动的所有必要的真实信息，并充分理解了这些信息后，在没有强迫、不正当压力和引诱的情况下，自愿作出是否参与检测试验的决定。

由于艾滋病不是普通疾病，它不仅会传染，而且涉及人们的伦理道德观念。因此，在艾滋病试验过程中，研究者应当尊重艾滋病患者的知情权和隐私权，在知情权上表现为要对艾滋病患者详细描述检测的目的和内容、检测会给对方带来的可预见风险和利益；在隐私权上，要采取必要的保密措施和对造成意外伤害的赔偿办法等；如果没有完善的保密机制，造成对艾滋病患者隐私权的侵犯，会导致对艾滋病患者和感染者普遍的歧视，对他们的家庭经济、正常生产和生活会带来毁灭性的影响。因此，应当充

① http://www.hivvv.com/DbToFile/20071222201342145.html. 专家估计中国约有 70% 艾滋病患者未参加检测。

分尊重艾滋病患者的知情权和隐私权。

值得注意的是，不仅在艾滋病的检测活动中需要注意对艾滋病毒/艾滋病患者隐私权和知情权的保护，在艾滋病的治疗过程中同样需要。在治疗中，一般要求医生实事求是地向艾滋病就诊者介绍其病情，提供治疗方案，比如疗效、费用、潜在的危险等，以便艾滋病患者或感染者作出自己的选择。在现实生活中，对已检测出的患者或感染者隐私权的尊重，是否意味着只能将艾滋病患病病情告诉其本人，告诉其家人是否是对艾滋病患者隐私权的侵犯问题还有待于进一步研究。

（二）民事赔偿制度欠缺

民事赔偿是一种救济措施，目的是进一步弥补被害人的物质损失，减轻被害人的负担。对于一般的民事赔偿，通常由当事人自己提出，刑事案件的民事赔偿，也通常由被害人决定是否提起刑事附带民事诉讼。但感染艾滋病病毒的当事人或被害人为了治疗需要昂贵的医疗费，受到的精神损害也是极为巨大的，而对于艾滋病损害赔偿数额，司法实践中是难以确定的。在当前的民事立法中并没有关于艾滋病精神损害赔偿的规定，人民法院在审理艾滋病感染的民事侵权案件中，由于没有立法依据拥有较大的自由裁量权，而对艾滋病毒/艾滋病患者提出的精神损害赔偿往往不予支持，这使得艾滋病毒/艾滋病患者得不到及时、充分的民事司法救济。同样在刑事案件中，对于犯罪导致的被害人感染艾滋病是否提出刑事附带民事诉讼的损害赔偿问题也通常由被害人自己决定，检察机关不予干预，因犯罪感染艾滋病的被害人也得不到相应的民事救济。因此，在被害人感染艾滋病的刑事附带民事赔偿问题上，魏东、刘沛谞等学者主张检察院主动干预的观点，他们认为，就一般法理而言，民事赔偿之诉具有与公诉程序截然不同的自治性与自决性，让检察机关代为要求并强制执行刑事附带民事诉讼没有考虑当事人的意愿，且违背了诉讼的基本原理，是不可取的，但感染病毒的被害人为了延续存活期必须采用昂贵的“鸡尾酒疗法”，其代价往往令被害人及其家庭难以为继，且任何治疗的延滞都对被害人的权益不利。因此，应从被害人角度出发，如果被害人没有提起刑事附带民事赔偿，检察机关在提起公诉时都有向被害人建议的义务。

四、艾滋病与《婚姻法》

对艾滋病人的结婚问题，有几种不同的观点：一是赞成艾滋病患者结婚。该观点认为《婚姻法》规定，只有“患有医学上不适合结婚的疾病”的人才不能结婚，艾滋病毒感染者和艾滋病不是我国法律禁止结婚的病种，同时禁止艾滋病毒/艾滋病患者结婚，是一种歧视行为。《婚前保健工作规范（修订)》也规定：“若受检者坚持结婚，应充分尊重受检双方的意愿，注明‘建议采取医学措施，尊重受检者意愿’”，因此，在结婚前得知感染艾滋病毒的一方必须让对方知道自己是艾滋病患者或感染者，同时作出选择，只要双方愿意并保证采取防止对方被传染的相应措施，就应当让他们结婚。这也是尊重人权的表现。另一种观点则是反对艾滋病患者结婚，这种观点的支持者较多，他们认为艾滋病是一种严重的传染病，结婚很容易扩大艾滋病的传播范围，所以反对艾滋病患者结婚。第三种观点既不禁止也不提倡。他们认为从医学角度看，艾滋病患者结婚不利于控制疾病传染，这样的家庭也会因种种矛盾不会长久。因此，主张与艾滋病人相互做好朋友，但并不提倡、鼓励结婚。第四种观点认为，隐瞒艾滋病史结婚违法。该观点认为，如果艾滋病患者或感染者隐瞒了自己的艾滋病史与他人结婚的，在法律上应当视其为无效婚姻。艾滋病患者或感染者的配偶在得知实情后要与艾滋病患者或感染者离婚的，法院应当宣告婚姻无效，同时艾滋病患者或感染者还应承担必要的民事赔偿责任。如果艾滋病患者或感染者恶意与他人结婚，并给他人的健康造成严重危害的，应当依据《刑法》的规定，处以相应的刑罚。

《婚姻法》第七条规定："有下列情形之一的，禁止结婚"，其中第二款为"患有医学上认为不应当结婚的疾病。"《婚姻登记管理条例》第十二条第五款也规定："患有法律规定禁止结婚或者暂缓结婚的疾病的。"卫生部 1986 年公布的《异常情况分类指导标准》中对结婚登记作了四种限制，分别为不许结婚、暂缓结婚、可以结婚但不许生育、可以结婚生育但需限制生育性别，其中关于暂缓结婚的具体规定是："性病、麻风病未治愈者，精神分裂症、躁狂抑郁症和其他精神病在发病期间的，传染病在隔离期间的。"《母婴保健法》第八条规定："婚前医学检查包括对下列疾病的检查：（一）严重遗传性疾病；（二）指定传染病；（三）有关精神病。"第三十八条规定："指定传染病，是指《中华人民共和国传染病防治法》中规定的艾滋病、淋病、梅毒、麻风病以及医学上认为影响结婚和生育的其他传染病。"第九条规定："经婚前医学检查，对患指定传染病在传染期内或者有关精神病在发病期内的，医师应当提出医学意见；准备结婚的男女双方应当暂缓结婚。"从上述法规的内容看，艾滋病毒/艾滋病患者在法律上已被列入暂缓结婚的范畴，但鉴于艾滋病在当前的不可治愈性，以及感染者终身携带病毒的特性，实际在法律层面上已属于不许结婚的范围。然而，根据卫生部 1999 年发布的《对艾滋病病毒感染者和艾滋病病人管理意见》规定："艾滋病病人应暂缓结婚，艾滋病病毒感染者如申请结婚，应接受医学咨询。"根据此规定，现实生活中出现艾滋病病毒感染者与健康人结婚的事例，这样的规定其实是与《母婴保健法》等法规相冲突的。因此，应该对《婚姻法》、《传染病防治法》和《母婴保健法》的有关条款进行修改，对艾滋病作出特别规定，应避免法律、法规和行政规章模糊和冲突矛盾的现象出现。

五、艾滋病与《保险法》

一直以来艾滋病都被保险拒之门外，资料显示，最早尝试保险的是太平洋人寿保险公司南京分公司，该公司推出两种重大疾病保险，将艾滋病纳入保障范围，这是艾滋病首次纳入国内商业保险的范畴。

目前，针对艾滋病保险问题有学者提出不同的观点：第一种观点认为应当给艾滋病上商业保险。该观点认为现阶段一些商业保险公司对艾滋病、艾滋病病毒感染者不负保险金给付责任。与之并列的是战争、军事行动、暴乱及武装叛乱、核爆炸、核辐射或核污染引起的重大疾病或重大手术等。如平安意外伤害保险条款（平保发〔2002〕133 号，2002 年 6 月经保监会核准备案）中第四条责任免除中规定：因下列情形之一，造成被保险人身故、伤残的，本公司不负给付保险金责任："被保险人患艾滋病（AIDS）或感染艾滋病毒（HIV 呈阳性）期间……"。商业保险公司将艾滋病和战争、军事行动并列在一起，列为免责条款，即对于艾滋病或感染艾滋病病毒期间所患疾病不承担给付保险金责任，这对于艾滋病人是不公正的。为了保障艾滋病感染者享有公民依法享有的权利和社会福利，政府应该规定保险涉及艾滋病的免责条款无效。第二种观点建议将艾滋病治疗药物纳入医疗保险范围。该观点认为，艾滋病治疗的医疗费巨大，而艾滋病人随着病情的发展，又会逐渐丧失劳动能力，失去经济来源后他们将无法生存，因此建议"将《国家基本医疗保险和工伤保险药品目录》中的抗艾滋病病毒治疗的基本药物和治疗艾滋病机会性感染、并发症的药物纳入基本医疗保险范围"，适当减少患者和感染者负担。第三种观点认为应当将艾滋病感染者纳入疾病保险的范畴。他们认为艾滋病既然属于严重的传染病，社会就应当承担个体感染艾滋病病毒而所需医疗服务的风险，只有这样，才能使艾滋病患者和感染者得到必要的医疗卫生服务，有效控制艾滋病的蔓延。

尽管艾滋病和其他疾病相比较，有医疗成本高、治愈率低以及感染途径与社会伦理道德，甚至法律相违背等特殊性，但艾滋病既然属于一种疾病，为了保障患者的健康权益，患者就应该享有从社会获得救助的权利。从个体角度来看，个体一旦感染了艾滋病，所花费的医药费是巨额的，个人往往无法支撑，而且治疗效果又极其有限，因而艾滋病感染者渴望得到来自社会的支持与资助。准许对艾滋病进行保险可以给予他们在治疗上的资金支援，对治疗和控制艾滋病有积极作用。从公众角度来看，在对艾滋病患者和感染者进行教育、预防和治疗的过程中，以医务工作者为主体的广大志愿者经常面临感染艾滋病病毒的危险，而这些志愿工作对在世界范围内控制艾滋病的蔓延是必要的，如果这种风险由个人承担有违社会公平。因此，应当将艾滋病纳入商业保险的范围。

目前，人们已逐渐认识到，对艾滋病毒/艾滋病患者的歧视不利于预防和控制艾滋病的传播，反而会造成社会对艾滋病的恐慌，成为引起社会不安定的因素。我国是社会主义国家，健全的社会保障体系是广大劳动者所期望的，艾滋病患者和感染者通过社会保险获得救济是可能的，也是完全能够实现的。

第四节　艾滋病立法完善

艾滋病问题，不是一个孤立的社会问题，它与社会的经济、文化、道德等息息相关，我们应该在全面考察艾滋病的社会、经济、文化等因素的基础上，将与之相关的所有问题提出来，引起社会各界的广泛讨论，在争论的基础上达成共识，积极稳妥地推进相关政策和立法的改革。

一、改变立法理念

生存权是维持人的生存所必不可少的权利，由于艾滋病毒的影响，艾滋病毒/艾滋病患者的一系列生存权利受到严重挑战，对其生存权利的救助也就成为该制度立法理念之一；公平正义是现代法律的基本原则，体现了对人类自身的关怀。因此，在艾滋病立法既要注意对艾滋病毒/艾滋病患者生存权的保护，又要体现社会的公平正义，要在保障艾滋病毒/艾滋病患者基本人权和尊严的前提下，将社会公正和社会安全理念放在首位，注重社会整体利益的平衡。同时注重科学立法和超前立法，减少法与法之间的冲突和矛盾。在改变艾滋病立法理念中要重视三个问题：一是将艾滋病控制措施建立在公共卫生框架内，不但有可能侵害艾滋病毒/艾滋病患者的人权，增加对艾滋病毒/艾滋病患者的歧视和羞辱，同时也阻碍了一个开放的、值得信任的艾滋病合作预防环境的形成；二是艾滋病立法要重视对吸毒、卖淫的惩罚性法律与对吸毒者和性工作者开展的减少危害的策略不发生冲突；三是艾滋病立法的核心是要建立防治的良好社会协作氛围。

二、完善相关法律法规

（一）完善刑事立法及惩罚制度

在我国制定《艾滋病防治法》条件尚不够成熟时，适时地在“危害公共卫生罪”中增添“艾滋病传播罪”势在必行。法律既要保护感染者的权益，也要保护整个社会的利益。立法范围应该限于故意的行为。其主体是具有刑事行为能力和刑事责任能力的自然人；主观方面只能由故意构成；客体侵害了他人的生命健康权；客观方面实施了故意传播艾滋病的行为。同时应根据传播途径加以具体分析：如果是通过性传播途径故意传播艾滋病的行为，应定为故意传播艾滋病罪，通过血液和血液制品途径故意传播艾滋病的行为应以“以其他危险方法危害公共安全罪”定罪量刑；通过母婴传播途径故意传播艾滋病的行为，在目前阶段尚不负刑事责任。

（二）完善治安管理法和其他刑事立法

治安管理法和相关法规应立法采取措施减少艾滋病病毒在注射吸毒人群中的传播，以及向注射吸毒人群提供与艾滋病有关的关怀和治疗服务。首先，要立法授权开展针具交换项目，认定由哪些人来进行针具交换工作，以及注射针具交换的工作人员、药剂师、医学从业者和真诚促进项目的中间人（例如，志愿合作者或者合伙人，而非供应商）等，并予以大力推广。其次，活动范围应该包括注射针具交换，以及有关的宣传教育，交换地点的宣传（例如，流动服务的地名册），以及鼓励更安全的注射行为。再次，公安民警在与毒品有关的刑事行动中，应禁止将供应消毒注射针具的信息作为证据使用，这样，使用者就不会因害怕警察对注射针具交换地点的监测而不敢前往这些地点了。

（三）完善《监狱法》

完善《监狱法》主要解决的是《监狱法》中关于艾滋病囚犯的单独关押问题。实践中，以广州为代表，认为设立专门羁押场所是歧视艾滋病病人的行为。而2004年8月21日通过的《江苏省艾滋病防治条例》则明确规定了“为羁押和被监管人员中的艾滋病病人及病毒感染者设立专门场所”。实际上，在监狱这个封闭、拥挤、暴力的环境中，危险性行为更易滋生。但《监狱法》中是否需要增设对艾滋病患者和感染者单独拘押的场所？由于目前争议较大，立法还需慎重审视。

（四）完善民事立法

完善民事立法主要涉及的是艾滋病病人的人权保护和隐私保护问题。隐私权的保护不但包括尊重生理隐私，即检测的自愿性，还包括与艾滋病相关的个人信息的保密。民事法律应当规定在做艾滋病检测之前要得到艾滋病毒/艾滋病患者的知情同意和采取隐私保护措施，主要涉及知情同意、对个人资料的收集、保密、性伴侣通知等。第一，立法者应以自愿检测为原则，赋予受检人特别知情同意的权利，使人们在接受艾滋病预防治疗检测项目中，感到安全并自愿配合。但是，对血液、人体组织器官捐献的情况，立法应要求强制检测，这也是世界的通例做法。第二，对性伴侣的通知在立法中提倡以病人的自愿通知为原则，同时明确在特定条件下“伙伴通知”的义务及相应的法律责任。第三，立法应准许建立一些自愿咨询检测的服务机构，为公众提供及时的帮助和建议。比如 2004 年 8 月，杭州市成立的全国首个艾滋病自愿咨询检测室，就对艾滋病高危人群提供了有效的服务。

（五）完善社会救助法

艾滋病人社会救助法律制度的完善需要该项制度自身的改进以及和其他相关制度的配合。完善社会救助制度，首先，应从立法上明确救助对象、扩大救助范围。除了艾滋病人外，艾滋病人家属和艾滋病人遗孤都应纳入救助对象之内；除了物质救助外，救助内容还包括医疗救助、心理救助、法律援助和遗孤安置等方面。其次，要建立可持续的筹资机制，以解决救助资金不足的问题，即将艾滋病列入重大疾病保险范畴，降低当事人的风险承担，减轻艾滋病人社会救助过程中的资金压力。

三、增加反歧视立法

歧视是艾滋病这一领域中最显著的违反人权的行为。在 1998 年世界艾滋病日，一位非政府组织志愿者因公开承认自己的艾滋病病毒状况后惨遭杀害。我们应该改变现有法律、法规和政策中那些明确的、带有歧视性的规定，或者是不利于艾滋病防治的规定，并且明确歧视的含义，对严重歧视行为增加相应的制裁条款。涉及的领域包括卫生保健、就业、福利、社会保障、教育培训、体育运动、俱乐部、工会、交通运输的使用、退休金和保险金、服务等方面。法律同时还要赋予艾滋病特殊人群在受到社会歧视和个人歧视时可以采取司法救助的权利。因为，至少在法律层面上他们是平等的。

四、加强多部门合作立法

由于传统因素的影响，许多人认为艾滋病是卫生部门的事情，降低了多部门合作的力度，使得多部门合作工作没有有效开展。为此，有关专家建议将国务院艾滋病性病防治协调会议制度改为“国家艾滋病防治委员会”，由中共中央和国务院直接领导。同时，各省成立相应的艾滋病防治委员会，由党政一把手亲自负责，使各级政府真正把艾滋病防治工作落到实处。实际上，在加强多部门合作方面，首先，应当立法明确各部门在预防和处理艾滋病上的职责。其次，要进行法律政策的调整和制度创新，以提高对社会突发事件的应对和处置能力。以艾滋病相关的贫困问题为例，由于艾滋病夺去的大多是青壮年的生命，使社会上出现了许多隔代家庭、单亲家庭，孤寡老人和孤儿，老人的生活和儿童的教育生存问题，在现有的法律政策框架下，这些状况并不在扶贫之列，也不属于民政部门的救济对象，而他们面临的困境是难以想象的，法律和政策的缺失，使他们得不到有效救济。因此，法律应当作出相应调整，真正发挥职能部门的作用。

完善艾滋病防治立法，体现了对“艾滋人群”的人文关怀。但我们应当看到，法律只能规范人们的行为，并不能根除艾滋病。因为艾滋病的产生常与同性恋、吸毒、性滥交等行为密切相关。因此，在加强对艾滋病立法问题研究的同时，还要关注医学、社会伦理、道德等其他领域，应该动员全社会力量，采用系统工程，辅以法律手段，这样才能有效根除艾滋病。

思考题：

1. 我国艾滋病防治立法经过了哪几个阶段，各个阶段的立法特点是什么？

2. 我国签署《联合国大会关于艾滋病毒/艾滋病问题的承诺宣言》具有哪些实际意义？

3. 我国现有的艾滋病防治立法存在哪些主要缺陷？

附录一：

中华人民共和国禁毒法

（2007年12月29日第十届全国人民代表大会
常务委员会第三十一次会议通过）

第一章　总　则

第一条　为了预防和惩治毒品违法犯罪行为，保护公民身心健康，维护社会秩序，制定本法。

第二条　本法所称毒品，是指鸦片、海洛因、甲基苯丙胺（冰毒）、吗啡、大麻、可卡因，以及国家规定管制的其他能够使人形成瘾癖的麻醉药品和精神药品。

根据医疗、教学、科研的需要，依法可以生产、经营、使用、储存、运输麻醉药品和精神药品。

第三条　禁毒是全社会的共同责任。国家机关、社会团体、企业事业单位以及其他组织和公民，应当依照本法和有关法律的规定，履行禁毒职责或者义务。

第四条　禁毒工作实行预防为主，综合治理，禁种、禁制、禁贩、禁吸并举的方针。

禁毒工作实行政府统一领导，有关部门各负其责，社会广泛参与的工作机制。

第五条　国务院设立国家禁毒委员会，负责组织、协调、指导全国的禁毒工作。

县级以上地方各级人民政府根据禁毒工作的需要，可以设立禁毒委员会，负责组织、协调、指导本行政区域内的禁毒工作。

第六条　县级以上各级人民政府应当将禁毒工作纳入国民经济和社会发展规划，并将禁毒经费列入本级财政预算。

第七条　国家鼓励对禁毒工作的社会捐赠，并依法给予税收优惠。

第八条　国家鼓励开展禁毒科学技术研究，推广先进的缉毒技术、装备和戒毒方法。

第九条　国家鼓励公民举报毒品违法犯罪行为。各级人民政府和有关部门应当对举报人予以保护，对举报有功人员以及在禁毒工作中有突出贡献的单位和个人，给予表彰和奖励。

第十条　国家鼓励志愿人员参与禁毒宣传教育和戒毒社会服务工作。地方各级人民政府应当对志愿人员进行指导、培训，并提供必要的工作条件。

第二章　禁毒宣传教育

第十一条　国家采取各种形式开展全民禁毒宣传教育，普及毒品预防知识，增强公民的禁毒意识，提高公民自觉抵制毒品的能力。

国家鼓励公民组织开展公益性的禁毒宣传活动。

第十二条　各级人民政府应当经常组织开展多种形式的禁毒宣传教育。

工会、共产主义青年团、妇女联合会应当结合各自工作对象的特点，组织开展禁毒宣传教育。

第十三条　教育行政部门、学校应当将禁毒知识纳入教育、教学内容，对学生进行禁毒宣传教育。公安机关、司法行政部门和卫生行政部门应当予以协助。

第十四条 新闻、出版、文化、广播、电影、电视等有关单位，应当有针对性地面向社会进行禁毒宣传教育。

第十五条 飞机场、火车站、长途汽车站、码头以及旅店、娱乐场所等公共场所的经营者、管理者，负责本场所的禁毒宣传教育，落实禁毒防范措施，预防毒品违法犯罪行为在本场所内发生。

第十六条 国家机关、社会团体、企业事业单位以及其他组织，应当加强对本单位人员的禁毒宣传教育。

第十七条 居民委员会、村民委员会应当协助人民政府以及公安机关等部门，加强禁毒宣传教育，落实禁毒防范措施。

第十八条 未成年人的父母或者其他监护人应当对未成年人进行毒品危害的教育，防止其吸食、注射毒品或者进行其他毒品违法犯罪活动。

第三章　毒品管制

第十九条 国家对麻醉药品药用原植物种植实行管制。禁止非法种植罂粟、古柯植物、大麻植物以及国家规定管制的可以用于提炼加工毒品的其他原植物。禁止走私或者非法买卖、运输、携带、持有未经灭活的毒品原植物种子或者幼苗。

地方各级人民政府发现非法种植毒品原植物的，应当立即采取措施予以制止、铲除。村民委员会、居民委员会发现非法种植毒品原植物的，应当及时予以制止、铲除，并向当地公安机关报告。

第二十条 国家确定的麻醉药品药用原植物种植企业，必须按照国家有关规定种植麻醉药品药用原植物。

国家确定的麻醉药品药用原植物种植企业的提取加工场所，以及国家设立的麻醉药品储存仓库，列为国家重点警戒目标。

未经许可，擅自进入国家确定的麻醉药品药用原植物种植企业的提取加工场所或者国家设立的麻醉药品储存仓库等警戒区域的，由警戒人员责令其立即离开；拒不离开的，强行带离现场。

第二十一条　国家对麻醉药品和精神药品实行管制，对麻醉药品和精神药品的实验研究、生产、经营、使用、储存、运输实行许可和查验制度。

国家对易制毒化学品的生产、经营、购买、运输实行许可制度。

禁止非法生产、买卖、运输、储存、提供、持有、使用麻醉药品、精神药品和易制毒化学品。

第二十二条　国家对麻醉药品、精神药品和易制毒化学品的进口、出口实行许可制度。国务院有关部门应当按照规定的职责，对进口、出口麻醉药品、精神药品和易制毒化学品依法进行管理。禁止走私麻醉药品、精神药品和易制毒化学品。

第二十三条　发生麻醉药品、精神药品和易制毒化学品被盗、被抢、丢失或者其他流入非法渠道的情形，案发单位应当立即采取必要的控制措施，并立即向公安机关报告，同时依照规定向有关主管部门报告。

公安机关接到报告后，或者有证据证明麻醉药品、精神药品和易制毒化学品可能流入非法渠道的，应当及时开展调查，并可以对相关单位采取必要的控制措施。药品监督管理部门、卫生行政部门以及其他有关部门应当配合公安机关开展工作。

第二十四条　禁止非法传授麻醉药品、精神药品和易制毒化学品的制造方法。公安机关接到举报或者发现非法传授麻醉药品、精神药品和易制毒化学品制造方法的，应当及时依法查处。

第二十五条　麻醉药品、精神药品和易制毒化学品管理的具体办法，由国务院规定。

第二十六条　公安机关根据查缉毒品的需要，可以在边境地区、交通要道、口岸以及飞机场、火车站、长途汽车站、码头对来往人员、物品、货物以及交通工具进行毒品和易制毒化学品检查，民航、铁路、交通部门应当予以配合。

海关应当依法加强对进出口岸的人员、物品、货物和运输工具的检查，防止走私毒品和易制毒化学品。

邮政企业应当依法加强对邮件的检查，防止邮寄毒品和非法邮寄易制毒化学品。

第二十七条 娱乐场所应当建立巡查制度，发现娱乐场所内有毒品违法犯罪活动的，应当立即向公安机关报告。

第二十八条 对依法查获的毒品，吸食、注射毒品的用具，毒品违法犯罪的非法所得及其收益，以及直接用于实施毒品违法犯罪行为的本人所有的工具、设备、资金，应当收缴，依照规定处理。

第二十九条 反洗钱行政主管部门应当依法加强对可疑毒品犯罪资金的监测。反洗钱行政主管部门和其他依法负有反洗钱监督管理职责的部门、机构发现涉嫌毒品犯罪的资金流动情况，应当及时向侦查机关报告，并配合侦查机关做好侦查、调查工作。

第三十条 国家建立健全毒品监测和禁毒信息系统，开展毒品监测和禁毒信息的收集、分析、使用、交流工作。

第四章 戒毒措施

第三十一条 国家采取各种措施帮助吸毒人员戒除毒瘾，教育和挽救吸毒人员。

吸毒成瘾人员应当进行戒毒治疗。

吸毒成瘾的认定办法，由国务院卫生行政部门、药品监督管理部门、公安部门规定。

第三十二条 公安机关可以对涉嫌吸毒的人员进行必要的检

测，被检测人员应当予以配合；对拒绝接受检测的，经县级以上人民政府公安机关或者其派出机构负责人批准，可以强制检测。

公安机关应当对吸毒人员进行登记。

第三十三条 对吸毒成瘾人员，公安机关可以责令其接受社区戒毒，同时通知吸毒人员户籍所在地或者现居住地的城市街道办事处、乡镇人民政府。社区戒毒的期限为三年。

戒毒人员应当在户籍所在地接受社区戒毒；在户籍所在地以外的现居住地有固定住所的，可以在现居住地接受社区戒毒。

第三十四条 城市街道办事处、乡镇人民政府负责社区戒毒工作。城市街道办事处、乡镇人民政府可以指定有关基层组织，根据戒毒人员本人和家庭情况，与戒毒人员签订社区戒毒协议，落实有针对性的社区戒毒措施。公安机关和司法行政、卫生行政、民政等部门应当对社区戒毒工作提供指导和协助。

城市街道办事处、乡镇人民政府，以及县级人民政府劳动行政部门对无职业且缺乏就业能力的戒毒人员，应当提供必要的职业技能培训、就业指导和就业援助。

第三十五条 接受社区戒毒的戒毒人员应当遵守法律、法规，自觉履行社区戒毒协议，并根据公安机关的要求，定期接受检测。

对违反社区戒毒协议的戒毒人员，参与社区戒毒的工作人员应当进行批评、教育；对严重违反社区戒毒协议或者在社区戒毒期间又吸食、注射毒品的，应当及时向公安机关报告。

第三十六条 吸毒人员可以自行到具有戒毒治疗资质的医疗机构接受戒毒治疗。

设置戒毒医疗机构或者医疗机构从事戒毒治疗业务的，应当符合国务院卫生行政部门规定的条件，报所在地的省、自治区、直辖市人民政府卫生行政部门批准，并报同级公安机关备案。戒毒治疗应当遵守国务院卫生行政部门制定的戒毒治疗规范，接受卫生行政部门的监督检查。

戒毒治疗不得以营利为目的。戒毒治疗的药品、医疗器械和治疗方法不得做广告。戒毒治疗收取费用的，应当按照省、自治区、直辖市人民政府价格主管部门会同卫生行政部门制定的收费标准执行。

第三十七条 医疗机构根据戒毒治疗的需要，可以对接受戒毒治疗的戒毒人员进行身体和所携带物品的检查；对在治疗期间有人身危险的，可以采取必要的临时保护性约束措施。

发现接受戒毒治疗的戒毒人员在治疗期间吸食、注射毒品的，医疗机构应当及时向公安机关报告。

第三十八条 吸毒成瘾人员有下列情形之一的，由县级以上人民政府公安机关作出强制隔离戒毒的决定：

（一）拒绝接受社区戒毒的；

（二）在社区戒毒期间吸食、注射毒品的；

（三）严重违反社区戒毒协议的；

（四）经社区戒毒、强制隔离戒毒后再次吸食、注射毒品的。

对于吸毒成瘾严重，通过社区戒毒难以戒除毒瘾的人员，公安机关可以直接作出强制隔离戒毒的决定。

吸毒成瘾人员自愿接受强制隔离戒毒的，经公安机关同意，可以进入强制隔离戒毒场所戒毒。

第三十九条 怀孕或者正在哺乳自己不满一周岁婴儿的妇女吸毒成瘾的，不适用强制隔离戒毒。不满十六周岁的未成年人吸毒成瘾的，可以不适用强制隔离戒毒。

对依照前款规定不适用强制隔离戒毒的吸毒成瘾人员，依照本法规定进行社区戒毒，由负责社区戒毒工作的城市街道办事处、乡镇人民政府加强帮助、教育和监督，督促落实社区戒毒措施。

第四十条 公安机关对吸毒成瘾人员决定予以强制隔离戒毒的，应当制作强制隔离戒毒决定书，在执行强制隔离戒毒前送达被决定人，并在送达后二十四小时以内通知被决定人的家属、所在单位和户籍所在地公安派出所；被决定人不讲真实姓名、住址，身份不明的，公安机关应当自查清其身份后通知。

被决定人对公安机关作出的强制隔离戒毒决定不服的，可以依法申请行政复议或者提起行政诉讼。

第四十一条 对被决定予以强制隔离戒毒的人员，由作出决定的公安机关送强制隔离戒毒场所执行。

强制隔离戒毒场所的设置、管理体制和经费保障，由国务院规定。

第四十二条 戒毒人员进入强制隔离戒毒场所戒毒时，应当接受对其身体和所携带物品的检查。

第四十三条 强制隔离戒毒场所应当根据戒毒人员吸食、注射毒品的种类及成瘾程度等，对戒毒人员进行有针对性的生理、心理治疗和身体康复训练。

根据戒毒的需要，强制隔离戒毒场所可以组织戒毒人员参加必要的生产劳动，对戒毒人员进行职业技能培训。组织戒毒人员参加生产劳动的，应当支付劳动报酬。

第四十四条 强制隔离戒毒场所应当根据戒毒人员的性别、年龄、患病等情况，对戒毒人员实行分别管理。

强制隔离戒毒场所对有严重残疾或者疾病的戒毒人员，应当给予必要的看护和治疗；对患有传染病的戒毒人员，应当依法采取必要的隔离、治疗措施；对可能发生自伤、自残等情形的戒毒人员，可以采取相应的保护性约束措施。

强制隔离戒毒场所管理人员不得体罚、虐待或者侮辱戒毒人员。

第四十五条 强制隔离戒毒场所应当根据戒毒治疗的需要配

备执业医师。强制隔离戒毒场所的执业医师具有麻醉药品和精神药品处方权的，可以按照有关技术规范对戒毒人员使用麻醉药品、精神药品。

卫生行政部门应当加强对强制隔离戒毒场所执业医师的业务指导和监督管理。

第四十六条 戒毒人员的亲属和所在单位或者就读学校的工作人员，可以按照有关规定探访戒毒人员。戒毒人员经强制隔离戒毒场所批准，可以外出探视配偶、直系亲属。

强制隔离戒毒场所管理人员应当对强制隔离戒毒场所以外的人员交给戒毒人员的物品和邮件进行检查，防止夹带毒品。在检查邮件时，应当依法保护戒毒人员的通信自由和通信秘密。

第四十七条 强制隔离戒毒的期限为二年。

执行强制隔离戒毒一年后，经诊断评估，对于戒毒情况良好的戒毒人员，强制隔离戒毒场所可以提出提前解除强制隔离戒毒的意见，报强制隔离戒毒的决定机关批准。

强制隔离戒毒期满前，经诊断评估，对于需要延长戒毒期限的戒毒人员，由强制隔离戒毒场所提出延长戒毒期限的意见，报强制隔离戒毒的决定机关批准。强制隔离戒毒的期限最长可以延长一年。

第四十八条 对于被解除强制隔离戒毒的人员，强制隔离戒毒的决定机关可以责令其接受不超过三年的社区康复。

社区康复参照本法关于社区戒毒的规定实施。

第四十九条 县级以上地方各级人民政府根据戒毒工作的需要，可以开办戒毒康复场所；对社会力量依法开办的公益性戒毒康复场所应当给予扶持，提供必要的便利和帮助。

戒毒人员可以自愿在戒毒康复场所生活、劳动。戒毒康复场所组织戒毒人员参加生产劳动的，应当参照国家劳动用工制度的规定支付劳动报酬。

第五十条 公安机关、司法行政部门对被依法拘留、逮捕、收监执行刑罚以及被依法采取强制性教育措施的吸毒人员，应当给予必要的戒毒治疗。

第五十一条 省、自治区、直辖市人民政府卫生行政部门会同公安机关、药品监督管理部门依照国家有关规定，根据巩固戒毒成果的需要和本行政区域艾滋病流行情况，可以组织开展戒毒药物维持治疗工作。

第五十二条 戒毒人员在入学、就业、享受社会保障等方面不受歧视。有关部门、组织和人员应当在入学、就业、享受社会保障等方面对戒毒人员给予必要的指导和帮助。

第五章 禁毒国际合作

第五十三条 中华人民共和国根据缔结或者参加的国际条约或者按照对等原则，开展禁毒国际合作。

第五十四条 国家禁毒委员会根据国务院授权，负责组织开展禁毒国际合作，履行国际禁毒公约义务。

第五十五条 涉及追究毒品犯罪的司法协助，由司法机关依照有关法律的规定办理。

第五十六条 国务院有关部门应当按照各自职责，加强与有关国家或者地区执法机关以及国际组织的禁毒情报信息交流，依法开展禁毒执法合作。

经国务院公安部门批准，边境地区县级以上人民政府公安机关可以与有关国家或者地区的执法机关开展执法合作。

第五十七条 通过禁毒国际合作破获毒品犯罪案件的，中华人民共和国政府可以与有关国家分享查获的非法所得、由非法所得获得的收益以及供毒品犯罪使用的财物或者财物变卖所得的款项。

第五十八条 国务院有关部门根据国务院授权，可以通过对外援助等渠道，支持有关国家实施毒品原植物替代种植、发展替代产业。

第六章 法律责任

第五十九条 有下列行为之一，构成犯罪的，依法追究刑事责任；尚不构成犯罪的，依法给予治安管理处罚：

（一）走私、贩卖、运输、制造毒品的；

（二）非法持有毒品的；

（三）非法种植毒品原植物的；

（四）非法买卖、运输、携带、持有未经灭活的毒品原植物种子或者幼苗的；

（五）非法传授麻醉药品、精神药品或者易制毒化学品制造方法的；

（六）强迫、引诱、教唆、欺骗他人吸食、注射毒品的；

（七）向他人提供毒品的。

第六十条 有下列行为之一，构成犯罪的，依法追究刑事责任；尚不构成犯罪的，依法给予治安管理处罚：

（一）包庇走私、贩卖、运输、制造毒品的犯罪分子，以及为犯罪分子窝藏、转移、隐瞒毒品或者犯罪所得财物的；

（二）在公安机关查处毒品违法犯罪活动时为违法犯罪行为人通风报信的；

（三）阻碍依法进行毒品检查的；

（四）隐藏、转移、变卖或者损毁司法机关、行政执法机关依法扣押、查封、冻结的涉及毒品违法犯罪活动的财物的。

第六十一条 容留他人吸食、注射毒品或者介绍买卖毒品，构成犯罪的，依法追究刑事责任；尚不构成犯罪的，由公安机关处十日以上十五日以下拘留，可以并处三千元以下罚款；情节较轻的，处五日以下拘留或者五百元以下罚款。

第六十二条 吸食、注射毒品的，依法给予治安管理处罚。吸毒人员主动到公安机关登记或者到有资质的医疗机构接受戒毒治疗的，不予处罚。

第六十三条 在麻醉药品、精神药品的实验研究、生产、经营、使用、储存、运输、进口、出口以及麻醉药品药用原植物种植活动中，违反国家规定，致使麻醉药品、精神药品或者麻醉药品药用原植物流入非法渠道，构成犯罪的，依法追究刑事责任；尚不构成犯罪的，依照有关法律、行政法规的规定给予处罚。

第六十四条 在易制毒化学品的生产、经营、购买、运输或者进口、出口活动中，违反国家规定，致使易制毒化学品流入非法渠道，构成犯罪的，依法追究刑事责任；尚不构成犯罪的，依照有关法律、行政法规的规定给予处罚。

第六十五条 娱乐场所及其从业人员实施毒品违法犯罪行为，或者为进入娱乐场所的人员实施毒品违法犯罪行为提供条件，构成犯罪的，依法追究刑事责任；尚不构成犯罪的，依照有关法律、行政法规的规定给予处罚。

娱乐场所经营管理人员明知场所内发生聚众吸食、注射毒品或者贩毒活动，不向公安机关报告的，依照前款的规定给予处罚。

第六十六条 未经批准，擅自从事戒毒治疗业务的，由卫生行政部门责令停止违法业务活动，没收违法所得和使用的药品、医疗器械等物品；构成犯罪的，依法追究刑事责任。

第六十七条 戒毒医疗机构发现接受戒毒治疗的戒毒人员在治疗期间吸食、注射毒品，不向公安机关报告的，由卫生行政部门责令改正；情节严重的，责令停业整顿。

第六十八条 强制隔离戒毒场所、医疗机构、医师违反规定使用麻醉药品、精神药品，构成犯罪的，依法追究刑事责任；尚不构成犯罪的，依照有关法律、行政法规的规定给予处罚。

第六十九条 公安机关、司法行政部门或者其他有关主管部门的工作人员在禁毒工作中有下列行为之一，构成犯罪的，依法追究刑事责任；尚不构成犯罪的，依法给予处分：

（一）包庇、纵容毒品违法犯罪人员的；

（二）对戒毒人员有体罚、虐待、侮辱等行为的；

（三）挪用、截留、克扣禁毒经费的；

（四）擅自处分查获的毒品和扣押、查封、冻结的涉及毒品违法犯罪活动的财物的。

第七十条 有关单位及其工作人员在入学、就业、享受社会保障等方面歧视戒毒人员的，由教育行政部门、劳动行政部门责令改正；给当事人造成损失的，依法承担赔偿责任。

第七章 附 则

第七十一条 本法自2008年6月1日起施行。《全国人民代表大会常务委员会关于禁毒的决定》同时废止。

附录二：

娱乐场所管理条例

第一章 总 则

第一条 为了加强对娱乐场所的管理，保障娱乐场所的健康发展，制定本条例。

第二条 本条例所称娱乐场所，是指以营利为目的，并向公众开放、消费者自娱自乐的歌舞、游艺等场所。

第三条 县级以上人民政府文化主管部门负责对娱乐场所日常经营活动的监督管理；县级以上公安部门负责对娱乐场所消防、治安状况的监督管理。

第四条 国家机关及其工作人员不得开办娱乐场所，不得参与或者变相参与娱乐场所的经营活动。与文化主管部门、公安部门的工作人员有夫妻关系、直系血亲关系、三代以内旁系血亲关系以及近姻亲关系的亲属，不得开办娱乐场所，不得参与或者变相参与娱乐场所的经营活动。

第二章 设 立

第五条 有下列情形之一的人员，不得开办娱乐场所或者在娱乐场所内从业：

（一）曾犯有组织、强迫、引诱、容留、介绍卖淫罪，制作、贩卖、传播淫秽物品罪，走私、贩卖、运输、制造毒品罪，强奸罪，强制猥亵、侮辱妇女罪，赌博罪，洗钱罪，组织、领导、参加黑社会性质组织罪的；

（二）因犯罪曾被剥夺政治权利的；

（三）因吸食、注射毒品曾被强制戒毒的；

（四）因卖淫、嫖娼曾被处以行政拘留的。

第六条 外国投资者可以与中国投资者依法设立中外合资经营、中外合作经营的娱乐场所，不得设立外商独资经营的娱乐场所。

第七条 娱乐场所不得设在下列地点：

（一）居民楼、博物馆、图书馆和被核定为文物保护单位的建筑物内；

（二）居民住宅区和学校、医院、机关周围；

（三）车站、机场等人群密集的场所；

（四）建筑物地下一层以下；

（五）与危险化学品仓库毗连的区域。

娱乐场所的边界噪声，应当符合国家规定的环境噪声标准。

第八条 娱乐场所的使用面积，不得低于国务院文化主管部门规定的最低标准；设立含有电子游戏机的游艺娱乐场所，应当符合国务院文化主管部门关于总量和布局的要求。

第九条 设立娱乐场所，应当向所在地县级人民政府文化主管部门提出申请；设立中外合资经营、中外合作经营的娱乐场所，应当向所在地省、自治区、直辖市人民政府文化主管部门提出申请。申请设立娱乐场所，应当提交投资人员、拟任的法定代表人和其他负责人没有本条例第五条规定情形的书面声明。申请人应当对书面声明内容的真实性负责。

受理申请的文化主管部门应当就书面声明向公安部门或者其他有关单位核查，公安部门或者其他有关单位应当予以配合；经核查属实的，文化主管部门应当依据本条例第七条、第八条的规定进行实地检查，作出决定。予以批准的，颁发娱乐经营许可证，并根据国务院文化主管部门的规定核定娱乐场所容纳的消费者数量；不予批准的，应当书面通知申请人并说明理由。

有关法律、行政法规规定需要办理消防、卫生、环境保护等审批手续的，从其规定。

第十条 文化主管部门审批娱乐场所应当举行听证。有关听证的程序，依照《中华人民共和国行政许可法》的规定执行。

第十一条 申请人取得娱乐经营许可证和有关消防、卫生、环境保护的批准文件后，方可到工商行政管理部门依法办理登记手续，领取营业执照。娱乐场所取得营业执照后，应当在15日内向所在地县级公安部门备案。

第十二条 娱乐场所改建、扩建营业场所或者变更场地、主要设施设备、投资人员，或者变更娱乐经营许可证载明的事项的，应当向原发证机关申请重新核发娱乐经营许可证，并向公安部门备案；需要办理变更登记的，应当依法向工商行政管理部门办理变更登记。

第三章 经 营

第十三条 国家倡导弘扬民族优秀文化，禁止娱乐场所内的娱乐活动含有下列内容：

（一）违反宪法确定的基本原则的；

（二）危害国家统一、主权或者领土完整的；

（三）危害国家安全，或者损害国家荣誉、利益的；

（四）煽动民族仇恨、民族歧视，伤害民族感情或者侵害民族风俗、习惯，破坏民族团结的；

（五）违反国家宗教政策，宣扬邪教、迷信的；

（六）宣扬淫秽、赌博、暴力以及与毒品有关的违法犯罪活动，或者教唆犯罪的；

（七）违背社会公德或者民族优秀文化传统的；

（八）侮辱、诽谤他人，侵害他人合法权益的；

（九）法律、行政法规禁止的其他内容。

第十四条 娱乐场所及其从业人员不得实施下列行为，不得为进入娱乐场所的人员实施下列行为提供条件：

（一）贩卖、提供毒品，或者组织、强迫、教唆、引诱、欺骗、容留他人吸食、注射毒品；

（二）组织、强迫、引诱、容留、介绍他人卖淫、嫖娼；

（三）制作、贩卖、传播淫秽物品；

（四）提供或者从事以营利为目的的陪侍；

（五）赌博；

（六）从事邪教、迷信活动；

（七）其他违法犯罪行为。

娱乐场所的从业人员不得吸食、注射毒品，不得卖淫、嫖娼；娱乐场所及其从业人员不得为进入娱乐场所的人员实施上述行为提供条件。

第十五条 歌舞娱乐场所应当按照国务院公安部门的规定在营业场所的出入口、主要通道安装闭路电视监控设备，并应当保证闭路电视监控设备在营业期间正常运行，不得中断。歌舞娱乐场所应当将闭路电视监控录像资料留存30日备查，不得删改或者挪作他用。

第十六条 歌舞娱乐场所的包厢、包间内不得设置隔断，并应当安装展现室内整体环境的透明门窗。包厢、包间的门不得有内锁装置。

第十七条 营业期间，歌舞娱乐场所内亮度不得低于国家规定的标准。

第十八条　娱乐场所使用的音像制品或者电子游戏应当是依法出版、生产或者进口的产品。歌舞娱乐场所播放的曲目和屏幕画面以及游艺娱乐场所的电子游戏机内的游戏项目，不得含有本条例第十三条禁止的内容；歌舞娱乐场所使用的歌曲点播系统不得与境外的曲库联接。

第十九条　游艺娱乐场所不得设置具有赌博功能的电子游戏机机型、机种、电路板等游戏设施设备，不得以现金或者有价证券作为奖品，不得回购奖品。

第二十条　娱乐场所的法定代表人或者主要负责人应当对娱乐场所的消防安全和其他安全负责。娱乐场所应当确保其建筑、设施符合国家安全标准和消防技术规范，定期检查消防设施状况，并及时维护、更新。娱乐场所应当制定安全工作方案和应急疏散预案。

第二十一条　营业期间，娱乐场所应当保证疏散通道和安全出口畅通，不得封堵、锁闭疏散通道和安全出口，不得在疏散通道和安全出口设置栅栏等影响疏散的障碍物。娱乐场所应当在疏散通道和安全出口设置明显指示标志，不得遮挡、覆盖指示标志。

第二十二条　任何人不得非法携带枪支、弹药、管制器具或者携带爆炸性、易燃性、毒害性、放射性、腐蚀性等危险物品和传染病病原体进入娱乐场所。迪斯科舞厅应当配备安全检查设备，对进入营业场所的人员进行安全检查。

第二十三条　歌舞娱乐场所不得接纳未成年人。除国家法定节假日外，游艺娱乐场所设置的电子游戏机不得向未成年人提供。

第二十四条　娱乐场所不得招用未成年人；招用外国人的，应当按照国家有关规定为其办理外国人就业许可证。

第二十五条　娱乐场所应当与从业人员签订文明服务责任

书，并建立从业人员名簿；从业人员名簿应当包括从业人员的真实姓名、居民身份证复印件、外国人就业许可证复印件等内容。

娱乐场所应当建立营业日志，记载营业期间从业人员的工作职责、工作时间、工作地点；营业日志不得删改，并应当留存60日备查。

第二十六条 娱乐场所应当与保安服务企业签订保安服务合同，配备专业保安人员；不得聘用其他人员从事保安工作。

第二十七条 营业期间，娱乐场所的从业人员应当统一着工作服，佩带工作标志并携带居民身份证或者外国人就业许可证。从业人员应当遵守职业道德和卫生规范，诚实守信，礼貌待人，不得侵害消费者的人身和财产权利。

第二十八条 每日凌晨2时至上午8时，娱乐场所不得营业。

第二十九条 娱乐场所提供娱乐服务项目和出售商品，应当明码标价，并向消费者出示价目表；不得强迫、欺骗消费者接受服务、购买商品。

第三十条 娱乐场所应当在营业场所的大厅、包厢、包间内的显著位置悬挂含有禁毒、禁赌、禁止卖淫嫖娼等内容的警示标志、未成年人禁入或者限入标志。标志应当注明公安部门、文化主管部门的举报电话。

第三十一条 娱乐场所应当建立巡查制度，发现娱乐场所内有违法犯罪活动的，应当立即向所在地县级公安部门、县级人民政府文化主管部门报告。

第四章 监督管理

第三十二条 文化主管部门、公安部门和其他有关部门的工作人员依法履行监督检查职责时，有权进入娱乐场所。娱乐场所应当予以配合，不得拒绝、阻挠。文化主管部门、公安部门和其他有关部门的工作人员依法履行监督检查职责时，需要查阅闭路电视监控录像资料、从业人员名簿、营业日志等资料的，娱乐场所应当及时提供。

第三十三条 文化主管部门、公安部门和其他有关部门应当记录监督检查的情况和处理结果。监督检查记录由监督检查人员签字归档。公众有权查阅监督检查记录。

第三十四条 文化主管部门、公安部门和其他有关部门应当建立娱乐场所违法行为警示记录系统；对列入警示记录的娱乐场所，应当及时向社会公布，并加大监督检查力度。

第三十五条 文化主管部门、公安部门和其他有关部门应当建立相互间的信息通报制度，及时通报监督检查情况和处理结果。

第三十六条 任何单位或者个人发现娱乐场所内有违反本条例行为的，有权向文化主管部门、公安部门等有关部门举报。

文化主管部门、公安部门等有关部门接到举报，应当记录，并及时依法调查、处理；对不属于本部门职责范围的，应当及时移送有关部门。

第三十七条 上级人民政府文化主管部门、公安部门在必要时，可以依照本条例的规定调查、处理由下级人民政府文化主管部门、公安部门调查、处理的案件。

下级人民政府文化主管部门、公安部门认为案件重大、复杂的，可以请求移送上级人民政府文化主管部门、公安部门调查、处理。

第三十八条 文化主管部门、公安部门和其他有关部门及其工作人员违反本条例规定的，任何单位或者个人可以向依法有权处理的本级或者上一级机关举报。接到举报的机关应当依法及时调查、处理。

第三十九条 娱乐场所行业协会应当依照章程的规定，制定行业自律规范，加强对会员经营活动的指导、监督。

第五章 法律责任

第四十条 违反本条例规定，擅自从事娱乐场所经营活动的，由工商行政管理部门、文化主管部门依法予以取缔；公安部门在查处治安、刑事案件时，发现擅自从事娱乐场所经营活动的，应当依法予以取缔。

第四十一条 违反本条例规定，以欺骗等不正当手段取得娱乐经营许可证的，由原发证机关撤销娱乐经营许可证。

第四十二条 娱乐场所实施本条例第十四条禁止行为的，由县级公安部门没收违法所得和非法财物，责令停业整顿3个月至6个月；情节严重的，由原发证机关吊销娱乐经营许可证，对直接负责的主管人员和其他直接责任人员处1万元以上2万元以下的罚款。

第四十三条 娱乐场所违反本条例规定，有下列情形之一的，由县级公安部门责令改正，给予警告；情节严重的，责令停业整顿1个月至3个月：

（一）照明设施、包厢、包间的设置以及门窗的使用不符合本条例规定的；

（二）未按照本条例规定安装闭路电视监控设备或者中断使用的；

（三）未按照本条例规定留存监控录像资料或者删改监控录像资料的；

（四）未按照本条例规定配备安全检查设备或者未对进入营业场所的人员进行安全检查的；

（五）未按照本条例规定配备保安人员的。

第四十四条 娱乐场所违反本条例规定，有下列情形之一的，由县级公安部门没收违法所得和非法财物，并处违法所得2倍以上5倍以下的罚款；没有违法所得或者违法所得不足1万元的，并处2万元以上5万元以下的罚款；情节严重的，责令停业整顿1个月至3个月：

（一）设置具有赌博功能的电子游戏机机型、机种、电路板等游戏设施设备的；

（二）以现金、有价证券作为奖品，或者回购奖品的。

第四十五条 娱乐场所指使、纵容从业人员侵害消费者人身权利的，应当依法承担民事责任，并由县级公安部门责令停业整顿1个月至3个月；造成严重后果的，由原发证机关吊销娱乐经营许可证。

第四十六条 娱乐场所取得营业执照后，未按照本条例规定向公安部门备案的，由县级公安部门责令改正，给予警告。

第四十七条 违反本条例规定，有下列情形之一的，由县级人民政府文化主管部门没收违法所得和非法财物，并处违法所得1倍以上3倍以下的罚款；没有违法所得或者违法所得不足1万元的，并处1万元以上3万元以下的罚款；情节严重的，责令停业整顿1个月至6个月：

（一）歌舞娱乐场所的歌曲点播系统与境外的曲库联接的；

（二）歌舞娱乐场所播放的曲目、屏幕画面或者游艺娱乐场所电子游戏机内的游戏项目含有本条例第十三条禁止内容的；

（三）歌舞娱乐场所接纳未成年人的；

（四）游艺娱乐场所设置的电子游戏机在国家法定节假日外向未成年人提供的；

（五）娱乐场所容纳的消费者超过核定人数的。

第四十八条 娱乐场所违反本条例规定，有下列情形之一的，由县级人民政府文化主管部门责令改正，给予警告；情节严重的，责令停业整顿 1 个月至 3 个月：

（一）变更有关事项，未按照本条例规定申请重新核发娱乐经营许可证的；

（二）在本条例规定的禁止营业时间内营业的；

（三）从业人员在营业期间未统一着装并佩带工作标志的。

第四十九条 娱乐场所未按照本条例规定建立从业人员名簿、营业日志，或者发现违法犯罪行为未按照本条例规定报告的，由县级人民政府文化主管部门、县级公安部门依据法定职权责令改正，给予警告；情节严重的，责令停业整顿 1 个月至 3 个月。

第五十条 娱乐场所未按照本条例规定悬挂警示标志、未成年人禁入或者限入标志的，由县级人民政府文化主管部门、县级公安部门依据法定职权责令改正，给予警告。

第五十一条 娱乐场所招用未成年人的，由劳动保障行政部门责令改正，并按照每招用一名未成年人每月处 5 000 元罚款的标准给予处罚。

第五十二条 因擅自从事娱乐场所经营活动被依法取缔的，其投资人员和负责人终身不得投资开办娱乐场所或者担任娱乐场所的法定代表人、负责人。

娱乐场所因违反本条例规定，被吊销或者撤销娱乐经营许可证的，自被吊销或者撤销之日起，其法定代表人、负责人 5 年内不得担任娱乐场所的法定代表人、负责人。

娱乐场所因违反本条例规定，2 年内被处以 3 次警告或者罚款又有违反本条例的行为应受行政处罚的，由县级人民政府文化主管部门、县级公安部门依据法定职权责令停业整顿 3 个月至 6 个月；2 年内被 2 次责令停业整顿又有违反本条例的行为应受行政处罚的，由原发证机关吊销娱乐经营许可证。

第五十三条 娱乐场所违反有关治安管理或者消防管理法

律、行政法规规定的，由公安部门依法予以处罚；构成犯罪的，依法追究刑事责任。

娱乐场所违反有关卫生、环境保护、价格、劳动等法律、行政法规规定的，由有关部门依法予以处罚；构成犯罪的，依法追究刑事责任。

娱乐场所及其从业人员与消费者发生争议的，应当依照消费者权益保护的法律规定解决；造成消费者人身、财产损害的，由娱乐场所依法予以赔偿。

第五十四条　娱乐场所违反本条例规定被吊销或者撤销娱乐经营许可证的，应当依法到工商行政管理部门办理变更登记或者注销登记；逾期不办理的，吊销营业执照。

第五十五条　国家机关及其工作人员开办娱乐场所，参与或者变相参与娱乐场所经营活动的，对直接负责的主管人员和其他直接责任人员依法给予撤职或者开除的行政处分。

文化主管部门、公安部门的工作人员明知其亲属开办娱乐场所或者发现其亲属参与、变相参与娱乐场所的经营活动，不予制止或者制止不力的，依法给予行政处分；情节严重的，依法给予撤职或者开除的行政处分。

第五十六条　文化主管部门、公安部门、工商行政管理部门和其他有关部门的工作人员有下列行为之一的，对直接负责的主管人员和其他直接责任人员依法给予行政处分；构成犯罪的，依法追究刑事责任：

（一）向不符合法定设立条件的单位颁发许可证、批准文件、营业执照的；

（二）不履行监督管理职责，或者发现擅自从事娱乐场所经营活动不依法取缔，或者发现违法行为不依法查处的；

（三）接到对违法行为的举报、通报后不依法查处的；

（四）利用职务之便，索取、收受他人财物或者谋取其他利益的；

（五）利用职务之便，参与、包庇违法行为，或者向有关单位、个人通风报信的；

（六）有其他滥用职权、玩忽职守、徇私舞弊行为的。

第六章　附　则

第五十七条　本条例所称从业人员，包括娱乐场所的管理人员、服务人员、保安人员和在娱乐场所工作的其他人员。

第五十八条　本条例自 2006 年 3 月 1 日起施行。1999 年 3 月 26 日国务院发布的《娱乐场所管理条例》同时废止。

附录三：

中华人民共和国国务院令

第457号

《艾滋病防治条例》已经2006年1月18日国务院第122次常务会议通过，现予公布，自2006年3月1日起施行。

总理　温家宝

二〇〇六年一月二十九日

艾滋病防治条例

第一章　总　则

第一条　为了预防、控制艾滋病的发生与流行，保障人体健康和公共卫生，根据传染病防治法，制定本条例。

第二条　艾滋病防治工作坚持预防为主、防治结合的方针，建立政府组织领导、部门各负其责、全社会共同参与的机制，加强宣传教育，采取行为干预和关怀救助等措施，实行综合防治。

第三条　任何单位和个人不得歧视艾滋病病毒感染者、艾滋病病人及其家属。艾滋病病毒感染者、艾滋病病人及其家属享有的婚姻、就业、就医、入学等合法权益受法律保护。

第四条 县级以上人民政府统一领导艾滋病防治工作，建立健全艾滋病防治工作协调机制和工作责任制，对有关部门承担的艾滋病防治工作进行考核、监督。县级以上人民政府有关部门按照职责分工负责艾滋病防治及其监督管理工作。

第五条 国务院卫生主管部门会同国务院其他有关部门制定国家艾滋病防治规划；县级以上地方人民政府依照本条例规定和国家艾滋病防治规划，制定并组织实施本行政区域的艾滋病防治行动计划。

第六条 国家鼓励和支持工会、共产主义青年团、妇女联合会、红十字会等团体协助各级人民政府开展艾滋病防治工作。

居民委员会和村民委员会应当协助地方各级人民政府和政府有关部门开展有关艾滋病防治的法律、法规、政策和知识的宣传教育，发展有关艾滋病防治的公益事业，做好艾滋病防治工作。

第七条 各级人民政府和政府有关部门应当采取措施，鼓励和支持有关组织和个人依照本条例规定以及国家艾滋病防治规划和艾滋病防治行动计划的要求，参与艾滋病防治工作，对艾滋病防治工作提供捐赠，对有易感染艾滋病病毒危险行为的人群进行行为干预，对艾滋病病毒感染者、艾滋病病人及其家属提供关怀和救助。

第八条 国家鼓励和支持开展与艾滋病预防、诊断、治疗等有关的科学研究，提高艾滋病防治的科学技术水平；鼓励和支持开展传统医药以及传统医药与现代医药相结合防治艾滋病的临床治疗与研究。国家鼓励和支持开展艾滋病防治工作的国际合作与交流。

第九条 县级以上人民政府和政府有关部门对在艾滋病防治工作中做出显著成绩和贡献的单位和个人，给予表彰和奖励。对因参与艾滋病防治工作或者因执行公务感染艾滋病病毒，以及因此致病、丧失劳动能力或者死亡的人员，按照有关规定给予补助、抚恤。

第二章 宣传教育

第十条 地方各级人民政府和政府有关部门应当组织开展艾滋病防治以及关怀和不歧视艾滋病病毒感染者、艾滋病病人及其家属的宣传教育，提倡健康文明的生活方式，营造良好的艾滋病防治的社会环境。

第十一条 地方各级人民政府和政府有关部门应当在车站、码头、机场、公园等公共场所以及旅客列车和从事旅客运输的船舶等公共交通工具显著位置，设置固定的艾滋病防治广告牌或者张贴艾滋病防治公益广告，组织发放艾滋病防治宣传材料。

第十二条 县级以上人民政府卫生主管部门应当加强艾滋病防治的宣传教育工作，对有关部门、组织和个人开展艾滋病防治的宣传教育工作提供技术支持。

医疗卫生机构应当组织工作人员学习有关艾滋病防治的法律、法规、政策和知识；医务人员在开展艾滋病、性病等相关疾病咨询、诊断和治疗过程中，应当对就诊者进行艾滋病防治的宣传教育。

第十三条 县级以上人民政府教育主管部门应当指导、督促高等院校、中等职业学校和普通中学将艾滋病防治知识纳入有关课程，开展有关课外教育活动。高等院校、中等职业学校和普通中学应当组织学生学习艾滋病防治知识。

第十四条 县级以上人民政府人口和计划生育主管部门应当利用计划生育宣传和技术服务网络，组织开展艾滋病防治的宣传教育。计划生育技术服务机构向育龄人群提供计划生育技术服务和生殖健康服务时，应当开展艾滋病防治的宣传教育。

第十五条 县级以上人民政府有关部门和从事劳务中介服务的机构，应当对进城务工人员加强艾滋病防治的宣传教育。

第十六条 出入境检验检疫机构应当在出入境口岸加强艾滋病防治的宣传教育工作，对出入境人员有针对性地提供艾滋病防治咨询和指导。

第十七条 国家鼓励和支持妇女联合会、红十字会开展艾滋病防治的宣传教育，将艾滋病防治的宣传教育纳入妇女儿童工作内容，提高妇女预防艾滋病的意识和能力，组织红十字会会员和红十字会志愿者开展艾滋病防治的宣传教育。

第十八条 地方各级人民政府和政府有关部门应当采取措施，鼓励和支持有关组织和个人对有易感染艾滋病病毒危险行为的人群开展艾滋病防治的咨询、指导和宣传教育。

第十九条 广播、电视、报刊、互联网等新闻媒体应当开展艾滋病防治的公益宣传。

第二十条 机关、团体、企业事业单位、个体经济组织应当组织本单位从业人员学习有关艾滋病防治的法律、法规、政策和知识，支持本单位从业人员参与艾滋病防治的宣传教育活动。

第二十一条 县级以上地方人民政府应当在医疗卫生机构开通艾滋病防治咨询服务电话，向公众提供艾滋病防治咨询服务和指导。

第三章 预防与控制

第二十二条 国家建立健全艾滋病监测网络。

国务院卫生主管部门制定国家艾滋病监测规划和方案。省、自治区、直辖市人民政府卫生主管部门根据国家艾滋病监测规划和方案，制定本行政区域的艾滋病监测计划和工作方案，组织开展艾滋病监测和专题调查，掌握艾滋病疫情变化情况和流行趋势。疾病预防控制机构负责对艾滋病发生、流行以及影响其发生、流行的因素开展监测活动。出入境检验检疫机构负责对出入境人员进行艾滋病监测，并将监测结果及时向卫生主管部门报告。

第二十三条　国家实行艾滋病自愿咨询和自愿检测制度。县级以上地方人民政府卫生主管部门指定的医疗卫生机构，应当按照国务院卫生主管部门会同国务院其他有关部门制定的艾滋病自愿咨询和检测办法，为自愿接受艾滋病咨询、检测的人员免费提供咨询和初筛检测。

第二十四条　国务院卫生主管部门会同国务院其他有关部门根据预防、控制艾滋病的需要，可以规定应当进行艾滋病检测的情形。

第二十五条　省级以上人民政府卫生主管部门根据医疗卫生机构布局和艾滋病流行情况，按照国家有关规定确定承担艾滋病检测工作的实验室。国家出入境检验检疫机构按照国务院卫生主管部门规定的标准和规范，确定承担出入境人员艾滋病检测工作的实验室。

第二十六条　县级以上地方人民政府和政府有关部门应当依照本条例规定，根据本行政区域艾滋病的流行情况，制定措施，鼓励和支持居民委员会、村民委员会以及其他有关组织和个人推广预防艾滋病的行为干预措施，帮助有易感染艾滋病病毒危险行为的人群改变行为。

有关组织和个人对有易感染艾滋病病毒危险行为的人群实施行为干预措施，应当符合本条例的规定以及国家艾滋病防治规划和艾滋病防治行动计划的要求。

第二十七条　县级以上人民政府应当建立艾滋病防治工作与禁毒工作的协调机制，组织有关部门落实针对吸毒人群的艾滋病防治措施。省、自治区、直辖市人民政府卫生、公安和药品监督管理部门应当互相配合，根据本行政区域艾滋病流行和吸毒者的情况，积极稳妥地开展对吸毒成瘾者的药物维持治疗工作，并有计划地实施其他干预措施。

第二十八条 县级以上人民政府卫生、人口和计划生育、工商、药品监督管理、质量监督检验检疫、广播电影电视等部门应当组织推广使用安全套，建立和完善安全套供应网络。

第二十九条 省、自治区、直辖市人民政府确定的公共场所的经营者应当在公共场所内放置安全套或者设置安全套发售设施。

第三十条 公共场所的服务人员应当依照《公共场所卫生管理条例》的规定，定期进行相关健康检查，取得健康合格证明；经营者应当查验其健康合格证明，不得允许未取得健康合格证明的人员从事服务工作。

第三十一条 公安、司法行政机关对被依法逮捕、拘留和在监狱中执行刑罚以及被依法收容教育、强制戒毒和劳动教养的艾滋病病毒感染者和艾滋病病人，应当采取相应的防治措施，防止艾滋病传播。

对公安、司法行政机关依照前款规定采取的防治措施，县级以上地方人民政府应当给予经费保障，疾病预防控制机构应当予以技术指导和配合。

第三十二条 对卫生技术人员和在执行公务中可能感染艾滋病病毒的人员，县级以上人民政府卫生主管部门和其他有关部门应当组织开展艾滋病防治知识和专业技能的培训，有关单位应当采取有效的卫生防护措施和医疗保健措施。

第三十三条 医疗卫生机构和出入境检验检疫机构应当按照国务院卫生主管部门的规定，遵守标准防护原则，严格执行操作规程和消毒管理制度，防止发生艾滋病医院感染和医源性感染。

第三十四条 疾病预防控制机构应当按照属地管理的原则，对艾滋病病毒感染者和艾滋病病人进行医学随访。

第三十五条 血站、单采血浆站应当对采集的人体血液、血浆进行艾滋病检测；不得向医疗机构和血液制品生产单位供应未经艾滋病检测或者艾滋病检测阳性的人体血液、血浆。血液制品生产单位应当在原料血浆投料生产前对每一份血浆进行艾滋病检测；未经艾滋病检测或者艾滋病检测阳性的血浆，不得作为原料血浆投料生产。医疗机构应当对因应急用血而临时采集的血液进行艾滋病检测，对临床用血艾滋病检测结果进行核查；对未经艾滋病检测、核查或者艾滋病检测阳性的血液，不得采集或者使用。

第三十六条 采集或者使用人体组织、器官、细胞、骨髓等的，应当进行艾滋病检测；未经艾滋病检测或者艾滋病检测阳性的，不得采集或者使用。但是，用于艾滋病防治科研、教学的除外。

第三十七条 进口人体血液、血浆、组织、器官、细胞、骨髓等，应当经国务院卫生主管部门批准；进口人体血液制品，应当依照药品管理法的规定，经国务院药品监督管理部门批准，取得进口药品注册证书。经国务院卫生主管部门批准进口的人体血液、血浆、组织、器官、细胞、骨髓等，应当依照国境卫生检疫法律、行政法规的有关规定，接受出入境检验检疫机构的检疫。未经检疫或者检疫不合格的，不得进口。

第三十八条 艾滋病病毒感染者和艾滋病病人应当履行下列义务：

（一）接受疾病预防控制机构或者出入境检验检疫机构的流行病学调查和指导；

（二）将感染或者发病的事实及时告知与其有性关系者；

（三）就医时，将感染或者发病的事实如实告知接诊医生；

（四）采取必要的防护措施，防止感染他人。

艾滋病病毒感染者和艾滋病病人不得以任何方式故意传播艾滋病。

第三十九条 疾病预防控制机构和出入境检验检疫机构进行艾滋病流行病学调查时，被调查单位和个人应当如实提供有关情况。未经本人或者其监护人同意，任何单位或者个人不得公开艾滋病病毒感染者、艾滋病病人及其家属的姓名、住址、工作单位、肖像、病史资料以及其他可能推断出其具体身份的信息。

第四十条 县级以上人民政府卫生主管部门和出入境检验检疫机构可以封存有证据证明可能被艾滋病病毒污染的物品，并予以检验或者进行消毒。经检验，属于被艾滋病病毒污染的物品，应当进行卫生处理或者予以销毁；对未被艾滋病病毒污染的物品或者经消毒后可以使用的物品，应当及时解除封存。

第四章 治疗与救助

第四十一条 医疗机构应当为艾滋病病毒感染者和艾滋病病人提供艾滋病防治咨询、诊断和治疗服务。医疗机构不得因就诊的病人是艾滋病病毒感染者或者艾滋病病人，推诿或者拒绝对其其他疾病进行治疗。

第四十二条 对确诊的艾滋病病毒感染者和艾滋病病人，医疗卫生机构的工作人员应当将其感染或者发病的事实告知本人；本人为无行为能力人或者限制行为能力人的，应当告知其监护人。

第四十三条 医疗卫生机构应当按照国务院卫生主管部门制定的预防艾滋病母婴传播技术指导方案的规定，对孕产妇提供艾滋病防治咨询和检测，对感染艾滋病病毒的孕产妇及其婴儿，提供预防艾滋病母婴传播的咨询、产前指导、阻断、治疗、产后访视、婴儿随访和检测等服务。

第四十四条　县级以上人民政府应当采取下列艾滋病防治关怀、救助措施：

（一）向农村艾滋病病人和城镇经济困难的艾滋病病人免费提供抗艾滋病病毒治疗药品；

（二）对农村和城镇经济困难的艾滋病病毒感染者、艾滋病病人适当减免抗机会性感染治疗药品的费用；

（三）向接受艾滋病咨询、检测的人员免费提供咨询和初筛检测；

（四）向感染艾滋病病毒的孕产妇免费提供预防艾滋病母婴传播的治疗和咨询。

第四十五条　生活困难的艾滋病病人遗留的孤儿和感染艾滋病病毒的未成年人接受义务教育的，应当免收杂费、书本费；接受学前教育和高中阶段教育的，应当减免学费等相关费用。

第四十六条　县级以上地方人民政府应当对生活困难并符合社会救助条件的艾滋病病毒感染者、艾滋病病人及其家属给予生活救助。

第四十七条　县级以上地方人民政府有关部门应当创造条件，扶持有劳动能力的艾滋病病毒感染者和艾滋病病人，从事力所能及的生产和工作。

第五章　保障措施

第四十八条　县级以上人民政府应当将艾滋病防治工作纳入国民经济和社会发展规划，加强和完善艾滋病预防、检测、控制、治疗和救助服务网络的建设，建立健全艾滋病防治专业队伍。

各级人民政府应当根据艾滋病防治工作需要，将艾滋病防治经费列入本级财政预算。

第四十九条 县级以上地方人民政府按照本级政府的职责，负责艾滋病预防、控制、监督工作所需经费。国务院卫生主管部门会同国务院其他有关部门，根据艾滋病流行趋势，确定全国与艾滋病防治相关的宣传、培训、监测、检测、流行病学调查、医疗救治、应急处置以及监督检查等项目。中央财政对在艾滋病流行严重地区和贫困地区实施的艾滋病防治重大项目给予补助。

省、自治区、直辖市人民政府根据本行政区域的艾滋病防治工作需要和艾滋病流行趋势，确定与艾滋病防治相关的项目，并保障项目的实施经费。

第五十条 县级以上人民政府应当根据艾滋病防治工作需要和艾滋病流行趋势，储备抗艾滋病病毒治疗药品、检测试剂和其他物资。

第五十一条 地方各级人民政府应当制定扶持措施，对有关组织和个人开展艾滋病防治活动提供必要的资金支持和便利条件。有关组织和个人参与艾滋病防治公益事业，依法享受税收优惠。

第六章 法律责任

第五十二条 地方各级人民政府未依照本条例规定履行组织、领导、保障艾滋病防治工作职责，或者未采取艾滋病防治和救助措施的，由上级人民政府责令改正，通报批评；造成艾滋病传播、流行或者其他严重后果的，对负有责任的主管人员依法给予行政处分；构成犯罪的，依法追究刑事责任。

第五十三条 县级以上人民政府卫生主管部门违反本条例规定，有下列情形之一的，由本级人民政府或者上级人民政府卫生主管部门责令改正，通报批评；造成艾滋病传播、流行或者其他严重后果的，对负有责任的主管人员和其他直接责任人员依法给予行政处分；构成犯罪的，依法追究刑事责任：

（一）未履行艾滋病防治宣传教育职责的；

（二）对有证据证明可能被艾滋病病毒污染的物品，未采取控制措施的；

（三）其他有关失职、渎职行为。

出入境检验检疫机构有前款规定情形的，由其上级主管部门依照本条规定予以处罚。

第五十四条　县级以上人民政府有关部门未依照本条例规定履行宣传教育、预防控制职责的，由本级人民政府或者上级人民政府有关部门责令改正，通报批评；造成艾滋病传播、流行或者其他严重后果的，对负有责任的主管人员和其他直接责任人员依法给予行政处分；构成犯罪的，依法追究刑事责任。

第五十五条　医疗卫生机构未依照本条例规定履行职责，有下列情形之一的，由县级以上人民政府卫生主管部门责令限期改正，通报批评，给予警告；造成艾滋病传播、流行或者其他严重后果的，对负有责任的主管人员和其他直接责任人员依法给予降级、撤职、开除的处分，并可以依法吊销有关机构或者责任人员的执业许可证件；构成犯罪的，依法追究刑事责任：

（一）未履行艾滋病监测职责的；

（二）未按照规定免费提供咨询和初筛检测的；

（三）对临时应急采集的血液未进行艾滋病检测，对临床用血艾滋病检测结果未进行核查，或者将艾滋病检测阳性的血液用于临床的；

（四）未遵守标准防护原则，或者未执行操作规程和消毒管理制度，发生艾滋病医院感染或者医源性感染的；

（五）未采取有效的卫生防护措施和医疗保健措施的；

（六）推诿、拒绝治疗艾滋病病毒感染者或者艾滋病病人的其他疾病，或者对艾滋病病毒感染者、艾滋病病人未提供咨询、诊断和治疗服务的；

（七）未对艾滋病病毒感染者或者艾滋病病人进行医学随访的；

（八）未按照规定对感染艾滋病病毒的孕产妇及其婴儿提供预防艾滋病母婴传播技术指导的。

出入境检验检疫机构有前款第（一）项、第（四）项、第（五）项规定情形的，由其上级主管部门依照前款规定予以处罚。

第五十六条 医疗卫生机构违反本条例第三十九条第二款规定，公开艾滋病病毒感染者、艾滋病病人或者其家属的信息的，依照传染病防治法的规定予以处罚。出入境检验检疫机构、计划生育技术服务机构或者其他单位、个人违反本条例第三十九条第二款规定，公开艾滋病病毒感染者、艾滋病病人或者其家属的信息的，由其上级主管部门责令改正，通报批评，给予警告，对负有责任的主管人员和其他直接责任人员依法给予处分；情节严重的，由原发证部门吊销有关机构或者责任人员的执业许可证件。

第五十七条 血站、单采血浆站违反本条例规定，有下列情形之一，构成犯罪的，依法追究刑事责任；尚不构成犯罪的，由县级以上人民政府卫生主管部门依照献血法和《血液制品管理条例》的规定予以处罚；造成艾滋病传播、流行或者其他严重后果的，对负有责任的主管人员和其他直接责任人员依法给予降级、撤职、开除的处分，并可以依法吊销血站、单采血浆站的执业许可证：

（一）对采集的人体血液、血浆未进行艾滋病检测，或者发现艾滋病检测阳性的人体血液、血浆仍然采集的；

（二）将未经艾滋病检测的人体血液、血浆，或者艾滋病检测阳性的人体血液、血浆供应给医疗机构和血液制品生产单位的。

第五十八条　违反本条例第三十六条规定采集或者使用人体组织、器官、细胞、骨髓等的，由县级人民政府卫生主管部门责令改正，通报批评，给予警告；情节严重的，责令停业整顿，有执业许可证件的，由原发证部门暂扣或者吊销其执业许可证件。

第五十九条　未经国务院卫生主管部门批准进口的人体血液、血浆、组织、器官、细胞、骨髓等，进口口岸出入境检验检疫机构应当禁止入境或者监督销毁。提供、使用未经出入境检验检疫机构检疫的进口人体血液、血浆、组织、器官、细胞、骨髓等的，由县级以上人民政府卫生主管部门没收违法物品以及违法所得，并处违法物品货值金额3倍以上5倍以下的罚款；对负有责任的主管人员和其他直接责任人员由其所在单位或者上级主管部门依法给予处分。未经国务院药品监督管理部门批准，进口血液制品的，依照药品管理法的规定予以处罚。

第六十条　血站、单采血浆站、医疗卫生机构和血液制品生产单位违反法律、行政法规的规定，造成他人感染艾滋病病毒的，应当依法承担民事赔偿责任。

第六十一条　公共场所的经营者未查验服务人员的健康合格证明或者允许未取得健康合格证明的人员从事服务工作，省、自治区、直辖市人民政府确定的公共场所的经营者未在公共场所内放置安全套或者设置安全套发售设施的，由县级以上人民政府卫生主管部门责令限期改正，给予警告，可以并处500元以上5 000元以下的罚款；逾期不改正的，责令停业整顿；情节严重的，由原发证部门依法吊销其执业许可证件。

第六十二条　艾滋病病毒感染者或者艾滋病病人故意传播艾滋病的，依法承担民事赔偿责任；构成犯罪的，依法追究刑事责任。

第七章 附 则

第六十三条 本条例下列用语的含义:

艾滋病,是指人类免疫缺陷病毒(艾滋病病毒)引起的获得性免疫缺陷综合征。

对吸毒成瘾者的药物维持治疗,是指在批准开办戒毒治疗业务的医疗卫生机构中,选用合适的药物,对吸毒成瘾者进行维持治疗,以减轻对毒品的依赖,减少注射吸毒引起艾滋病病毒的感染和扩散,减少毒品成瘾引起的疾病、死亡和引发的犯罪。

标准防护原则,是指医务人员将所有病人的血液、其他体液以及被血液、其他体液污染的物品均视为具有传染性的病原物质,医务人员在接触这些物质时,必须采取防护措施。

有易感染艾滋病病毒危险行为的人群,是指有卖淫、嫖娼、多性伴、男性同性性行为、注射吸毒等危险行为的人群。

艾滋病监测,是指连续、系统地收集各类人群中艾滋病(或者艾滋病病毒感染)及其相关因素的分布资料,对这些资料综合分析,为有关部门制定预防控制策略和措施提供及时可靠的信息和依据,并对预防控制措施进行效果评价。

艾滋病检测,是指采用实验室方法对人体血液、其他体液、组织器官、血液衍生物等进行艾滋病病毒、艾滋病病毒抗体及相关免疫指标检测,包括监测、检验检疫、自愿咨询检测、临床诊断、血液及血液制品筛查工作中的艾滋病检测。

行为干预措施,是指能够有效减少艾滋病传播的各种措施,包括:针对经注射吸毒传播艾滋病的美沙酮维持治疗等措施;针对经性传播艾滋病的安全套推广使用措施,以及规范、方便的性病诊疗措施;针对母婴传播艾滋病的抗病毒药物预防和人工代乳品喂养等措施;早期发现感染者和有助于危险行为改变的自愿咨询检测措施；健康教育措施；提高个人规范意识以及减少危险行为的针对性同伴教育措施。

第六十四条　本条例自 2006 年 3 月 1 日起施行。1987 年 12 月 26 日经国务院批准，1988 年 1 月 14 日由卫生部、外交部、公安部、原国家教育委员会、国家旅游局、原中国民用航空局、国家外国专家局发布的《艾滋病监测管理的若干规定》同时废止。

附录四：

国务院办公厅关于印发中国遏制与防治艾滋病行动计划（2006—2010年）的通知

国办发〔2006〕13号

各省、自治区、直辖市人民政府，国务院各部委、各直属机构：

《中国遏制与防治艾滋病行动计划（2006—2010年）》已经国务院批准，现印发给你们，请认真贯彻执行。

二〇〇六年二月二十七日

中国遏制与防治艾滋病行动计划

（2006—2010年）

近年来，各地区、各有关部门认真贯彻落实《国务院关于印发中国预防与控制艾滋病中长期规划（1998—2010年）的通知》（国发〔1998〕38号）、《国务院关于切实加强艾滋病防治工作的通知》（国发〔2004〕7号）和《国务院办公厅关于印发中国遏制与防治艾滋病行动计划（2001—2005年）的通知》（国办发〔2001〕40号）精神，广泛开展宣传教育，大力开展疫情监测，积极推行行为干预措施，认真落实“四免一关怀”

等政策，逐步形成了政府组织领导、部门各负其责、全社会共同参与的防治工作机制，初步遏制了艾滋病的流行和蔓延。但是，艾滋病在全国仍呈现低流行态势，在部分重点地区出现高流行趋势，而且疫情逐步从高危人群向一般人群扩散，防治工作形势还相当严峻。为巩固成效，进一步推动防治工作的深入开展，切实维护广大人民群众身体健康，特制定《中国遏制与防治艾滋病行动计划（2006—2010年）》（以下简称《行动计划》）。

一、工作原则

（一）政府组织领导、部门各负其责、全社会共同参与。

（二）预防为主、防治结合、综合治理。

（三）依法防治、科学防治、综合评估。

（四）突出重点、分类指导、注重实效。

（五）分级管理、分工负责、加强监督。

二、目标和工作指标

（一）总目标

进一步完善政府组织领导、部门各负其责、全社会共同参与的防治工作机制，全面落实各项预防、控制和治疗措施，减少艾滋病对艾滋病病毒感染者、艾滋病病人及其家庭和广大人民群众的危害。到2010年，把我国艾滋病病毒感染人数控制在150万人以内。

（二）具体目标和工作指标

到2007年底实现以下目标：

1. 各省（区、市）、市（地）以及艾滋病和性病疫情严重的县级疾病预防控制机构，设置独立的艾滋病和性病预防控制科室，配备相应的设备和专职工作人员。建成覆盖县级以上的国家艾滋病监测体系和筛查实验室检测网络，实现县级以上医疗卫生机构艾滋病监测信息网络直报。建立分布合理的性病监测网络，为艾滋病和性病防治效果评价提供依据。在每个县（市）至少建立2～3个免费自愿咨询检测点，开展免费艾滋病初筛检测和咨询服务。

2. 全国15～49岁人口中，城市居民对艾滋病防治和无偿献血知识知晓率达到75%以上，农村居民达到65%以上，流动人口达到70%以上，校内青少年达到85%以上，校外青少年达到65%以上。人员流量较大的机场、火车站、长途汽车站、地铁城铁车站、港口码头、出入境口岸等公共场所70%以上设置艾滋病防治大型公益广告牌或宣传栏，候机（车、船）室60%以上放置预防艾滋病健康教育材料。

3. 地方各级人民政府及其有关部门负责同志90%以上接受过艾滋病防治政策和相关知识培训；国家和省级艾滋病防治政策宣讲团的宣讲覆盖90%以上的县（市）。

4. 城市社区和乡镇卫生服务人员80%以上、村卫生室乡村医生和卫生员50%以上接受过艾滋病防治知识和技能培训。提供孕产期保健和助产服务人员50%以上接受过预防艾滋病母婴传播知识和技能培训。

5. 承担艾滋病检测工作的人员80%以上接受过自愿咨询检测专业培训；艾滋病防治专职人员80%以上接受过自愿咨询检测基本知识和技能培训。

6. 有效干预措施覆盖当地70%以上的主要高危人群和流动人口。登记在册吸毒者500人以上的县（市），建立药物维持治疗门诊，为40%以上符合条件的吸食阿片类毒品（主要指海洛因）成瘾者提供药物维持治疗。开展清洁针具交换试点地区为30%以上的静脉注射吸毒者提供清洁针具。各类高危人群艾滋病基本知识知晓率达到85%以上，安全套使用率达到70%以上，静脉注射吸毒人群共用注射器的比例控制在30%以下。

7. 建立和实施采供血机构、医疗卫生机构输血技术人员岗位培训制度和执业资格制度，上岗人员100%实行艾滋病和性病防治知识和技能培训。临床用血90%以上来自自愿无偿献血。性病的年发病增长率低于10%。

8. 建立农村以乡村为主、城市以社区和家庭为主的，为艾滋病病毒感染者和艾滋病病人及其家庭提供关怀和救助的社会支持机制。符合治疗标准的艾滋病病人50%以上接受抗病毒治疗或中医治疗；有治疗需求的艾滋病病人70%以上得到相应的机会性感染治疗服务。开展预防艾滋病母婴传播工作的县（市）的覆盖率达到80%以上，感染艾滋病病毒的孕产妇85%以上采取预防母婴传播干预措施。艾滋病致孤儿童100%免费接受义务教育。

到2010年底实现以下目标：

1. 国家艾滋病参比实验室达到国际先进水平，健全市级以上确证实验室网络。

2. 全国15~49岁人口中，城市居民对艾滋病防治和无偿献血知识知晓率达到85%以上，农村居民达到75%以上，流动人口达到80%以上，校内青少年达到95%以上，校外青少年达到75%以上。人员流量较大的机场、火车站、长途汽车站、地铁城铁车站、港口码头、出入境口岸等公共场所90%以上设置艾滋病防治大型公益广告牌或宣传栏，候机（车、船）室80%以上放置预防艾滋病健康教育材料。

3. 地方各级人民政府及其有关部门负责同志100%接受过艾滋病防治政策和相关知识培训；国家和省级艾滋病防治政策宣讲团的宣讲覆盖95%以上的县（市）。

4. 城市社区和乡镇卫生服务人员90%以上、村卫生室乡村医生和卫生员70%以上接受过艾滋病防治知识和技能培训。提供孕产期保健和助产服务人员90%以上接受过预防艾滋病母婴传播知识和技能培训。

5. 承担艾滋病检测工作的人员90%以上接受过自愿咨询检测专业培训；艾滋病防治专职人员90%以上接受过自愿咨询检测基本知识和技能培训。

6. 有效干预措施覆盖当地90%以上的主要高危人群和流动人口。登记在册吸毒者500人以上的县（市），建立药物维持治疗门诊，为70%以上符合条件的吸食阿片类毒品（主要指海洛因）成瘾者提供药物维持治疗。开展清洁针具交换试点地区为50%以上的静脉注射吸毒者提供清洁针具。各类高危人群艾滋病基本知识知晓率达到90%以上，安全套使用率达到90%以上，静脉注射吸毒人群共用注射器的比例控制在20%以下。

7. 临床用血100%来自无偿献血，阻断艾滋病经采供血传播。每个县（市）建立一个性病规范诊疗和预防保健服务的示范医疗卫生机构。

8. 符合治疗标准的艾滋病病人80%以上接受抗病毒治疗或中医治疗；有治疗需求的艾滋病病人90%以上得到相应的机会性感染治疗服务。开展预防艾滋病母婴传播工作的县（市）的覆盖率达到90%以上，感染艾滋病病毒的孕产妇90%以上采取预防母婴传播干预措施。

三、防治策略和行动措施

（一）广泛深入开展艾滋病防治和无偿献血知识宣传教育，营造关爱艾滋病病毒感染者及艾滋病病人和支持艾滋病防治的社会环境

1. 加强大众媒体宣传教育。有关部门和新闻单位要广泛组织开展艾滋病防治、无偿献血知识和“四免一关怀”等政策的宣传。中央、省和市级主要媒体积极刊播防治艾滋病、性病和宣传无偿献血知识的公益广告，其中广播电视媒体确保按一定比例

播出。各重点新闻网站要开设预防艾滋病健康教育栏目，定期更新栏目内容。

2. 加强公共场所和社区宣传教育。大中城市、县（市）的主要路段、街头、广场、公园、商业区和旅游景区，要设立艾滋病防治、无偿献血知识的户外公益广告牌或宣传栏。机场、火车站、长途汽车站、地铁城铁车站、港口码头、出入境口岸及公共交通工具，要放置艾滋病防治及其相关知识宣传材料。宾馆饭店应做好相应的艾滋病防范和宣传工作。招待所和旅店登记服务台，要备有供顾客自取的艾滋病防治知识的宣传材料。影剧院、青少年宫、文化馆等文化、科普场所，要按照有关规定在节目开始前播放艾滋病防治科普宣传片或公益广告，并结合日常工作每年至少开展 1 次预防艾滋病宣传教育活动。

乡镇、街道及居委会、村委会，要设立艾滋病防治健康教育的宣传栏、墙报、黑板报、墙体标语等，定期更新宣传内容；每个村至少有 5 条艾滋病防治知识固定标语或公益广告牌。社区卫生服务中心、乡镇卫生院和各类医疗卫生机构，每年至少开展 2 次艾滋病防治健康教育活动。

有关部门要结合社会主义新农村建设工作，积极利用科技、文化、卫生“三下乡”活动，在农贸集市、节假日活动场所等群众集中的地点，开展形式多样的艾滋病防治和无偿献血知识宣传教育活动。要编制适合农村和少数民族语言文字的艾滋病防治宣传材料，加强贫困地区和少数民族地区的宣传教育工作。要在农业科技培训、外出务工人员就业培训中，安排艾滋病防治健康教育内容。

3. 加强工作场所和校园宣传教育。各级各类机关、单位要在工作场所广泛普及艾滋病防治和无偿献血知识，开展关爱艾滋病病毒感染者及艾滋病病人的宣传教育活动。企事业单位特别是流动人口比较集中的建筑、采矿等行业和大型工程建设单位，要将艾滋病防治政策及相关知识培训纳入职工岗位培训和行业安全教育，每年至少开展1次相关知识的专题教育。有关培训机构要把艾滋病防治和无偿献血知识作为重要的培训内容。公共职业介绍机构要为求职人员免费发放艾滋病防治宣传材料。

普通中学、技工学校、中等专业学校、高等学校要开展预防艾滋病健康教育。共青团等团体要组织青年学生参加社会关爱艾滋病病毒感染者及艾滋病病人的活动；高等学校要发挥青年志愿者服务组织的作用，在校园内外广泛开展预防艾滋病宣传教育活动和关爱艾滋病病毒感染者及艾滋病病人的活动。

4. 加强对重点人群的宣传教育。各地区、各有关部门要认真组织实施《全国农民工预防艾滋病宣传教育工程实施方案》，在进城务工人员中广泛宣传预防艾滋病知识。要利用新婚学校、孕妇学校和产前检查、婚前咨询等，加强预防艾滋病母婴传播知识宣传。要加强对出国劳务人员艾滋病防治知识的宣传教育。要将艾滋病防治知识纳入被监管人员的常规教育内容。要充分发挥工会、共青团、妇联、红十字会、工商联等团体工作网络优势，在继续深入开展“预防艾滋病，健康全家人”活动、“中国职工红丝带健康行动”和“青春红丝带”行动等专项活动的基础上，开展多种形式的预防艾滋病知识和关爱艾滋病病毒感染者及艾滋病病人的宣传教育活动。

（二）大力推广和实施有效干预措施

1. 积极开展针对性传播艾滋病的预防干预工作，落实推广使用安全套措施。各地区、各有关部门要建立高危行为干预工作专业队伍，制订干预工作方案并建立干预工作信息收集和报告制度，动员社会各方面力量深入有关公共场所和流动人口集中场所开展深入细致的预防干预工作；利用同伴教育宣传员在社区开展刑释解教人员预防艾滋病教育和生活技能培训；鼓励高危人群接受艾滋病抗体检测和规范化性病诊疗服务。要在有关公共场所以及高危人群中积极推广使用安全套，在公共场所设置安全套发售装置，在流动人口集中场所增设安全套销售点，提高安全套的使用率。

2. 提高阿片类毒品成瘾者药物维持治疗覆盖率，扩大清洁针具交换试点。吸食阿片类毒品问题严重的地区，要加强药物维持治疗门诊建设，同时开展艾滋病检测、抗病毒治疗、心理矫治和健康教育等综合防治工作，帮助戒毒人员回归社会；未开设药物维持治疗门诊的地区，要扩大清洁针具交换试点，降低吸毒传播艾滋病的危害。

3. 落实预防艾滋病母婴传播干预措施。各地区、各有关部门要发挥三级医疗救治、妇幼保健及疾病预防控制网络的作用，建立符合各地实际，有效、可行、便捷的预防艾滋病母婴传播的服务模式。医疗卫生机构要为感染艾滋病病毒的孕产妇及其婴儿免费提供相关咨询和检测、产前指导、阻断、随访、营养指导等服务，为感染艾滋病病毒的孕产妇提供免费抗逆转录病毒药品；积极倡导并指导感染艾滋病病毒的产妇对婴儿进行人工喂养。

（三）加强采供血机构和血液的管理

1. 坚决取缔、打击非法采供血液或原料血浆活动。各地区、各有关部门要建立举报制度，开展经常性的打击非法采供血液（血浆）、组织他人出卖血液（血浆）或者制售血液制品的活动；严禁高危人群献血液（血浆）。要加强对一次性使用医疗器械生产、流通、临床使用和使用后处理的监督管理；打击非法制造、回收一次性使用医疗器械的行为。

2. 完善血站、单采血浆站、血液制品生产单位和血液及其制品的质量监督和控制体系。各地区、各有关部门要加强对血站、单采血浆站设置规划、规范化管理和质量监督；逐步实施血液集中检测；对所有临床用血进行艾滋病检测。要积极推进单采血浆站 GMP（质量管理规范）认证工作，新开设的单采血浆站必须符合GMP标准。要继续实行血液制品生产单位总量控制，建立原料血浆采集、血液制品生产年度审核报告制度，加强对原料血浆的采集、收购和血液制品生产的监管。要加强对血液和血液制品、艾滋病诊断试剂的质量控制，逐步建立原料血浆投料前“检疫期”制度；血液制品生产必须采取有效的病毒去除或灭活措施，确保产品的安全性。

3. 加强临床合理用血管理。各级卫生行政部门及医疗卫生机构要将科学用血纳入医师继续医学教育考核内容，建立、完善临床科学用血评价体系和监督处罚制度，严肃查处医疗卫生机构非法自采和自供临床用血。

（四）提高艾滋病医疗服务质量，全面落实艾滋病治疗措施，开展对艾滋病病毒感染者、艾滋病病人及其家庭的关怀救助

1. 规范艾滋病抗病毒治疗，提高可及性。各省（区、市）卫生行政部门应按照有关要求，认真执行艾滋病诊疗技术规范、制定药品管理和治疗信息管理规范，统筹安排卫生技术人员、经费和设备资源，开展医疗服务工作；按规定对相关人员免费提供抗艾滋病病毒治疗药品。支持开展中医治疗艾滋病临床服务。设区的市要设立定点医院负责艾滋病医疗救治工作，县级以下医疗卫生机构应有经过培训的医护人员负责门诊和家庭病床的医疗救治工作。各级卫生行政部门要加强治疗、随访、督导服药、心理支持、转诊服务等各项工作的管理。要保证流动人口和被监管人员的治疗需求。

各地区、各有关部门要完善参加城镇职工基本医疗保险人员中的艾滋病病毒感染者和艾滋病病人的就医管理、费用支付办法，切实保障合理医疗需求，控制费用支出。

2. 开展艾滋病抗病毒治疗的实验室检测和耐药监测。各地区、各有关部门要根据有关技术规范要求，开展对接受抗病毒治疗人员的辅助性T淋巴细胞、病毒载量等相关检测。要建立艾

滋病病毒耐药性监测网络，开展新发感染人群耐药艾滋病病毒毒株的监测，为科学指导治疗和评价抗病毒治疗效果，调整治疗方案、制订应对措施提供依据。

3. 加强机会性感染的预防和治疗，积极开展结核病/艾滋病双重感染防治工作。各地区要结合实际研究制定各类艾滋病机会性感染病人的医疗救治政策，积极开展有效预防和治疗工作，对农村和城镇经济困难的艾滋病病毒感染者、艾滋病病人适当减免抗机会性感染治疗药品的费用。要建立结核病和艾滋病防治的合作机制，开展结核病/艾滋病双重感染监测，对所有已知的艾滋病病毒感染者及艾滋病病人进行结核病筛查，提高结核病/艾滋病双重感染诊断水平，加强预防、转诊、治疗和关怀工作；对发现的结核病病人，要纳入国家结核病防治规划及时治疗。

4. 开展艾滋病致孤儿童和孤老的救助安置工作。各地区要建立对艾滋病病毒感染者和艾滋病病人的未成年子女和老人登记、上报和随访制度，落实孤儿安置和免费入学的政策措施。要将生活困难艾滋病病人及其家属和孤老、孤儿纳入城乡社会救助体系，按规定予以救助和妥善安置。

5. 鼓励和引导社会各方面力量参与艾滋病预防、救助工作。各地区、各有关部门要积极发挥社会团体、基金会、民办非企业单位和个人的作用，帮助艾滋病病毒感染者开展生产自救，参加艾滋病关怀护理和救助工作，并对参加艾滋病预防控制工作的单位和人员提供培训和支持。

（五）健全艾滋病检测监测体系，完善艾滋病检测监测网络

1. 建立适宜的服务模式，开展自愿咨询检测服务。各地区要充分利用现有服务网络开展自愿咨询检测工作，强调自愿和保密原则，提高自愿咨询检测的可及性。要建立和完善县级以上疾病预防控制机构、综合医院和妇幼保健机构的免费自愿咨询检测点，承担国家免费自愿咨询检测任务。开展艾滋病检测服务的机

构，要提供检测前后咨询、相关健康教育信息和转诊服务；不具备检测条件的机构，可开展自愿咨询服务，并通过转诊服务由具备检测条件的机构提供艾滋病检测。

2. 完善艾滋病监测网络，加强对高危人群的监测。低流行地区要建立高危人群综合监测网络，中、高流行地区要建立高危人群和一般人群相结合的综合监测网络，根据有关规定对高危人群进行筛查和流行病学调查，对监管场所被监管人员开展艾滋病抗体检测。艾滋病流行严重地区要遵循知情同意和保密的原则，根据有关规定为新婚人群和孕产妇免费提供艾滋病抗体初筛检测和咨询服务，有艾滋病检测条件的医疗卫生机构对手术病人、性病病人等开展艾滋病抗体检测，对应征入伍青年免费实施艾滋病抗体检测；将公共场所服务人员艾滋病抗体检测纳入从业人员常规健康检查内容，并依法告知检测结果。

3. 合理规划和建设艾滋病检测实验室网络，提高检测技术水平。县级以上疾病预防控制中心和二级以上医疗卫生机构要建立艾滋病筛查实验室，不具备建立筛查实验室的要设立检测点，开展快速检测。艾滋病检测和筛查任务较重的市级疾病预防控制机构要建立艾滋病确证实验室；抗病毒治疗任务较重的县（市）应具备辅助性 T 淋巴细胞检测能力，逐步开展艾滋病病毒载量检测。

4. 健全实验室质量控制、检测能力验证和质量考核体系。各地区、各有关部门要按照国家病原微生物实验室生物安全标准对艾滋病检测实验室进行配置，并建立健全职业暴露预防和处理制度；健全质量控制责任制，实行分级管理和年度考核；建立艾滋病确证实验室能力验证电子化回报系统。在省属检验检疫局确证中心实验室建立信息管理系统。

5. 建立部门间信息合作与共享机制，加强信息的整合和利用。各地区、各有关部门要建立多部门间的艾滋病监测检测信息合作与共享机制，定期汇总分析艾滋病疫情监测信息，并建立监测结果发布制度，定期向公众公布艾滋病疫情。

（六）加强性病防治管理

1. 建立健全性病监测网络。各地区、各有关部门要结合国家疾病监测点和艾滋病监测网络的分布，合理设置性病监测点，加强性病疫情监测和性病患病率等相关流行病学调查。要加强性病检测实验室的质量控制，开展耐药监测，指导临床用药。

2. 规范性病诊疗服务。各地区、各有关部门要加大性病诊疗市场整顿力度，规范性病诊疗和咨询服务。开展性病诊疗服务的医疗卫生机构要开展预防艾滋病性病知识健康教育，将推广安全套作为性病门诊规范化服务内容，配合开展高危行为干预工作。

（七）加强艾滋病防治的应用性研究与国际合作

1. 各地区、各有关部门要加强艾滋病流行病学研究，提高监测、预警和干预能力；加强艾滋病检测试剂科研攻关，提高艾滋病检测技术水平。要开展艾滋病临床救治研究，总结中医诊治规律，完善艾滋病中西医结合综合治疗方案。要加快艾滋病治疗药物及艾滋病疫苗研发，力争研制出一批有效的防治药品；加快抗病毒药物剂型、固定剂量组合、新抗病毒药物的研发和引进。要建设艾滋病研究的技术平台和示范区，加快艾滋病防治技术研究和成果的推广应用。要注重艾滋病预防控制战略和策略的研究，提高宣传教育和行为干预效果。

2. 各地区、各有关部门要加强与国际组织、友好国家和相关机构的合作，拓宽国际合作渠道。要在世界贸易组织框架内密切与各成员国的合作，降低艾滋病防治药品价格，保证药品供给。要通过与相邻国家的双边合作，共同加强边境地区的预防干预工作。要做好艾滋病防治工作的对外宣传，营造有利于开展艾滋病防治工作的国际舆论环境。

四、保障措施

（一）加强政府领导，健全管理机制

地方各级人民政府要将艾滋病防治规划纳入本地区国民经济和社会发展总体规划，制定具体的艾滋病防治目标，明确责任和任务，实施目标考核管理。各省（区、市）和疫情严重的市（地）及县级人民政府要成立防治艾滋病工作委员会或相应的协调机构，并设立办公室，配置专职工作人员。疫情严重的地区防治艾滋病工作委员会要实行政府“一把手”负责制。下级防治艾滋病工作委员会每季度要向上级防治艾滋病工作委员会报告工作情况。对领导不力、措施不当、“四免一关怀”政策不落实的，要严肃问责；对隐瞒疫情、玩忽职守造成艾滋病传播流行的，要依法追究责任。

（二）健全政策和法制保障，完善相关管理规定和工作规范

各地区、各有关部门要认真贯彻落实《艾滋病防治条例》，制定或完善相应的地方性法规和政策措施，依法按政策开展艾滋病防治工作，打击毒品犯罪、卖淫嫖娼等违法活动。要进一步完善医疗卫生机构的消毒、临床使用血液和血液制品、器官移植等医疗活动的管理规定和工作规范，严防艾滋病医源性传播。

（三）加强机构和能力建设

各省（区、市）、市（地）、县（市）要建立艾滋病防治专业队伍和跨部门、多学科的艾滋病专家咨询组织，居委会、村委会要确定预防艾滋病专职或兼职人员，开展预防艾滋病知识宣传，参与防治干预工作。要努力改善边境和基层艾滋病防治人员的工作、生活条件，鼓励医疗卫生人员特别是大中专毕业生到基层从事艾滋病防治工作。

国务院防治艾滋病工作委员会和各省（区、市）要组织艾滋病防治政策宣讲团开展巡回宣讲，将预防与控制艾滋病策略纳

入各级党校、行政学院和团校的培训课程，加强对各级各类领导干部的宣传、培训和教育。各有关部门要对相关工作人员开展艾滋病防治知识和有关政策与评价方法的培训，提高政策制定与评价水平。要在医疗卫生行业及有关行业组织开展全员艾滋病防治知识培训，对从事艾滋病性病预防保健、健康教育、临床医护、检测检验、采供血等方面的人员进行艾滋病防治专业培训，对存在职业暴露风险的人员进行艾滋病自我防护培训和上岗考核；将艾滋病防治知识培训纳入医学院校教育的继续教育内容。要探索建立输血风险和艾滋病职业意外感染保险机制。各级各类医疗卫生机构要严格遵守标准防护原则，严格执行操作规程和消毒管理制度，预防艾滋病医源性感染。

地方各级人民政府和有关部门要制定培训计划，明确培训要求，加强对本地区、本系统培训工作的指导和监督，切实增强培训工作的针对性，加强考试考核，保证培训效果。

（四）增加财政投入，多渠道筹集资金，统筹管理和使用

建立和完善以政府投入为主、分级负担、多渠道筹资的经费投入机制。地方各级人民政府要将艾滋病防治经费列入同级财政预算；中央财政对经济困难地区和疫情严重地区给予适当补助。要建立科学、规范的经费管理制度，加强对经费使用情况的监督、检查，确保资金专款专用，统筹使用，发挥最大效用。

鼓励社会各方面力量支持艾滋病防治工作。国家对企业和个人向艾滋病防治事业的捐赠依法给予税收优惠，具体办法由财政部、税务总局另行制定。

五、督导与评估

国务院防治艾滋病工作委员会办公室负责组织制定《行动计划》的检查评估指标和方案并组织实施。各省（区、市）人民政府要根据实际情况确定本行政区域的检查评估指标和方案，

逐年进行检查评估，并将检查评估结果作为政府目标管理责任考核的内容，同时向国务院防治艾滋病工作委员会提交年度总结报告。国务院防治艾滋病工作委员会组织对各地区防治工作情况进行不定期检查，2008 年初、2010 年底进行《行动计划》的中期、终期评估。

附录五：

卫　　　生　　　部
公　　　安　　　部 文件
国家食品药品监督管理局

卫疾控发〔2006〕256号

关于印发《滥用阿片类物质成瘾者社区药物维持治疗工作方案》的通知

各省、自治区、直辖市及新疆生产建设兵团卫生、公安、食品药品监管（药品监管）厅（局）：

海洛因成瘾者社区药物维持治疗试点工作开展二年多来，各试点地区根据《卫生部、公安部、国家药品监管局关于印发〈海洛因成瘾者社区药物维持治疗试点工作暂行方案〉的通知》（卫疾控发〔2003〕37号，以下简称《暂行方案》）要求，认真组织开展试点工作，取得了积极进展。

根据国务院《艾滋病防治条例》，为推动海洛因成瘾者社区药物维持治疗工作的深入开展，在总结试点工作经验和广泛征求意见的基础上，卫生部、公安部、国家食品药品监督管理局对《暂行方案》做出修订和补充，并商国家发展改革委同意，制订了《滥用阿片类物质成瘾者社区药物维持治疗工作方案》，现印发给你们，请遵照执行。

卫生部　　公安部　　国家食品药品监督管理局

抄送：各省、自治区、直辖市物价局、发展改革委，各省、自治区、直辖市疾病预防控制中心，新疆生产建设兵团疾病预防控制中心，中国疾病预防控制中心，中国药物依赖性研究所

卫生部办公厅　　　　2006年7月11日印发

校对：姚德明

附　件：

滥用阿片类物质成瘾者社区药物维持治疗工作方案

一、定　义

滥用阿片类物质成瘾者社区药物维持治疗是指在符合条件的医疗机构中，选用合适的药物，对滥用阿片类物质成瘾者进行长期维持治疗，以减轻他们对阿片类物质的依赖，减少由于滥用阿片类物质成瘾引起的疾病、死亡和引发的违法犯罪，使阿片类物质成瘾者回归社会。

二、目　标

（一）规范对滥用阿片类物质成瘾者进行社区药物维持治疗的管理和技术措施。

（二）减少阿片类物质滥用，减少艾滋病传播相关危险行为，减少违法犯罪，恢复滥用阿片类物质成瘾者的社会功能。

三、原则与策略

（一）政府领导，卫生、公安、食品药品监管三部门密切合作，共同实施。

（二）严格管理，积极稳妥。

（三）坚持不营利原则。

（四）充分利用现有的医疗机构、药品生产与供应资源及社区管理资源。

四、组织管理

滥用阿片类物质成瘾者社区药物维持治疗工作（以下简称“维持治疗工作”）实行分级管理。中央成立国家级工作组，开展维持治疗工作的省、自治区、直辖市成立省级工作组，开展维持治疗工作的医疗机构（以下简称“维持治疗机构”）所在地成立地市级工作组，组织实施维持治疗工作。

（一）国家级工作组。

由卫生部、公安部和国家食品药品监督管理局及有关技术单位组成国家级工作组，负责维持治疗工作的宏观管理；审定各省级工作组申报的维持治疗机构；核准维持治疗药物的申购计划、生产和供应；培训省级维持治疗工作骨干；对维持治疗工作实施监督、指导和评估等。

国家级工作组下设秘书处，具体负责全国维持治疗工作的协调和日常管理。

（二）省级工作组。

由开展维持治疗工作的省级卫生厅（局）、公安厅（局）和食品药品监督管理局（药品监督管理局）及指定的省级相关卫生技术部门组成省级工作组，负责本辖区内维持治疗工作的规划、组织、管理、实施和监督。

卫生部门负责审核维持治疗机构资格、麻醉药品使用资格；组织人员培训；监督指导维持治疗工作。

公安机关负责对参加维持治疗、但没有经过强制戒毒或劳教戒毒的滥用阿片类物质成瘾者进行备案；保障维持治疗药品运输、储存安全和维持治疗机构正常工作秩序。

食品药品监督管理部门负责药物配制质量、药物供应等相关环节的监督管理。

省级工作组下设秘书处，负责本辖区内维持治疗工作的协调及日常管理。

（三）地市级工作组。

由开展维持治疗工作所在地的地市级卫生局、公安局和食品药品监督管理局（药品监督管理局）组成地市级工作组，负责当地维持治疗工作的监督与管理。

卫生部门负责审核维持治疗工作人员执业注册情况，监督管理维持治疗机构内维持治疗药物的使用和有关医疗活动。公安机关负责审核曾经接受过强制戒毒或劳教戒毒的滥用阿片类物质成瘾者参加维持治疗的条件；对维持治疗期间仍滥用阿片类物质或其他毒品的人员，依法予以处理。食品药品监督管理部门负责药品安全监管。

五、实　施

（一）维持治疗机构的确定与开诊。

1. 资　格

维持治疗机构必须是非营利性医疗机构。

2. 申请材料

（1）开展社区药物维持治疗工作申请表（附件1）；

（2）申请开展维持治疗工作的医疗机构所在地周围环境及公共设施情况草图；

（3）申请开展维持治疗工作的医疗机构拟用房屋内部布局平面图；

（4）申请单位《医疗机构执业许可证》正副本（复印件）；

（5）有关规章制度。

3. 确　定

省级工作组根据本辖区内的现有吸毒人员情况和卫生资源情况，确定维持治疗机构的数目和布局。

拟承担维持治疗工作的医疗机构需向当地卫生行政部门提出书面申请，经当地卫生、公安、食品药品监督管理部门同意后，书面报省级卫生行政部门，并提供规定的申请材料。经省级卫生行政部门审核，符合《开展社区药物维持治疗工作基本条件》（附件2）要求的，经省级工作组初审合格后上报国家级工作组，国家级工作组复审合格后予以确定。

4. 开　诊

经国家级工作组复审合格的维持治疗机构在人员安排、设备采购、药品储备等工作准备就绪后向省级工作组提出开诊申请。省级工作组按照《开展社区药物维持治疗工作验收标准》（附件3）验收合格后，书面报国家级工作组秘书处。国家级工作组秘书处将协调安排有关专家赴现场指导开诊。地市级工作组每月向省级工作组汇报辖区内维持治疗工作进展情况，省级工作组每月向国家级工作组汇报辖区内维持治疗工作进展情况。

（二）接受维持治疗者（下称“受治者”）的核准。

1. 受治者条件

受治者必须同时具备以下条件：

（1）经过多次戒毒治疗仍不能戒断毒瘾的滥用阿片类物质成瘾者（诊断标准参见《中国精神疾病障碍分类和诊断标准－3》中的“药物依赖诊断标准”）；

（2）年龄在20周岁以上；

（3）维持治疗机构所在县（市、区）居民或在本地居住6个月以上且具有当地暂住证的外地户籍公民；

（4）具有完全民事行为能力。

对于已感染艾滋病病毒的滥用阿片类物质成瘾者，可以不要求第2项条件。

2. 申请材料

（1）参加社区药物维持治疗个人申请表（附件4）；

（2）经过戒毒治疗的滥用阿片类物质成瘾者，提供公安机关出具的强制戒毒或劳教戒毒证明，或者提供自愿戒毒机构出具的戒毒证明，或者提供其他相关证明材料（例如戒毒费用收据等）；

（3）身份证、户口本复印件，或暂住证复印件；

（4）2 张 1 寸免冠照片；

（5）如果是艾滋病病毒感染者，提供其感染状况的相关证明。

3. 核 准

曾经接受强制戒毒或劳教戒毒的申请者由当地公安机关核准；未经过强制戒毒或劳教戒毒的申请者由维持治疗机构核准，并准确登记其真实的身份信息。

开始药物维持治疗前，维持治疗机构要与获准的受治者签订知情同意书（式样见附件 5），并发放统一制作的社区药物维持治疗卡（式样见附件 6）。

（三）药物供应、使用及管理。

本维持治疗工作目前选用美沙酮口服液（规格：1mg/ml，5 000ml/瓶）作为维持治疗药物。

美沙酮原料必须根据实际需要有计划地供应。供应计划由省级工作组提出，上报国家级工作组审核批准。

省级工作组协调本辖区的美沙酮口服液生产单位，统一组织已经配制好的美沙酮口服溶液供应各维持治疗机构使用。维持治疗机构不得从其他任何渠道获得美沙酮。

美沙酮口服液生产单位必须严格按照省级工作组核准的计划配制美沙酮口服液。美沙酮口服液必须按照国家标准进行配制，确保质量。

美沙酮原料供应和美沙酮口服液的配制、使用部门，必须严格执行《中华人民共和国药品管理法》、《麻醉药品和精神药品管理条例》（国务院令第442号）以及国家食品药品监督管理局、公安部、卫生部《关于戒毒治疗中使用麻醉药品和精神药品有关规定的通知》（国食药监安〔2006〕230号）等有关规定。

维持治疗机构负责人负责监督本维持治疗机构治疗药物发放和治疗工作。省级工作组定期或不定期抽查当地维持治疗机构治疗药物发放记录；国家级工作组定期或不定期抽查各地治疗药物供应和使用情况。

（四）维持治疗与受治者管理。

维持治疗机构负责日常的维持治疗工作，包括现场监督受治者服药、行为矫治、心理辅导、防病咨询、尿检及管理维持治疗药物，并向所在地工作组及时汇报工作进展情况及存在的问题。

根据受治者滥用阿片类物质的使用量和最后1次使用时间，确定首次维持治疗用药的时间和剂量。根据受治者情况，逐步调整，确定维持剂量（维持治疗方案见附件7）。

可以对因工作、生活等原因到外地短期逗留的受治者提供异地服药服务，具体操作办法由省级工作组根据当地实际情况制订。对于跨省域的异地受治者，由省级工作组报国家级工作组秘书处协调。

受治者维持治疗期间不得继续吸食或注射阿片类物质及其他毒品，并随时接受维持治疗机构的尿检。维持治疗机构应定期或不定期对受治者进行尿检，观察其是否吸毒。尿检由维持治疗机构的医师具体负责，并在受治者病历中记录结果。其他人员在维持治疗机构内一律不得对受治者进行尿检。

受治者资料严格保密，除法律法规规定的情况外，未经本人或者其监护人同意，维持治疗机构不得向任何单位和个人提供受治者的个人信息资料。

受治者维持治疗期间如有下列情况应视情终止或中止维持治

疗。由当地公安机关核准进入维持治疗的，报当地公安机关备案；由维持治疗机构核准进入维持治疗的，报省级公安机关禁毒部门备案：

1. 无正当理由连续7天以上（含7天）不参加维持治疗的；

2. 不遵守维持治疗制度、无理取闹、干扰治疗秩序、不服从医师制定的治疗计划的；

3. 因违法犯罪行为被羁押不能继续接受维持治疗的；

4. 因各种并发症或其他原因无法坚持维持治疗的。

（五）开展综合服务。

地市级工作组与有关部门相互配合，以维持治疗工作为平台，利用与受治者接触的机会，为其提供综合服务，如宣传艾滋病防治知识、培训就业技能、落实“四免一关怀”政策等。

六、监督与评估

省级工作组将维持治疗机构的管理和监督工作纳入艾滋病防治的常规工作计划中，定期或不定期到维持治疗现场监督指导工作。国家级工作组定期或不定期对维持治疗机构进行抽查，现场监督指导工作，对于不合格者，撤销其维持治疗机构资格。如发现维持治疗药物流失或其他违法行为，按照国家有关法律、法规，追究有关单位和个人的法律责任。

维持治疗工作的效果评估分为外部评估和内部评估。国家级工作组负责组织专家组定期开展维持治疗机构运行管理流程、经济学、行为学等外部评估。省级工作组负责本辖区内维持治疗工作上述项目的内部评估，并及时将评估数据库、报表及总结报告等上报国家级工作组秘书处。

评估将采用问卷调查、血清学检测和定期报表相结合的方式。具体督导评估工作方案由国家级工作组另行制订。

七、经　费

维持治疗工作经费实行分级承担。主要经费由地方财政安排，中央财政给予适当补充。

维持治疗机构所开展的相关医疗服务项目和价格，由各省级价格主管部门会同同级卫生行政部门制定。

收取的费用，用于支付维持治疗药物的配制、运输、储存费用，维持维持治疗机构日常工作，承担受治者的行为矫治、心理辅导和防病咨询等各种服务的开支。

本方案由国家级工作组负责解释。

附 件：

社区药物维持治疗方案

根据国际社会的经验，滥用阿片类物质成瘾者社区药物维持治疗工作目前选用美沙酮作为维持治疗药物。

参加社区药物维持治疗的受治者必须符合阿片类物质成瘾者诊断标准。

对于申请参加社区药物维持治疗的阿片类物质成瘾者，必须经体检合格后方可进入维持治疗。有以下情况之一者，不能或暂时不宜接受维持治疗：（1）美沙酮过敏史；（2）支气管哮喘史；（3）急性肝炎或慢性肝炎活动期；（4）严重肝、肾功能损伤及心功能障碍；（5）传染期肺结核；（6）伴有严重精神疾患；（7）因其他疾病住院治疗期间。

对于有上述情况的患者，医务人员要建议其先到医院进行诊治，待其疾病痊愈或病情好转，符合条件后方可考虑接受维持治疗。

一、个体给药方案

（一）首次用药：根据受治者自述的毒品用量和最后 1 次吸毒时间，确定首次用药的时间和剂量。推荐首次用药时间在用阿片类物质 4 小时后，或用美沙酮、丁丙诺啡 24 小时之后；首次剂量为 15～30mg，原则上不超过 40mg，在无法忍受戒断症状的情况下，可在 3 小时之后，24 小时之内再用药 1 次，间隔时间越短者，追加剂量越小，第 1 天总量原则上不超过 50mg。

（二）初始阶段：目标为缓解戒断症状，达到耐受水平。以不出现戒断症状和减少不良反应为原则。初始阶段为1~2天。

（三）调整阶段：目标为确定合适剂量，减轻受治者渴求感。根据受治者情况调整剂量，每5~10天调整5~10mg，可达到60~80mg/d或更高。调整阶段为3~10天。

（四）维持阶段：目标为阻断渴求，保持尿检阴性。一般需大约60mg/d左右才能保持。大部分受治者每天用药1次即可，少数患者需要分2次服药。

二、辅助治疗

滥用阿片类物质成瘾者社区药物维持治疗必须同时提供行为干预、心理咨询等治疗。此外，这项工作需要与艾滋病防治咨询和创建无毒社区的帮教工作结合起来。

三、注意事项

（一）用药期间严禁饮酒；

（二）严禁合并用苯二氮卓类药物，如安定、三唑仑等；

（三）过量处理：出现昏迷和呼吸抑制时可使用纳洛酮，每2~4分钟静脉注射1次，直到意识和呼吸恢复正常，之后持续给药并观察24小时；

（四）至少2名维持治疗机构工作人员同时监督每个受治者当场服药。

四、随　访

（一）维持治疗期间，受治者须每天到维持治疗机构服药，工作人员要记录用药时间、剂量。

（二）维持治疗医师每周与受治者谈话1次，了解其过去1周内对阿片类物质的渴求程度、出现的不适感觉、有否吸毒及其次数和用量、是否合并使用其他药品等。

关于进一步推进滥用阿片类物质成瘾者社区药物维持治疗工作的通知

公禁毒〔2006〕460号

各省、自治区、直辖市公安厅、局，新疆生产建设兵团公安局：

为适应我国禁毒和防治艾滋病工作的需要，从2003年开始，公安部、卫生部、国家食品药品监督管理局在部分省区开展了海洛因成瘾者社区药物维持治疗（以下简称“药物维持治疗”）试点工作。试点过程中，各地公安机关充分发挥职能作用，与卫生、食品药品监管部门密切协作配合，共同推进，试点规模不断扩大并取得了明显成效。实践证明，对符合条件的滥用阿片类物质成瘾者实行药物维持治疗不仅能减少滥用阿片类物质成瘾人员注射吸毒行为，预防肝炎、艾滋病等病毒的传播，还能有效帮助他们恢复家庭社会功能，减少毒品需求和因吸毒造成的社会危害。但是，试点工作也暴露出一些问题，部分地方公安机关对药物维持治疗于禁毒和防治艾滋病工作的重要意义还认识不清，工作不积极，与卫生、食品药品监管部门配合不够密切；对符合条件、可以接受治疗的戒毒者未能及时批准其参加治疗；还有的地方不加区别地将正在接受治疗的戒毒人员作为收戒对象，导致试点门诊病人数量过少等。这些问题的存在，影响了药物维持治疗工作的进展，也在一定程度上影响了药物维持治疗工作的成效。

为进一步推进滥用阿片类物质成瘾者社区药物维持治疗工作，确保药物维持治疗工作取得预期成效，现就与公安工作有关的问题通知如下：

一、明确公安机关的任务，确保药物维持治疗门诊逐步扩大

开展药物维持治疗是《国家禁毒委员会2004—2008年禁毒

工作规划》确定的工作任务之一，是新形势下我国禁吸戒毒工作的新探索，是减少毒品需求、萎缩毒品消费市场、帮助吸毒成瘾人员恢复社会功能、减少吸毒造成的社会危害的重要途径之一。根据药物维持治疗国家级工作组制定的发展计划和各地上报的计划，到今年年底，全国药物维持治疗门诊数量将达到305个，覆盖大部分省（自治区、直辖市）。确保这些门诊及时开诊并健康发展，对进一步积累经验，扩大药物维持治疗的覆盖面有重要的现实意义。为此，药物维持治疗国家级工作组要求，各地要确保上述305个门诊在9月底前如期开诊，并保证门诊病人达到一定的数量，努力降低脱失率。各地公安机关要充分认识推进药物维持治疗工作对禁毒和防治艾滋病工作的重要意义，全面贯彻落实中央关于打一场禁毒和防治艾滋病人民战争的部署，把推进药物维持治疗工作摆上重要议事日程，切实加强组织领导，认真解决好推进药物维持治疗工作中面临的问题，务求取得实效。药物维持治疗门诊所在县（市、区、镇）公安（分）局要成立由主要领导任组长的领导小组，督促相关公安机关切实履行卫生部、公安部、国家食品药品监督管理局《滥用阿片类物质成瘾者社区药物维持治疗工作方案》（卫疾控发〔2006〕256号，以下简称《工作方案》）规定的各项职责，并与卫生、食品药品监管等部门协调配合，确保如期达到上述工作目标。

二、切实履行职责，推进维持治疗健康发展

各级公安机关要积极主动地配合卫生、食品药品监管等部门，积极履行药物维持治疗国家级工作组确定的工作职责，全力推进药物维持治疗工作不断发展。要严格按照标准，认真做好对申请参加治疗人员的审核把关工作，并监督其治疗。同时，要维护好药物维持治疗门诊的治安秩序。在配合推进药物维持治疗工作中，各级公安机关要认真落实下列工作措施：

（一）在药物维持治疗工作组中积极主动地发挥作用

已经申请开展药物维持治疗工作的省（自治区、直辖市）公安厅（局）要指定禁毒部门禁吸戒毒工作的负责人作为本省（自治区、直辖市）药物维持治疗工作组成员，负责掌握本地工作进展情况，指导各地落实工作措施；县（市、区、旗）公安（分）局分管禁毒工作的领导为本县（市、区、旗）药物维持治疗工作组成员。各级公安机关的药物维持治疗工作组成员要尽早掌握国家有关开展药物维持治疗工作的法规和政策，并发挥掌握毒情的优势，配合卫生等部门确定重点地区和具体门诊位置，主动配合解决门诊在建设和运营过程中出现的问题，使药物维持治疗工作更好地与禁毒工作结合，成为落实禁吸戒毒措施的重要部分。

（二）组织对药物维持治疗门诊所在地公安机关有关人员的培训

已经申请开展药物维持治疗工作的省（区、市）公安厅（局）禁毒部门要在门诊开诊前，组织对门诊所在县（市、区、旗）公安（分）局工作组成员和禁毒部门负责人进行培训。培训的主要内容包括禁毒和防治艾滋病的有关法律法规、开展药物维持治疗的基本常识和有关规定、部分药物维持治疗试点地区的好做法、公安机关在维持治疗工作中的职责、参与维持治疗的程序和方法等。具体培训教材由药物维持治疗国家级工作组编定。

（三）提前确定受治人员名单并做好其家属工作

药物维持治疗国家级工作组确定的每个门诊最大容量为200人左右。县（市、区、旗）公安（分）局要从所掌握的滥用阿片类物质成瘾人员名单中，根据《工作方案》规定的申请参加治疗人员的条件，确定本地区符合条件的人员名单，并提交药物维持治疗门诊。对辖区内符合治疗条件的滥用阿片类物质成瘾者，社区民警要积极动员本人参加药物维持治疗，并做好其家属工作。对符合条件、本人提出申请的，公安机关原则上都可以批准其参加药物维持治疗。开展药物维持治疗地区的强制戒毒所要在所内开展有关药物维持治疗的宣传工作，对符合条件、主动提出申请的，可以在出所后转介到药物维持治疗门诊。

三、加强对受治人员的监控，落实综合配套措施

对参加药物维持治疗的受治人员，公安机关要继续落实帮教和监控措施，坚持尿检制度，并全部录入吸毒人员数据库，实施动态管理。同时，还要争取其家属的配合，以降低复吸率，减少脱失。对发现在治疗期间继续偷吸毒品的，要及时建议门诊取消其治疗资格，并一律依法对其实行强制戒毒或者报送劳动教养。但是对参加维持治疗且无证据证明其吸食其他毒品的受治者，不得对其实行强制或者报送劳动教养。各级公安机关要继续加大对涉毒违法犯罪的打击力度，依法收戒吸毒成瘾人员，压缩毒品供应市场和消费市场，落实创建无毒社区的各项工作措施，为药物维持治疗工作创造良好的社会环境。

四、加强工作考核、指导，确保取得实效

药物维持治疗工作是对滥用阿片类物质成瘾人员教育挽救的措施，也是对其落实帮教措施的一种形式。参加维持治疗的戒毒人员是已经被公安机关落实监控措施的人员，其数量作为考核禁毒工作成效的指标之一。从今年开始，公安部将把该指标和收戒吸毒成瘾人员的数量、帮教戒毒人员的数量等一并作为考核各地禁毒人民战争成效的重要指标，并定期公布。各省级公安机关要加强对试点地区公安机关的工作指导，及时掌握本省（自治区、直辖市）药物维持治疗门诊的运行情况，认真帮助解决存在的问题。药物维持治疗门诊所在地公安机关要加强调研，及时掌握本地区试点工作的进展情况和存在问题，并积极与相关部门协调解决。

附　件：

1. 各地申请开办的药物维持治疗门诊数量
2. 已经开诊的药物维持治疗门诊病人数量

中华人民共和国公安部
二〇〇六年七月二十五日

主题词：公安　禁毒　阿片类物质成瘾者　药物维持治疗　通知

抄　送：卫生部、国家食品药品监督管理局

（共印 520 份）

关于戒毒治疗中使用麻醉药品和精神药品有关规定通知

国食药监安〔2006〕230号

各省、自治区、直辖市食品药品监督管理局（药品监督管理局），公安厅（局），卫生厅（局）：

依据《麻醉药品和精神药品管理条例》，现将戒毒治疗中麻醉药品和精神药品使用管理的有关规定通知如下：

一、戒毒治疗中使用麻醉药品和精神药品的申请与购买

（一）申请人（医疗机构或戒毒机构）开展戒毒治疗业务如果需要使用美沙酮口服溶液（10ml/支，麻醉药品）时，应当按照国务院卫生主管部门下发的关于《麻醉药品和第一类精神药品购用印鉴卡（以下简称“印鉴卡”）管理规定》（卫医发〔2005〕421号）申请办理“印鉴卡”。

公安部门设置的戒毒机构申办“印鉴卡”（戒毒治疗使用）的规定由国务院公安部门会同国务院卫生主管部门另行制定。

（二）申请人开展戒毒治疗业务，应当凭“印鉴卡”到所在省、自治区、直辖市麻醉药品和第一类精神药品定点经营企业（以下简称区域性批发企业）购买美沙酮口服溶液；经申请人所在地省、自治区、直辖市药品监督管理部门批准，凭“印鉴卡”可以到全国性麻醉药品和第一类精神药品定点经营企业（以下简称全国性批发企业）或其他单位购买美沙酮口服溶液。

申请人购买美沙酮口服溶液时，应当出示以下证明文件：

1. 印鉴卡。

2. 加盖医疗机构公章的《医疗机构执业许可证》副本复

印件。

3. 卫生主管部门批准其戒毒诊疗业务的证明文件。

4. 单位介绍信和经办人身份证明文件。

销售单位应当仔细核实内容以及有关印鉴，审查无误后方可售予美沙酮口服溶液。

（三）申请人开展戒毒治疗业务或对阿片类成瘾者进行对症治疗如需要使用列入第二类精神药品管理的丁丙诺啡制剂或镇静安眠药时，应当向全国性批发企业、区域性批发企业或专门从事第二类精神药品批发业务的企业购买，购买时出示以下证明文件：

1. 加盖医疗机构公章的《医疗机构执业许可证》副本复印件。

2. 卫生主管部门批准其戒毒诊疗业务的证明文件。

3. 法人委托书（注明经办人身份证号码）。

4. 单位介绍信及经办人身份证明文件（交验身份证原件）。

销售企业应当仔细核实内容以及有关印鉴，审核无误后方可售予第二类精神药品。

（四）申请人使用麻醉药品和精神药品的不得自行提货。

（五）申请人购买麻醉药品和精神药品不得使用现金交易。

二、药物维持治疗中美沙酮口服溶液的管理

（一）美沙酮口服溶液的配制。

1. 开展美沙酮维持治疗应当选用美沙酮口服溶液（规格：1mg/ml，5 000ml/瓶）。

2. 申请配制美沙酮口服溶液的配制单位应按照国家食品药品监督管理局制定的注册标准[WS1－（X－514）－2003Z]进行配制。

3. 申请配制美沙酮口服溶液，申请人（医疗机构或药品生

产企业）应当向所在地省、自治区、直辖市药品监督管理部门提出申请，填写申请表（附件1），并报送有关资料（附件2）。

4. 省、自治区、直辖市药品监督管理部门在收到申请人关于美沙酮口服溶液的配制申请后，对申报资料不全的应当在5日内一次告知申请人需补正的全部资料，逾期未告知的，自收到申报资料之日起即为受理。申报资料齐全或申请人按照要求全部补正资料的应当在5日内予以受理。

5. 省、自治区、直辖市药品监督管理部门在受理申请后应在10日内完成现场考核，考核合格后于5日内下达同意开展《美沙酮口服溶液试制批件》（附件3），同时为申请人办理试制用美沙酮原料药的调拨手续，并通知当地药品检验所进行检验。

6. 接到检验通知的药品检验所，应当在40日内完成连续3批样品的检验，出具药品检验报告，报送所在地省、自治区、直辖市药品监督管理部门。

7. 省、自治区、直辖市药品监督管理部门应当对收到的药品检验报告进行审查，合格的，5日内发给《制备美沙酮口服溶液备案批件》（附件4）。

8.《制备美沙酮口服溶液备案批件》有效期为3年，有效期届满需要继续配制的，申请人应当于期满前3个月内按照原申请配制程序重新提出再次备案申请，并报送有关资料（附件2）。

9. 省、自治区、直辖市药品监督管理部门在受理再次备案申请后30日内做出备案是否批准决定。准予备案的应当自决定做出之日起10日内通知申请人，予以换发《制备美沙酮口服溶液备案批件》，不予备案的应当书面说明理由。

（二）美沙酮口服溶液的购用。

1. 药物维持治疗机构应当按照国务院卫生主管部门下达的关于“印鉴卡”的规定申请办理“印鉴卡”。

2. 药物维持治疗机构申购美沙酮口服溶液应当出示以下证

明文件:

（1）印鉴卡。

（2）加盖医疗机构公章的《医疗机构执业许可证》副本复印件。

（3）卫生主管部门批准其开展药物维持治疗的证明文件。

美沙酮口服溶液配制单位应当仔细核实内容以及有关印鉴，审核无误后方可售予美沙酮口服溶液。

（三）美沙酮口服溶液的安全管理。

1. 美沙酮口服溶液配制单位应当按照《麻醉药品和精神药品管理条例》及国家食品药品监督管理局、铁道部、交通部、民航总局联合下发的《麻醉药品和精神药品运输管理办法》（国食药监安〔2005〕660号）的规定向所在地省、自治区、直辖市药品监督管理部门申领运输证明。

2. 美沙酮口服溶液配制单位应当建立药物维持治疗机构供药档案，内容包括“印鉴卡”、美沙酮口服溶液采购明细等。

3. 美沙酮口服溶液配制单位可以通过道路或铁路行李车将药品送到药物维持治疗机构，在药物维持治疗机构现场检查验收。药物维持治疗机构不得自行提货。

美沙酮口服溶液配制单位如果通过道路运送药品，应当采用封闭车辆，由专人负责押运，运输中途不得停车过夜。如采用铁路行李车运输，应当包装坚固，防止溶液泄漏。

4. 药物维持治疗机构使用、储存美沙酮口服溶液应当符合《麻醉药品和精神药品管理条例》关于麻醉药品使用、储存的规定。

三、本规定自印发之日起施行

以往发布的戒毒治疗中麻醉药品和精神药品管理问题的规定与本规定不符的，以本规定为准。

附件：

1. 配制美沙酮口服溶液申请表
2. 配制美沙酮口服溶液申报资料
3. 美沙酮口服溶液试制批件
4. 制备美沙酮口服溶液备案批件

国家食品药品监督管理局
中华人民共和国公安部
中华人民共和国卫生部

二〇〇六年五月三十一日

附录六：

麻醉药品和精神药品管理条例

《麻醉药品和精神药品管理条例》已经2005年7月26日国务院第100次常务会议通过，现予公布，自2005年11月1日起施行。

总理：温家宝

二〇〇五年八月三日

麻醉药品和精神药品管理条例

第一章 总 则

第一条 为加强麻醉药品和精神药品的管理，保证麻醉药品和精神药品的合法、安全、合理使用，防止流入非法渠道，根据药品管理法和其他有关法律的规定，制定本条例。

第二条 麻醉药品药用原植物的种植，麻醉药品和精神药品的实验研究、生产、经营、使用、储存、运输等活动以及监督管理，适用本条例。

麻醉药品和精神药品的进出口依照有关法律的规定办理。

第三条 本条例所称麻醉药品和精神药品，是指列入麻醉药品目录、精神药品目录（以下称目录）的药品和其他物质。精神药品分为第一类精神药品和第二类精神药品。

目录由国务院药品监督管理部门会同国务院公安部门、国务院卫生主管部门制定、调整并公布。

上市销售但尚未列入目录的药品和其他物质或者第二类精神药品发生滥用，已经造成或者可能造成严重社会危害的，国务院药品监督管理部门会同国务院公安部门、国务院卫生主管部门应当及时将该药品和该物质列入目录或者将该第二类精神药品调整为第一类精神药品。

第四条 国家对麻醉药品药用原植物以及麻醉药品和精神药品实行管制。除本条例另有规定的外，任何单位、个人不得进行麻醉药品药用原植物的种植以及麻醉药品和精神药品的实验研究、生产、经营、使用、储存、运输等活动。

第五条 国务院药品监督管理部门负责全国麻醉药品和精神药品的监督管理工作，并会同国务院农业主管部门对麻醉药品药用原植物实施监督管理。国务院公安部门负责对造成麻醉药品药用原植物、麻醉药品和精神药品流入非法渠道的行为进行查处。国务院其他有关主管部门在各自的职责范围内负责与麻醉药品和精神药品有关的管理工作。

省、自治区、直辖市人民政府药品监督管理部门负责本行政区域内麻醉药品和精神药品的监督管理工作。县级以上地方公安机关负责对本行政区域内造成麻醉药品和精神药品流入非法渠道的行为进行查处。县级以上地方人民政府其他有关主管部门在各自的职责范围内负责与麻醉药品和精神药品有关的管理工作。

第六条 麻醉药品和精神药品生产、经营企业和使用单位可以依法参加行业协会。行业协会应当加强行业自律管理。

第二章　种植、实验研究和生产

第七条　国家根据麻醉药品和精神药品的医疗、国家储备和企业生产所需原料的需要确定需求总量，对麻醉药品药用原植物的种植、麻醉药品和精神药品的生产实行总量控制。

国务院药品监督管理部门根据麻醉药品和精神药品的需求总量制定年度生产计划。

国务院药品监督管理部门和国务院农业主管部门根据麻醉药品年度生产计划，制定麻醉药品药用原植物年度种植计划。

第八条　麻醉药品药用原植物种植企业应当根据年度种植计划，种植麻醉药品药用原植物。

麻醉药品药用原植物种植企业应当向国务院药品监督管理部门和国务院农业主管部门定期报告种植情况。

第九条　麻醉药品药用原植物种植企业由国务院药品监督管理部门和国务院农业主管部门共同确定，其他单位和个人不得种植麻醉药品药用原植物。

第十条　开展麻醉药品和精神药品实验研究活动应当具备下列条件，并经国务院药品监督管理部门批准：

（一）以医疗、科学研究或者教学为目的；

（二）有保证实验所需麻醉药品和精神药品安全的措施和管理制度；

（三）单位及其工作人员 2 年内没有违反有关禁毒的法律、行政法规规定的行为。

第十一条　麻醉药品和精神药品的实验研究单位申请相关药品批准证明文件，应当依照药品管理法的规定办理；需要转让研究成果的，应当经国务院药品监督管理部门批准。

第十二条　药品研究单位在普通药品的实验研究过程中，产生本条例规定的管制品种的，应当立即停止实验研究活动，并向国务院药品监督管理部门报告。国务院药品监督管理部门应当根据情况，及时作出是否同意其继续实验研究的决定。

第十三条 麻醉药品和第一类精神药品的临床试验，不得以健康人为受试对象。

第十四条 国家对麻醉药品和精神药品实行定点生产制度。

国务院药品监督管理部门应当根据麻醉药品和精神药品的需求总量，确定麻醉药品和精神药品定点生产企业的数量和布局，并根据年度需求总量对数量和布局进行调整、公布。

第十五条 麻醉药品和精神药品的定点生产企业应当具备下列条件：

（一）有药品生产许可证；

（二）有麻醉药品和精神药品实验研究批准文件；

（三）有符合规定的麻醉药品和精神药品生产设施、储存条件和相应的安全管理设施；

（四）有通过网络实施企业安全生产管理和向药品监督管理部门报告生产信息的能力；

（五）有保证麻醉药品和精神药品安全生产的管理制度；

（六）有与麻醉药品和精神药品安全生产要求相适应的管理水平和经营规模；

（七）麻醉药品和精神药品生产管理、质量管理部门的人员应当熟悉麻醉药品和精神药品管理以及有关禁毒的法律、行政法规；

（八）没有生产、销售假药、劣药或者违反有关禁毒的法律、行政法规规定的行为；

（九）符合国务院药品监督管理部门公布的麻醉药品和精神药品定点生产企业数量和布局的要求。

第十六条 从事麻醉药品、第一类精神药品生产以及第二类精神药品原料药生产的企业，应当经所在地省、自治区、直辖市人民政府药品监督管理部门初步审查，由国务院药品监督管理部门批准；从事第二类精神药品制剂生产的企业，应当经所在地省、自治区、直辖市人民政府药品监督管理部门批准。

第十七条 定点生产企业生产麻醉药品和精神药品，应当依照药品管理法的规定取得药品批准文号。

国务院药品监督管理部门应当组织医学、药学、社会学、伦理学和禁毒等方面的专家成立专家组，由专家组对申请首次上市的麻醉药品和精神药品的社会危害性和被滥用的可能性进行评价，并提出是否批准的建议。

未取得药品批准文号的，不得生产麻醉药品和精神药品。

第十八条 发生重大突发事件，定点生产企业无法正常生产或者不能保证供应麻醉药品和精神药品时，国务院药品监督管理部门可以决定其他药品生产企业生产麻醉药品和精神药品。

重大突发事件结束后，国务院药品监督管理部门应当及时决定前款规定的企业停止麻醉药品和精神药品的生产。

第十九条 定点生产企业应当严格按照麻醉药品和精神药品年度生产计划安排生产，并依照规定向所在地省、自治区、直辖市人民政府药品监督管理部门报告生产情况。

第二十条 定点生产企业应当依照本条例的规定，将麻醉药品和精神药品销售给具有麻醉药品和精神药品经营资格的企业或者依照本条例规定批准的其他单位。

第二十一条 麻醉药品和精神药品的标签应当印有国务院药品监督管理部门规定的标志。

第三章 经 营

第二十二条 国家对麻醉药品和精神药品实行定点经营

制度。

国务院药品监督管理部门应当根据麻醉药品和第一类精神药品的需求总量，确定麻醉药品和第一类精神药品的定点批发企业布局，并应当根据年度需求总量对布局进行调整、公布。

药品经营企业不得经营麻醉药品原料药和第一类精神药品原料药。但是，供医疗、科学研究、教学使用的小包装的上述药品可以由国务院药品监督管理部门规定的药品批发企业经营。

第二十三条 麻醉药品和精神药品定点批发企业除应当具备药品管理法第十五条规定的药品经营企业的开办条件外，还应当具备下列条件：

（一）有符合本条例规定的麻醉药品和精神药品储存条件；

（二）有通过网络实施企业安全管理和向药品监督管理部门报告经营信息的能力；

（三）单位及其工作人员 2 年内没有违反有关禁毒的法律、行政法规规定的行为；

（四）符合国务院药品监督管理部门公布的定点批发企业布局。

麻醉药品和第一类精神药品的定点批发企业，还应当具有保证供应责任区域内医疗机构所需麻醉药品和第一类精神药品的能力，并具有保证麻醉药品和第一类精神药品安全经营的管理制度。

第二十四条 跨省、自治区、直辖市从事麻醉药品和第一类精神药品批发业务的企业（以下称全国性批发企业），应当经国务院药品监督管理部门批准；在本省、自治区、直辖市行政区域内从事麻醉药品和第一类精神药品批发业务的企业（以下称区域性批发企业），应当经所在地省、自治区、直辖市人民政府药品监督管理部门批准。

专门从事第二类精神药品批发业务的企业，应当经所在地省、自治区、直辖市人民政府药品监督管理部门批准。

全国性批发企业和区域性批发企业可以从事第二类精神药品批发业务。

第二十五条 全国性批发企业可以向区域性批发企业，或者经批准可以向取得麻醉药品和第一类精神药品使用资格的医疗机构以及依照本条例规定批准的其他单位销售麻醉药品和第一类精神药品。

全国性批发企业向取得麻醉药品和第一类精神药品使用资格的医疗机构销售麻醉药品和第一类精神药品，应当经医疗机构所在地省、自治区、直辖市人民政府药品监督管理部门批准。

国务院药品监督管理部门在批准全国性批发企业时，应当明确其所承担供药责任的区域。

第二十六条 区域性批发企业可以向本省、自治区、直辖市行政区域内取得麻醉药品和第一类精神药品使用资格的医疗机构销售麻醉药品和第一类精神药品；由于特殊地理位置的原因，需要就近向其他省、自治区、直辖市行政区域内取得麻醉药品和第一类精神药品使用资格的医疗机构销售的，应当经国务院药品监督管理部门批准。

省、自治区、直辖市人民政府药品监督管理部门在批准区域性批发企业时，应当明确其所承担供药责任的区域。

区域性批发企业之间因医疗急需、运输困难等特殊情况需要调剂麻醉药品和第一类精神药品的，应当在调剂后2日内将调剂情况分别报所在地省、自治区、直辖市人民政府药品监督管理部门备案。

第二十七条 全国性批发企业应当从定点生产企业购进麻醉药品和第一类精神药品。

区域性批发企业可以从全国性批发企业购进麻醉药品和第一类精神药品；经所在地省、自治区、直辖市人民政府药品监督管理部门批准，也可以从定点生产企业购进麻醉药品和第一类精神药品。

第二十八条 全国性批发企业和区域性批发企业向医疗机构销售麻醉药品和第一类精神药品，应当将药品送至医疗机构。医疗机构不得自行提货。

第二十九条 第二类精神药品定点批发企业可以向医疗机构、定点批发企业和符合本条例第三十一条规定的药品零售企业以及依照本条例规定批准的其他单位销售第二类精神药品。

第三十条 麻醉药品和第一类精神药品不得零售。

禁止使用现金进行麻醉药品和精神药品交易，但是个人合法购买麻醉药品和精神药品的除外。

第三十一条 经所在地设区的市级药品监督管理部门批准，实行统一进货、统一配送、统一管理的药品零售连锁企业可以从事第二类精神药品零售业务。

第三十二条 第二类精神药品零售企业应当凭执业医师出具的处方，按规定剂量销售第二类精神药品，并将处方保存2年备查；禁止超剂量或者无处方销售第二类精神药品；不得向未成年人销售第二类精神药品。

第三十三条 麻醉药品和精神药品实行政府定价，在制定出厂和批发价格的基础上，逐步实行全国统一零售价格。具体办法由国务院价格主管部门制定。

第四章 使 用

第三十四条 药品生产企业需要以麻醉药品和第一类精神药品为原料生产普通药品的，应当向所在地省、自治区、直辖市人民政府药品监督管理部门报送年度需求计划，由省、自治区、直辖市人民政府药品监督管理部门汇总报国务院药品监督管理部门批准后，向定点生产企业购买。

药品生产企业需要以第二类精神药品为原料生产普通药品的，应当将年度需求计划报所在地省、自治区、直辖市人民政府药品监督管理部门，并向定点批发企业或者定点生产企业购买。

第三十五条 食品、食品添加剂、化妆品、油漆等非药品生产企业需要使用咖啡因作为原料的，应当经所在地省、自治区、直辖市人民政府药品监督管理部门批准，向定点批发企业或者定点生产企业购买。

科学研究、教学单位需要使用麻醉药品和精神药品开展实验、教学活动的，应当经所在地省、自治区、直辖市人民政府药品监督管理部门批准，向定点批发企业或者定点生产企业购买。

需要使用麻醉药品和精神药品的标准品、对照品的，应当经所在地省、自治区、直辖市人民政府药品监督管理部门批准，向国务院药品监督管理部门批准的单位购买。

第三十六条 医疗机构需要使用麻醉药品和第一类精神药品的，应当经所在地设区的市级人民政府卫生主管部门批准，取得麻醉药品、第一类精神药品购用印鉴卡（以下称印鉴卡）。医疗机构应当凭印鉴卡向本省、自治区、直辖市行政区域内的定点批发企业购买麻醉药品和第一类精神药品。

设区的市级人民政府卫生主管部门发给医疗机构印鉴卡时，应当将取得印鉴卡的医疗机构情况抄送所在地设区的市级药品监督管理部门，并报省、自治区、直辖市人民政府卫生主管部门备案。省、自治区、直辖市人民政府卫生主管部门应当将取得印鉴卡的医疗机构名单向本行政区域内的定点批发企业通报。

第三十七条 医疗机构取得印鉴卡应当具备下列条件：

（一）有专职的麻醉药品和第一类精神药品管理人员；

（二）有获得麻醉药品和第一类精神药品处方资格的执业医师；

（三）有保证麻醉药品和第一类精神药品安全储存的设施和管理制度。

第三十八条 医疗机构应当按照国务院卫生主管部门的规定，对本单位执业医师进行有关麻醉药品和精神药品使用知识的培训、考核，经考核合格的，授予麻醉药品和第一类精神药品处方资格。执业医师取得麻醉药品和第一类精神药品的处方资格后，方可在本医疗机构开具麻醉药品和第一类精神药品处方，但不得为自己开具该种处方。

医疗机构应当将具有麻醉药品和第一类精神药品处方资格的执业医师名单及其变更情况，定期报送所在地设区的市级人民政府卫生主管部门，并抄送同级药品监督管理部门。

医务人员应当根据国务院卫生主管部门制定的临床应用指导原则，使用麻醉药品和精神药品。

第三十九条 具有麻醉药品和第一类精神药品处方资格的执业医师，根据临床应用指导原则，对确需使用麻醉药品或者第一类精神药品的患者，应当满足其合理用药需求。在医疗机构就诊的癌症疼痛患者和其他危重患者得不到麻醉药品或者第一类精神药品时，患者或者其亲属可以向执业医师提出申请。具有麻醉药品和第一类精神药品处方资格的执业医师认为要求合理的，应当及时为患者提供所需麻醉药品或者第一类精神药品。

第四十条 执业医师应当使用专用处方开具麻醉药品和精神药品，单张处方的最大用量应当符合国务院卫生主管部门的规定。

对麻醉药品和第一类精神药品处方，处方的调配人、核对人应当仔细核对，签署姓名，并予以登记；对不符合本条例规定的，处方的调配人、核对人应当拒绝发药。

麻醉药品和精神药品专用处方的格式由国务院卫生主管部门规定。

第四十一条　医疗机构应当对麻醉药品和精神药品处方进行专册登记，加强管理。麻醉药品处方至少保存3年，精神药品处方至少保存2年。

第四十二条　医疗机构抢救病人急需麻醉药品和第一类精神药品而本医疗机构无法提供时，可以从其他医疗机构或者定点批发企业紧急借用；抢救工作结束后，应当及时将借用情况报所在地设区的市级药品监督管理部门和卫生主管部门备案。

第四十三条　对临床需要而市场无供应的麻醉药品和精神药品，持有医疗机构制剂许可证和印鉴卡的医疗机构需要配制制剂的，应当经所在地省、自治区、直辖市人民政府药品监督管理部门批准。医疗机构配制的麻醉药品和精神药品制剂只能在本医疗机构使用，不得对外销售。

第四十四条　因治疗疾病需要，个人凭医疗机构出具的医疗诊断书、本人身份证明，可以携带单张处方最大用量以内的麻醉药品和第一类精神药品；携带麻醉药品和第一类精神药品出入境的，由海关根据自用、合理的原则放行。

医务人员为了医疗需要携带少量麻醉药品和精神药品出入境的，应当持有省级以上人民政府药品监督管理部门发放的携带麻醉药品和精神药品证明。海关凭携带麻醉药品和精神药品证明放行。

第四十五条　医疗机构、戒毒机构以开展戒毒治疗为目的，可以使用美沙酮或者国家确定的其他用于戒毒治疗的麻醉药品和精神药品。具体管理办法由国务院药品监督管理部门、国务院公安部门和国务院卫生主管部门制定。

第五章　储　存

第四十六条　麻醉药品药用原植物种植企业、定点生产企业、全国性批发企业和区域性批发企业以及国家设立的麻醉药品储存单位，应当设置储存麻醉药品和第一类精神药品的专库。该专库应当符合下列要求：

（一）安装专用防盗门，实行双人双锁管理；

（二）具有相应的防火设施；

（三）具有监控设施和报警装置，报警装置应当与公安机关报警系统联网。

全国性批发企业经国务院药品监督管理部门批准设立的药品储存点应当符合前款的规定。

麻醉药品定点生产企业应当将麻醉药品原料药和制剂分别存放。

第四十七条 麻醉药品和第一类精神药品的使用单位应当设立专库或者专柜储存麻醉药品和第一类精神药品。专库应当设有防盗设施并安装报警装置；专柜应当使用保险柜。专库和专柜应当实行双人双锁管理。

第四十八条 麻醉药品药用原植物种植企业、定点生产企业、全国性批发企业和区域性批发企业、国家设立的麻醉药品储存单位以及麻醉药品和第一类精神药品的使用单位，应当配备专人负责管理工作，并建立储存麻醉药品和第一类精神药品的专用账册。药品入库双人验收，出库双人复核，做到账物相符。专用账册的保存期限应当自药品有效期期满之日起不少于5年。

第四十九条 第二类精神药品经营企业应当在药品库房中设立独立的专库或者专柜储存第二类精神药品，并建立专用账册，实行专人管理。专用账册的保存期限应当自药品有效期期满之日起不少于5年。

第六章　运　输

第五十条　托运、承运和自行运输麻醉药品和精神药品的，应当采取安全保障措施，防止麻醉药品和精神药品在运输过程中被盗、被抢、丢失。

第五十一条　通过铁路运输麻醉药品和第一类精神药品的，应当使用集装箱或者铁路行李车运输，具体办法由国务院药品监督管理部门会同国务院铁路主管部门制定。

没有铁路需要通过公路或者水路运输麻醉药品和第一类精神药品的，应当由专人负责押运。

第五十二条　托运或者自行运输麻醉药品和第一类精神药品的单位，应当向所在地省、自治区、直辖市人民政府药品监督管理部门申请领取运输证明。运输证明有效期为 1 年。

运输证明应当由专人保管，不得涂改、转让、转借。

第五十三条　托运人办理麻醉药品和第一类精神药品运输手续，应当将运输证明副本交付承运人。承运人应当查验、收存运输证明副本，并检查货物包装。没有运输证明或者货物包装不符合规定的，承运人不得承运。

承运人在运输过程中应当携带运输证明副本，以备查验。

第五十四条　邮寄麻醉药品和精神药品，寄件人应当提交所在地省、自治区、直辖市人民政府药品监督管理部门出具的准予邮寄证明。邮政营业机构应当查验、收存准予邮寄证明；没有准予邮寄证明的，邮政营业机构不得收寄。

省、自治区、直辖市邮政主管部门指定符合安全保障条件的邮政营业机构负责收寄麻醉药品和精神药品。邮政营业机构收寄麻醉药品和精神药品，应当依法对收寄的麻醉药品和精神药品予以查验。

邮寄麻醉药品和精神药品的具体管理办法，由国务院药品监督管理部门会同国务院邮政主管部门制定。

第五十五条 定点生产企业、全国性批发企业和区域性批发企业之间运输麻醉药品、第一类精神药品，发货人在发货前应当向所在地省、自治区、直辖市人民政府药品监督管理部门报送本次运输的相关信息。属于跨省、自治区、直辖市运输的，收到信息的药品监督管理部门应当向收货人所在地的同级药品监督管理部门通报；属于在本省、自治区、直辖市行政区域内运输的，收到信息的药品监督管理部门应当向收货人所在地设区的市级药品监督管理部门通报。

第七章 审批程序和监督管理

第五十六条 申请人提出本条例规定的审批事项申请，应当提交能够证明其符合本条例规定条件的相关资料。审批部门应当自收到申请之日起40 日内作出是否批准的决定；作出批准决定的，发给许可证明文件或者在相关许可证明文件上加注许可事项；作出不予批准决定的，应当书面说明理由。

确定定点生产企业和定点批发企业，审批部门应当在经审查符合条件的企业中，根据布局的要求，通过公平竞争的方式初步确定定点生产企业和定点批发企业，并予公布。其他符合条件的企业可以自公布之日起 10 日内向审批部门提出异议。审批部门应当自收到异议之日起 20 日内对异议进行审查，并作出是否调整的决定。

第五十七条 药品监督管理部门应当根据规定的职责权限，对麻醉药品药用原植物的种植以及麻醉药品和精神药品的实验研究、生产、经营、使用、储存、运输活动进行监督检查。

第五十八条 省级以上人民政府药品监督管理部门根据实际

情况建立监控信息网络，对定点生产企业、定点批发企业和使用单位的麻醉药品和精神药品生产、进货、销售、库存、使用的数量以及流向实行实时监控，并与同级公安机关做到信息共享。

第五十九条　尚未连接监控信息网络的麻醉药品和精神药品定点生产企业、定点批发企业和使用单位，应当每月通过电子信息、传真、书面等方式，将本单位麻醉药品和精神药品生产、进货、销售、库存、使用的数量以及流向，报所在地设区的市级药品监督管理部门和公安机关；医疗机构还应当报所在地设区的市级人民政府卫生主管部门。

设区的市级药品监督管理部门应当每3个月向上一级药品监督管理部门报告本地区麻醉药品和精神药品的相关情况。

第六十条　对已经发生滥用，造成严重社会危害的麻醉药品和精神药品品种，国务院药品监督管理部门应当采取在一定期限内中止生产、经营、使用或者限定其使用范围和用途等措施。对不再作为药品使用的麻醉药品和精神药品，国务院药品监督管理部门应当撤销其药品批准文号和药品标准，并予以公布。

药品监督管理部门、卫生主管部门发现生产、经营企业和使用单位的麻醉药品和精神药品管理存在安全隐患时，应当责令其立即排除或者限期排除；对有证据证明可能流入非法渠道的，应当及时采取查封、扣押的行政强制措施，在7日内作出行政处理决定，并通报同级公安机关。

药品监督管理部门发现取得印鉴卡的医疗机构未依照规定购买麻醉药品和第一类精神药品时，应当及时通报同级卫生主管部门。接到通报的卫生主管部门应当立即调查处理。必要时，药品监督管理部门可以责令定点批发企业中止向该医疗机构销售麻醉药品和第一类精神药品。

第六十一条　麻醉药品和精神药品的生产、经营企业和使用单位对过期、损坏的麻醉药品和精神药品应当登记造册，并向所在地县级药品监督管理部门申请销毁。药品监督管理部门应当自接到申请之日起5日内到场监督销毁。医疗机构对存放在本单位的过期、损坏麻醉药品和精神药品，应当按照本条规定的程序向卫生主管部门提出申请，由卫生主管部门负责监督销毁。

对依法收缴的麻醉药品和精神药品，除经国务院药品监督管理部门或者国务院公安部门批准用于科学研究外，应当依照国家有关规定予以销毁。

第六十二条 县级以上人民政府卫生主管部门应当对执业医师开具麻醉药品和精神药品处方的情况进行监督检查。

第六十三条 药品监督管理部门、卫生主管部门和公安机关应当互相通报麻醉药品和精神药品生产、经营企业和使用单位的名单以及其他管理信息。

各级药品监督管理部门应当将在麻醉药品药用原植物的种植以及麻醉药品和精神药品的实验研究、生产、经营、使用、储存、运输等各环节的管理中的审批、撤销等事项通报同级公安机关。

麻醉药品和精神药品的经营企业、使用单位报送各级药品监督管理部门的备案事项，应当同时报送同级公安机关。

第六十四条 发生麻醉药品和精神药品被盗、被抢、丢失或者其他流入非法渠道的情形的，案发单位应当立即采取必要的控制措施，同时报告所在地县级公安机关和药品监督管理部门。医疗机构发生上述情形的，还应当报告其主管部门。

公安机关接到报告、举报，或者有证据证明麻醉药品和精神药品可能流入非法渠道时，应当及时开展调查，并可以对相关单位采取必要的控制措施。

药品监督管理部门、卫生主管部门以及其他有关部门应当配合公安机关开展工作。

第八章　法律责任

第六十五条　药品监督管理部门、卫生主管部门违反本条例的规定，有下列情形之一的，由其上级行政机关或者监察机关责令改正；情节严重的，对直接负责的主管人员和其他直接责任人员依法给予行政处分；构成犯罪的，依法追究刑事责任：

（一）对不符合条件的申请人准予行政许可或者超越法定职权作出准予行政许可决定的；

（二）未到场监督销毁过期、损坏的麻醉药品和精神药品的；

（三）未依法履行监督检查职责，应当发现而未发现违法行为、发现违法行为不及时查处，或者未依照本条例规定的程序实施监督检查的；

（四）违反本条例规定的其他失职、渎职行为。

第六十六条　麻醉药品药用原植物种植企业违反本条例的规定，有下列情形之一的，由药品监督管理部门责令限期改正，给予警告；逾期不改正的，处5万元以上10万元以下的罚款；情节严重的，取消其种植资格：

（一）未依照麻醉药品药用原植物年度种植计划进行种植的；

（二）未依照规定报告种植情况的；

（三）未依照规定储存麻醉药品的。

第六十七条　定点生产企业违反本条例的规定，有下列情形之一的，由药品监督管理部门责令限期改正，给予警告，并没收违法所得和违法销售的药品；逾期不改正的，责令停产，并处5万元以上10万元以下的罚款；情节严重的，取消其定点生产资格：

（一）未按照麻醉药品和精神药品年度生产计划安排生产的；

（二）未依照规定向药品监督管理部门报告生产情况的；

（三）未依照规定储存麻醉药品和精神药品，或者未依照规定建立、保存专用账册的；

（四）未依照规定销售麻醉药品和精神药品的；

（五）未依照规定销毁麻醉药品和精神药品的。

第六十八条　定点批发企业违反本条例的规定销售麻醉药品和精神药品，或者违反本条例的规定经营麻醉药品原料药和第一类精神药品原料药的，由药品监督管理部门责令限期改正，给予警告，并没收违法所得和违法销售的药品；逾期不改正的，责令停业，并处违法销售药品货值金额2倍以上5倍以下的罚款；情节严重的，取消其定点批发资格。

第六十九条　定点批发企业违反本条例的规定，有下列情形之一的，由药品监督管理部门责令限期改正，给予警告；逾期不改正的，责令停业，并处2万元以上5万元以下的罚款；情节严重的，取消其定点批发资格：

（一）未依照规定购进麻醉药品和第一类精神药品的；

（二）未保证供药责任区域内的麻醉药品和第一类精神药品的供应的；

（三）未对医疗机构履行送货义务的；

（四）未依照规定报告麻醉药品和精神药品的进货、销售、库存数量以及流向的；

（五）未依照规定储存麻醉药品和精神药品，或者未依照规定建立、保存专用账册的；

（六）未依照规定销毁麻醉药品和精神药品的；

（七）区域性批发企业之间违反本条例的规定调剂麻醉药品和第一类精神药品，或者因特殊情况调剂麻醉药品和第一类精神药品后未依照规定备案的。

第七十条　第二类精神药品零售企业违反本条例的规定储存、销售或者销毁第二类精神药品的，由药品监督管理部门责令限期改正，给予警告，并没收违法所得和违法销售的药品；逾期不改正的，责令停业，并处5 000元以上2万元以下的罚款；情节严重的，取消其第二类精神药品零售资格。

第七十一条　本条例第三十四条、第三十五条规定的单位违反本条例的规定，购买麻醉药品和精神药品的，由药品监督管理部门没收违法购买的麻醉药品和精神药品，责令限期改正，给予警告；逾期不改正的，责令停产或者停止相关活动，并处2万元以上5万元以下的罚款。

第七十二条　取得印鉴卡的医疗机构违反本条例的规定，有下列情形之一的，由设区的市级人民政府卫生主管部门责令限期改正，给予警告；逾期不改正的，处5 000元以上1万元以下的罚款；情节严重的，吊销其印鉴卡；对直接负责的主管人员和其他直接责任人员，依法给予降级、撤职、开除的处分：

（一）未依照规定购买、储存麻醉药品和第一类精神药品的；

（二）未依照规定保存麻醉药品和精神药品专用处方，或者未依照规定进行处方专册登记的；

（三）未依照规定报告麻醉药品和精神药品的进货、库存、使用数量的；

（四）紧急借用麻醉药品和第一类精神药品后未备案的；

（五）未依照规定销毁麻醉药品和精神药品的。

第七十三条　具有麻醉药品和第一类精神药品处方资格的执业医师，违反本条例的规定开具麻醉药品和第一类精神药品处方，或者未按照临床应用指导原则的要求使用麻醉药品和第一类精神药品的，由其所在医疗机构取消其麻醉药品和第一类精神药品处方资格；造成严重后果的，由原发证部门吊销其执业证书。执业医师未按照临床应用指导原则的要求使用第二类精神药品或者未使用专用处方开具第二类精神药品，造成严重后果的，由原发证部门吊销其执业证书。

未取得麻醉药品和第一类精神药品处方资格的执业医师擅自开具麻醉药品和第一类精神药品处方，由县级以上人民政府卫生主管部门给予警告，暂停其执业活动；造成严重后果的，吊销其执业证书；构成犯罪的，依法追究刑事责任。

处方的调配人、核对人违反本条例的规定未对麻醉药品和第一类精神药品处方进行核对，造成严重后果的，由原发证部门吊销其执业证书。

第七十四条 违反本条例的规定运输麻醉药品和精神药品的，由药品监督管理部门和运输管理部门依照各自职责，责令改正，给予警告，处 2 万元以上 5 万元以下的罚款。

收寄麻醉药品、精神药品的邮政营业机构未依照本条例的规定办理邮寄手续的，由邮政主管部门责令改正，给予警告；造成麻醉药品、精神药品邮件丢失的，依照邮政法律、行政法规的规定处理。

第七十五条 提供虚假材料、隐瞒有关情况，或者采取其他欺骗手段取得麻醉药品和精神药品的实验研究、生产、经营、使用资格的，由原审批部门撤销其已取得的资格，5 年内不得提出有关麻醉药品和精神药品的申请；情节严重的，处 1 万元以上 3 万元以下的罚款，有药品生产许可证、药品经营许可证、医疗机构执业许可证的，依法吊销其许可证明文件。

第七十六条 药品研究单位在普通药品的实验研究和研制过程中，产生本条例规定管制的麻醉药品和精神药品，未依照本条例的规定报告的，由药品监督管理部门责令改正，给予警告，没收违法药品；拒不改正的，责令停止实验研究和研制活动。

第七十七条 药物临床试验机构以健康人为麻醉药品和第一类精神药品临床试验的受试对象的，由药品监督管理部门责令停止违法行为，给予警告；情节严重的，取消其药物临床试验机构的资格；构成犯罪的，依法追究刑事责任。对受试对象造成损害的，药物临床试验机构依法承担治疗和赔偿责任。

第七十八条 定点生产企业、定点批发企业和第二类精神药品零售企业生产、销售假劣麻醉药品和精神药品的，由药品监督管理部门取消其定点生产资格、定点批发资格或者第二类精神药品零售资格，并依照药品管理法的有关规定予以处罚。

第七十九条 定点生产企业、定点批发企业和其他单位使用现金进行麻醉药品和精神药品交易的，由药品监督管理部门责令改正，给予警告，没收违法交易的药品，并处 5 万元以上 10 万元以下的罚款。

第八十条 发生麻醉药品和精神药品被盗、被抢、丢失案件的单位，违反本条例的规定未采取必要的控制措施或者未依照本条例的规定报告的，由药品监督管理部门和卫生主管部门依照各自职责，责令改正，给予警告；情节严重的，处 5 000 元以上 1 万元以下的罚款；有上级主管部门的，由其上级主管部门对直接负责的主管人员和其他直接责任人员，依法给予降级、撤职的处分。

第八十一条 依法取得麻醉药品药用原植物种植或者麻醉药品和精神药品实验研究、生产、经营、使用、运输等资格的单位，倒卖、转让、出租、出借、涂改其麻醉药品和精神药品许可证明文件的，由原审批部门吊销相应许可证明文件，没收违法所得；情节严重的，处违法所得 2 倍以上 5 倍以下的罚款；没有违法所得的，处 2 万元以上 5 万元以下的罚款；构成犯罪的，依法追究刑事责任。

第八十二条 违反本条例的规定，致使麻醉药品和精神药品流入非法渠道造成危害，构成犯罪的，依法追究刑事责任；尚不构成犯罪的，由县级以上公安机关处5万元以上10万元以下的罚款；有违法所得的，没收违法所得；情节严重的，处违法所得2倍以上5倍以下的罚款；由原发证部门吊销其药品生产、经营和使用许可证明文件。

药品监督管理部门、卫生主管部门在监督管理工作中发现前款规定情形的，应当立即通报所在地同级公安机关，并依照国家有关规定，将案件以及相关材料移送公安机关。

第八十三条 本章规定由药品监督管理部门作出的行政处罚，由县级以上药品监督管理部门按照国务院药品监督管理部门规定的职责分工决定。

第九章 附 则

第八十四条 本条例所称实验研究是指以医疗、科学研究或者教学为目的的临床前药物研究。

经批准可以开展与计划生育有关的临床医疗服务的计划生育技术服务机构需要使用麻醉药品和精神药品的，依照本条例有关医疗机构使用麻醉药品和精神药品的规定执行。

第八十五条 麻醉药品目录中的罂粟壳只能用于中药饮片和中成药的生产以及医疗配方使用。具体管理办法由国务院药品监督管理部门另行制定。

第八十六条 生产含麻醉药品的复方制剂，需要购进、储存、使用麻醉药品原料药的，应当遵守本条例有关麻醉药品管理的规定。

第八十七条 军队医疗机构麻醉药品和精神药品的供应、使用，由国务院药品监督管理部门会同中国人民解放军总后勤部依据本条例制定具体管理办法。

第八十八条　对动物用麻醉药品和精神药品的管理，由国务院兽医主管部门会同国务院药品监督管理部门依据本条例制定具体管理办法。

第八十九条　本条例自 2005 年 11 月 1 日起施行。1987 年 11 月 28 日国务院发布的《麻醉药品管理办法》和 1988 年 12 月 27 日国务院发布的《精神药品管理办法》同时废止。

附录七：

国务院防治艾滋病工作委员会部委成员单位防治艾滋病工作职责

为全面贯彻我国预防与控制艾滋病工作方针和政策，认真落实《国务院关于印发中国预防与控制艾滋病中长期规划（1998—2010年）的通知》（国发〔1998〕38号）、《国务院关于切实加强艾滋病防治工作的通知》（国发〔2004〕17号），在国务院防治艾滋病工作委员会统一组织协调下，形成良好的政府主导、多部门合作、全社会参与的工作机制，推动艾滋病防治工作的深入开展，确定部委成员单位艾滋病防治工作职责。

一、共同职责

参与研究制定艾滋病防治工作的重大方针、政策和规划；协调解决全国艾滋病防治工作中的重大问题；组织有关部门和单位并动员社会各方面力量积极参与艾滋病防治工作；制定本部门艾滋病防治工作计划和本系统艾滋病防治规划；组织开展本系统职工艾滋病防治宣传教育工作；参与全国艾滋病防治工作调研和督导；承办委员会议定的其他工作任务。

二、部门职责

（一）中宣部

1. 参与研究制定全国预防控制艾滋病宣传教育有关规划和年度工作计划。

2. 协调和指导地方宣传部门和有关宣传、新闻机构，通过广播、电视、报刊、互联网等媒体，开展多种形式的艾滋病防治宣传教育。

（二）发展改革委

1. 参与制定国家艾滋病防治工作规划，并负责将其纳入国民经济和社会发展计划。

2. 对艾滋病防治、科研机构所需固定资产投资项目，按照分级管理的原则列入固定资产投资计划。把艾滋病防治重点地区、中西部贫困地区防治机构基本建设支持项目列入中央基本建设计划。

3. 把具备产业化条件的艾滋病防治科研成果列入国家高科技产业发展项目计划予以支持。

4. 负责组织国内用于艾滋病防治的疫苗、诊断试剂、治疗药品和设备的生产、储备。会同卫生部确定生产国产艾滋病药品的定点企业及药品品种清单。

5. 依据相关法律法规，负责组织确定纳入政府定价范围内的用于艾滋病防治的疫苗、诊断试剂、治疗药品和设备的价格。

（三）教育部

1. 负责在全国各类高等学校、各类中等职业学校、普通中学开展艾滋病防治知识教育，并纳入学校的教学计划。

2. 研究制定艾滋病患者遗孤及感染艾滋病病毒的青少年就学的有关政策。

3. 做好外国留学生和出国留学人员艾滋病防治宣传教育工作。

4. 组织协调医学院校做好艾滋病防治的教学、科研和人才培养工作。

（四）科技部

1. 会同财政部将艾滋病重点科研项目优先列入国家科技攻

关支持范围。

2. 配合卫生部、发展改革委、财政部等有关部门制定国家艾滋病防治规划、行动计划。

3. 把艾滋病防治知识宣传纳入科普宣传工作计划。

4. 负责组织开展艾滋病防治的疫苗、诊断试剂、治疗药品等研究开发工作。

5. 负责组织开展中、西医治疗艾滋病新技术、新方法的研究开发工作。

6. 负责国家艾滋病防治科技信息的收集、分析与交流工作。

（五）国家民委

1. 负责在民族地区开展艾滋病宣传教育工作。开展有关调查，提出改进意见，协助处理艾滋病防治宣传工作中涉及民族关系的特殊事宜。

2. 开发艾滋病防治知识和政策民族语言宣传材料。

3. 负责安排指导主管宣传教育单位开展对少数民族地区预防控制艾滋病的宣传教育工作。

（六）公安部

1. 依法严厉打击卖淫嫖娼、吸食注射毒品、非法采供血等违法犯罪活动。

2. 在卫生部门的配合下，对看守所、戒毒所等的被监管人员进行预防艾滋病知识的宣传教育。

3. 将艾滋病防治基本知识、职业暴露预防与处理等相关知识纳入对看守所、戒毒所的监管民警和医务人员以及治安、刑事、禁毒等警种民警的岗位培训内容。

4. 会同卫生部门，将艾滋病病毒抗体检查列为新入所的被监管人员常规检查内容，做好艾滋病检测工作，并提供相关信息。

5. 配合卫生部门，对看守所、戒毒所的艾滋病病毒感染者和患者进行医学管理，对艾滋病患者进行治疗。

6. 配合卫生部、食品药品监管局等部委共同做好海洛因成瘾者药物维持治疗工作。

7. 配合有关部门共同做好在公共场所中开展艾滋病防治知识宣传教育工作。

（七）民政部

1. 负责对因艾滋病致贫、符合社会救济条件的艾滋病患者给予生活救济。对艾滋病患者遗孤给予生活救助，并指导地方开展安置工作。将艾滋病防治工作纳入社区建设中，会同教育部共同落实艾滋病患者遗孤免费接受义务教育问题。

2. 配合有关部门研究制定支持民间组织参与艾滋病防治工作政策，做好艾滋病防治民间组织的注册和管理工作。

3. 会同卫生部门做好接受救助的城市生活无着的流浪乞讨人员的艾滋病知识宣传教育和艾滋病监测工作。

（八）司法部

1. 将艾滋病防治知识纳入出入监（狱）、（劳教）所教育内容，对羁押人员进行预防艾滋病知识的宣传教育。

2. 配合卫生部门做好艾滋病监测工作，将艾滋病病毒抗体检查列为新羁押人员常规检查内容，按照有关规定提供相关信息。

3. 按照有关规定，配合卫生部门对监狱、劳教场所的艾滋病病毒感染者和患者进行医学管理，对不予或不能实施保外、所外就医的艾滋病患者进行治疗。

4. 对艾滋病病毒感染者和患者提供司法援助。

（九）财政部

1. 制定艾滋病防治经费投入政策，明确中央、地方经费投入及管理职责。

2. 根据艾滋病防治工作需要，负责安排应由中央财政承担的艾滋病防治经费，并与有关部门一起做好经费使用的监督和效益评估工作。

3. 督导和指导地方财政安排相应的艾滋病防治专项经费。

4. 配合发展改革委、卫生部等有关部门制定国家艾滋病防治规划、行动计划和实施方案。

5. 会同有关部门制定用于艾滋病防治的疫苗、诊断试剂、治疗药品的进口和国内生产销售的相关税收政策。

6. 配合有关部门研究制定艾滋病防治工作人员奖励、补助政策。

7. 会同卫生部研究调整艾滋病免费抗病毒治疗药品目录。

（十）劳动保障部

1. 按照城镇职工基本医疗保险制度的有关规定，负责为已参加城镇职工基本医疗保险的艾滋病患者提供基本医疗保障。

2. 对有劳动能力的艾滋病病毒感染者，提供就业服务，帮助其实现就业，积极消除对艾滋病病毒感染者的歧视。

3. 会同有关部门在城镇职工中开展防治艾滋病的宣传教育工作。将艾滋病防治知识纳入农村劳动力转移培训内容。

（十一）建设部

1. 将艾滋病防治知识作为建筑企业职工教育培训的重要内容，组织做好建设工地工人艾滋病防治知识的宣传教育等工作。

2. 支持在城市社区、公共场所开展艾滋病防治宣传活动。

（十二）铁道部、交通部、民航总局

1. 利用机场、车站、码头及交通工具等场所，采用多种形式对旅客和司乘人员进行预防艾滋病宣传教育。

2. 配合卫生部做好艾滋病监测工作，依法向卫生部门报告疫情。

（十三）农业部

1. 会同发展改革委等部门在制定国民经济和社会发展计划

中，将农村艾滋病防治工作纳入农业和农村经济发展战略、中长期发展规划。

2. 会同卫生部门共同做好农村地区艾滋病防治知识的宣传教育等工作。

3. 会同财政部门、扶贫办制定有关规划，将艾滋病防治工作纳入扶贫（农业开发）项目，支持重点地区以及因艾滋病造成贫困的家庭开展生产自救工作。

（十四）商务部

1. 优先安排有关艾滋病对外合作项目的立项、审批，并协调运转。

2. 促进与艾滋病防治相关的技术进出口与合作。

3. 会同有关部门做好出国劳务人员艾滋病防治知识培训教育。

4. 负责牵头组织 WTO 框架下的艾滋病治疗药品强制许可谈判。

（十五）卫生部

1. 会同发展改革委、科技部、财政部等有关部门共同制定国家艾滋病防治规划、行动计划和实施方案，协调和指导实施。

2. 会同有关部门起草有关艾滋病防治的法律、法规。

3. 负责组织艾滋病疫情监测与管理，制订有关技术标准，组织对艾滋病防治工作的监督、检查、评价和技术指导。

4. 负责艾滋病专业机构、队伍的建设和管理。组织对医疗卫生人员及其他各类从事艾滋病防治科研、宣传教育和管理人员艾滋病防治知识的培训工作，组织开展有关科学研究和卫生宣传教育工作。

5. 负责为农民和城镇中未参加基本医疗保险等医疗保障制度的经济困难人员中的艾滋病病毒感染者和患者免费提供抗病毒治疗药物。负责艾滋病治疗工作的组织管理。

6. 发挥中医药特色优势，开展中医药防治艾滋病的研究和应用。

7. 定期发布全国艾滋病疫情信息。

8. 组织卫生系统开展艾滋病防治宣传和行为干预工作。

9. 组织实施艾滋病母婴传播阻断工作。

10. 指导基层社区制定艾滋病防治工作计划。

11. 承担国务院防治艾滋病工作委员会办公室日常工作。

（十六）人口计生委

1. 结合人口和计划生育工作，指导各级各类计划生育机构，开展预防艾滋病传播的宣传教育、咨询服务。

2. 利用人口和计划生育网络，结合计划生育技术服务，推广使用安全套等预防艾滋病干预措施。

3. 研究具有预防艾滋病作用的新型避孕技术，并负责研制、引入、推广和监测的组织实施。

4. 组织实施、推动安全套社会营销试点工作，制定有关实施方案和管理办法。

5. 与卫生等部门共同对流动人口开展艾滋病防治知识宣传教育。

（十七）工商总局

1. 配合有关部门组织开展对娱乐和服务场所安全套预防艾滋病的宣传工作，落实推广使用安全套等干预措施。

2. 制定鼓励预防艾滋病公益广告政策，支持推广安全套预防艾滋病的广告宣传。

3. 依法加强对涉及艾滋病防治的药品、医疗器械、医疗用品、医疗服务广告、公益广告的监督管理。

（十八）质检总局

1. 开展对出入境人员艾滋病防治知识的宣传教育。

2. 依法对出入境人员进行艾滋病卫生检疫监测和对出入境

微生物、人体组织、生物制品、血液及其制品等有关特殊物品进行卫生检疫监管，依法及时向卫生部门报告疫情。

3. 对安全套实施强制性产品认证，经过认证并标注认证标志后，方可出厂、销售、进口。

（十九）广电总局

1. 研究制定相关政策，鼓励并指导防治艾滋病广播电视宣传教育节目的制作播出，督促各级广播电台、电视台将防治艾滋病知识内容列入日常宣传工作计划，并进行检查。

2. 组织广播电台、电视台报道有关艾滋病防治工作开展情况。

（二十）食品药品监管局

1. 负责对治疗艾滋病的药品、诊断试剂以及安全套等预防用品的审批、质量监督。对预防、诊断、治疗艾滋病的试剂、仪器和药品注册申请优先处理。

2. 简化安全套经营审批程序，提高安全套质量。

3. 做好海洛因成瘾者维持治疗药品美沙酮的供应、监督管理等工作，将以美沙酮维持治疗的吸毒人员纳入药物滥用监测范围。

4. 对进口、捐赠的艾滋病防治药品、试剂、设备进行快速审批。

（二十一）新闻办

1. 组织、指导、协调中央对外新闻单位和新闻网站对外宣传防治艾滋病法律、法规、政策。对外宣传报道防治工作的成果、经验、重大活动以及有关新闻信息。

2. 负责组织有关艾滋病防治工作的新闻发布会。

3. 收集、分析国外媒体对我国艾滋病防治的舆情。

（二十二）总后勤部卫生部、武警总部后勤部

1. 根据国家和军队有关规定，做好军队的艾滋病预防控制

工作。

2. 协助和支持地方做好有关防治工作。

（二十三）全国总工会、共青团中央、全国妇联

1. 组织和动员全国职工、青年、妇女积极参与艾滋病防治工作。

2. 根据各自工作对象，做好职工、青年、妇女防治艾滋病宣传教育工作。

3. 依法维护职工、青年、妇女中艾滋病病毒感染者和患者的合法权益。

（二十四）中国红十字会总会

1. 配合卫生部门做好无偿献血的宣传动员工作。

2. 协助政府有关部门对生活困难的艾滋病病毒感染者、患者及家属开展关怀救助工作。

3. 动员红十字会会员、红十字青少年和红十字会志愿工作者积极参与预防和控制艾滋病宣传教育工作。

附录八：

公安部关于公安机关做好预防控制艾滋病有关工作的通知

公治〔2000〕159号

各省、自治区、直辖市公安厅、局，新疆生产建设兵团公安局：

艾滋病是一种目前尚无有效治愈方法、死亡率极高但完全可以预防和控制的传染病。我国自1985年发现首例艾滋病患者以来，在各级公安机关和卫生部门的共同努力下，艾滋病感染率一直控制在较低水平，但近几年艾滋病传播蔓延速度明显加快，截至目前各地已报告发现艾滋病病毒感染者1.7万余名。据专家测算，到2010年底，我国艾滋病病毒实际感染人数有可能达到150万人，艾滋病已越来越成为威胁人民生命健康、影响经济发展、危害社序的重大社会问题，预防控制艾滋病工作日趋紧迫。对此，党中央、国务院十分重视，多次就预防控制艾滋病工作作出部署，并建立了国务院防治艾滋病性病协调会议制度，制定了《中国预防与控制艾滋病中长期规划（1998至2010年)》，并明确了国家有关部委局（团体）在预防控制艾滋病性病工作方面的职责和要求。现就公安机关进一步做好预防控制艾滋病工作的有关问题通知如下：

一、提高认识，加强学习，增强工作的主动性

预防控制艾滋病工作与国计民生息息相关，对保障国民经济的健康快速发展、维护社会安定、保护人民群众生命安全具有重

要意义。各级公安机关对此要有充分的认识，要认真履行国家和法律赋予的职责，切实发挥职能作用，要组织广大民警认真学习掌握国家有关预防控制艾滋病的法律、法规和政策、规定，了解目前艾滋病蔓延流行的趋势及危害，充分认识预防控制艾滋病工作的艰巨性和紧迫性，增强民警的工作责任心和主动性，提高工作水平。

二、切实履行职责，采取有针对性的措施，将预防控制艾滋病工作落到实处

一是要将预防控制艾滋病工作与打击卖淫嫖娼、吸食注射毒品、非法采集血浆等违法犯罪活动的工作结合起来，加强对艾滋病高危人群的管理和控制。卖淫嫖娼、吸食注射毒品、非法采集血浆等行为不仅是法律所禁止的违法犯罪行为，同时也是造成艾滋病传播的重要渠道。因此，依法严厉打击卖淫嫖娼、吸食注射毒品、非法采集血浆等违法犯罪活动，既是维护社会良好治安秩序的重要工作，也是阻断艾滋病传播渠道的有效方法之一。各地公安机关要将预防控制艾滋病工作融入到打击卖淫嫖娼、吸食注射毒品、非法采集血浆等违法犯罪活动工作中去。被收容教育人员、强制戒毒人员入所后，各地公安机关要主动商请当地卫生部门对其进行艾滋病检测；发现艾滋病病毒感染者要配合卫生部门立即予以隔离；对被收容教育人员、强制戒毒人员中的艾滋病病毒感染者，不得提前解除收容教育或强制戒毒；收容教育、强制戒毒期满后，应将其有关情况及时通知当地卫生部门，配合卫生部门做好对他们的监控工作。对查获的非法卖血人员要及时通报当地卫生部门进行血液检测。与此同时，各地要配合卫生部门做好本地区的艾滋病病人收治工作，并配合医疗保健机构、卫生防疫机构及治疗机构做好对艾滋病病人的强制隔离工作，以减少其社会危害。对明知自己是艾滋病病毒感染者或艾滋病病人而故意传播他人的，要依法严惩。

二是积极开展预防控制艾滋病宣传教育工作。各地公安机关要将艾滋病的有关知识列入收容教育所、强制戒毒所、拘留所和看守所的日常宣传教育工作中，要通过多种方式加强对被收容教育人员、强制戒毒人员、拘留人员和其他犯罪嫌疑人的预防艾滋病知识教育，以增强其自我防护能力。宣传工作中，各地要按照卫生部、公安部等九部委下发的《预防艾滋病性病宣传教育原则》（卫疾控发〔1998〕第1号）的有关规定，严格把握教育内容的科学性、准确性和政策性。要积极配合卫生部门，在艾滋病病毒传播高发地区开展有针对性的宣传教育，通过正确的行为干预，规范人们的健康行为，抵御艾滋病的侵害。

三是做好民警培训工作，增强民警的工作责任心和自我保护能力。各地要结合公安工作的特点，认真组织广大民警学习艾滋病的有关知识，提高对艾滋病的认识，消除思想顾虑，增强日常工作中的自我保护能力。要严禁民警歧视、打骂和虐待艾滋病病毒感染者和艾滋病病人，同时，对治安、巡警、禁毒、监管、交通等经常与高危人群有接触的警种，要进行专门的培训，并对有关民警进行专题考核，有条件的地区，要为民警配备必要的防护设备。对工作中受到不法侵害、有可能发生血液感染的民警，要立即送专门医院检查治疗。

三、加强组织建设，保障预防控制艾滋病工作顺利、有序开展

1999年3月，公安部组建成立了由治安管理局牵头，禁毒局、监所管理局参加的预防控制性病、艾滋病工作协调组，负责指导、协调全国公安机关预防控制艾滋病工作。为确保此项工作有序开展，各省、自治区、直辖市公安厅、局也应成立相应的协调机构，指导本地区的工作，有条件的县、市公安机关要逐步建立健全民警健康教育制度，配备专门的保健民警，负责对广大民警的健康教育宣传和培训工作。

各地开展预防控制艾滋病的工作情况，请及时报告。

二〇〇〇年四月二十四日

附录九：

医务人员艾滋病病毒职业暴露防护工作指导原则

（试　行）

第一章　总　则

第一条　为维护医务人员的职业安全，有效预防医务人员在工作中发生职业暴露感染艾滋病病毒，制定本指导原则。

第二条　本指导原则所称艾滋病病毒职业暴露是指医务人员从事诊疗、护理等工作过程中意外被艾滋病病毒感染者或者艾滋病病人的血液、体液污染了皮肤或者粘膜，或者被含有艾滋病病毒的血液、体液污染了的针头及其他锐器刺破皮肤，有可能被艾滋病病毒感染的情况。

第三条　各级各类医疗卫生机构应当按照本指导原则的规定，加强医务人员预防与控制艾滋病病毒感染的防护工作。

第二章　预　防

第四条　医务人员预防艾滋病病毒感染的防护措施应当遵照标准预防原则，对所有病人的血液、体液及被血液、体液污染的物品均视为具有传染性的病源物质，医务人员接触这些物质时，必须采取防护措施。

第五条 医务人员接触病源物质时，应当采取以下防护措施：

（一）医务人员进行有可能接触病人血液、体液的诊疗和护理操作时必须戴手套，操作完毕，脱去手套后立即洗手，必要时进行手消毒。

（二）在诊疗、护理操作过程中，有可能发生血液、体液飞溅到医务人员的面部时，医务人员应当戴手套、具有防渗透性能的口罩、防护眼镜；有可能发生血液、体液大面积飞溅或者有可能污染医务人员的身体时，还应当穿戴具有防渗透性能的隔离衣或者围裙。

（三）医务人员手部皮肤发生破损，在进行有可能接触病人血液、体液的诊疗和护理操作时必须戴双层手套。

第六条 医务人员在进行侵袭性诊疗、护理操作过程中，要保证充足的光线，并特别注意防止被针头、缝合针、刀片等锐器刺伤或者划伤。

第七条 使用后的锐器应当直接放入耐刺、防渗漏的利器盒，或者利用针头处理设备进行安全处置，也可以使用具有安全性能的注射器、输液器等医用锐器，以防刺伤。

禁止将使用后的一次性针头重新套上针头套。禁止用手直接接触使用后的针头、刀片等锐器。

第三章 发生职业暴露后的处理措施

第八条 医务人员发生艾滋病病毒职业暴露后，应当立即实施以下局部处理措施：

（一）用肥皂液和流动水清洗污染的皮肤，用生理盐水冲洗粘膜。

（二）如有伤口，应当在伤口旁端轻轻挤压，尽可能挤出损伤处的血液，再用肥皂液和流动水进行冲洗；禁止进行伤口的局部挤压。

（三）受伤部位的伤口冲洗后，应当用消毒液，如：75%乙醇或者0.5%碘伏进行消毒，并包扎伤口；被暴露的粘膜，应当反复用生理盐水冲洗干净。

第九条　医务人员发生艾滋病病毒职业暴露后，医疗卫生机构应当对其暴露的级别和暴露源的病毒载量水平进行评估和确定。

第十条　艾滋病病毒职业暴露级别分为三级。

发生以下情形时，确定为一级暴露：

（一）暴露源为体液、血液或者含有体液、血液的医疗器械、物品；

（二）暴露类型为暴露源沾染了有损伤的皮肤或者粘膜，暴露量小且暴露时间较短。

发生以下情形时，确定为二级暴露：

（一）暴露源为体液、血液或者含有体液、血液的医疗器械、物品；

（二）暴露类型为暴露源沾染了有损伤的皮肤或者粘膜，暴露量大且暴露时间较长；或者暴露类型为暴露源刺伤或者割伤皮肤，但损伤程度较轻，为表皮擦伤或者针刺伤。

发生以下情形时，确定为三级暴露：

（一）暴露源为体液、血液或者含有体液、血液的医疗器械、物品；

（二）暴露类型为暴露源刺伤或者割伤皮肤，但损伤程度较重，为深部伤口或者割伤物有明显可见的血液。

第十一条　暴露源的病毒载量水平分为轻度、重度和暴露源不明三种类型。

经检验，暴露源为艾滋病病毒阳性，但滴度低、艾滋病病毒感染者无临床症状、CD4 计数正常者，为轻度类型。

经检验，暴露源为艾滋病病毒阳性，但滴度高、艾滋病病毒感染者有临床症状、CD4 计数低者，为重度类型。

不能确定暴露源是否为艾滋病病毒阳性者，为暴露源不明型。

第十二条 医疗卫生机构应当根据暴露级别和暴露源病毒载量水平对发生艾滋病病毒职业暴露的医务人员实施预防性用药方案。

第十三条 预防性用药方案分为基本用药程序和强化用药程序。基本用药程序为两种逆转录酶制剂，使用常规治疗剂量，连续使用 28 天。强化用药程序是在基本用药程序的基础上，同时增加一种蛋白酶抑制剂，使用常规治疗剂量，连续使用 28 天。

预防性用药应当在发生艾滋病病毒职业暴露后尽早开始，最好在 4 小时内实施，最迟不得超过 24 小时；即使超过 24 小时，也应当实施预防性用药。

发生一级暴露且暴露源的病毒载量水平为轻度时，可以不使用预防性用药；发生一级暴露且暴露源的病毒载量水平为重度或者发生二级暴露且暴露源的病毒载量水平为轻度时，使用基本用药程序。

发生二级暴露且暴露源的病毒载量水平为重度或者发生三级暴露且暴露源的病毒载量水平为轻度或者重度时，使用强化用药程序。

暴露源的病毒载量水平不明时，可以使用基本用药程序。

第十四条 医务人员发生艾滋病病毒职业暴露后，医疗卫生机构应当给予随访和咨询。随访和咨询的内容包括：在暴露后的第 4 周、第 8 周、第 12 周及 6 个月时对艾滋病病毒抗体进行检测，对服用药物的毒性进行监控和处理，观察和记录艾滋病病毒感染的早期症状等。

第四章 登记和报告

第十五条 医疗卫生机构应当对艾滋病病毒职业暴露情况进行登记，登记的内容包括：艾滋病病毒职业暴露发生的时间、地点及经过；暴露方式；暴露的具体部位及损伤程度；暴露源种类和含有艾滋病病毒的情况；处理方法及处理经过，是否实施预防性用药、首次用药时间、药物毒副作用及用药的依从性情况；定期检测及随访情况。

第十六条 医疗卫生机构每半年应当将本单位发生艾滋病病毒职业暴露情况进行汇总，逐级上报至省级疾病预防控制中心，省级疾病预防控制中心汇总后上报中国疾病预防控制中心。

第五章 附 则

第十七条 本指导原则所称医疗卫生机构指依照《医疗机构管理条例》的规定取得《医疗机构执业许可证》的机构及疾病预防控制机构、采供血机构。

公安、司法等有关部门在发生艾滋病病毒职业暴露后的处理方面，可以参照本指导原则。

第十八条 本指导原则所称体液包括羊水、心包液、胸腔液、腹腔液、脑脊液、滑液、阴道分泌物等人体物质。

第十九条 本指导原则自2004年6月1日起实施。

附录十：

公安民警艾滋病职业暴露防护工作参考指南

第一章 总 则

第一条 为了依法打击利用艾滋病进行的违法犯罪活动，切实维护社会治安秩序，保障人民群众生命安全，同时避免处警民警遭遇感染艾滋病的危险，根据国家有关法律和规定，特编写制定本参考指南。

第二条 本参考指南所称“民警的艾滋病职业暴露”是指：民警在执行职务过程中，接触到带有艾滋病病毒的血液、体液等，污染了自己身体的粘膜（包括口、眼、耳、鼻等）或有伤损的皮肤，从而导致有感染艾滋病病毒的可能。

第三条 本参考指南中所涉及的民警依法执行职务是指：各级公安机关的治安、巡警、防爆、刑侦、派出所等民警在依法打击吸食毒品、卖淫嫖娼、非法采供血违法犯罪人员的行动；交通民警处理交通事故，救助伤员，堵截犯罪嫌疑人等行动；强制戒毒所、收容教育所、拘留所、看守所、监狱、劳教等羁押场所里的民警对艾滋病病毒感染者嫌疑犯监管工作；法医、技术人员在化验、鉴定伤情或解剖尸体过程中。

第二章 预 防

第四条 公安民警必须高度重视，认真学习掌握必要的预防艾滋病相关知识和预防措施来武装保护自己；另一方面，还要认真研究分析以往发生过的类似相关案例，从中总结经验，引以为戒，杜绝今后有可能发生的类似事件。

第五条 民警在依法处置违法犯罪的艾滋病病毒感染者或对相关违法犯罪证物进行搜查、处置过程中，要提高警惕，杜绝麻痹思想，必须采取防护措施。当被打击和拘捕对象实施拒捕、反抗时，民警要注意做好自我防护，避免被犯罪嫌疑人咬伤、抓伤、刺伤、割伤皮肤的情况发生。

第六条 民警在对卖淫嫖娼人员、吸毒人员、非法采卖血人员的相关违法犯罪证物进行搜查、处置时，必须戴好防护手套或使用代替手操作的工具，避免被带有艾滋病病毒血液污染的注射针头、利器、破碎器皿等刺破或割伤皮肤。操作完毕，摘去手套后要立即洗手，必要时进行消毒处理。

第七条 法医、尸检、化验室等技术人员在给携带艾滋病病毒的尸体验尸解剖时，必须配戴眼镜、防渗透性能口罩、防病毒手套、防渗透性能的隔离衣，防止尸检过程中被含艾滋病病毒血液、体液飞溅到技术人员的面部和身体。

第八条 交通民警在处置交通事故等工作过程中，要避免直接接触他人的血液、体液。无法避免接触时，要戴好相应的防护装备。

第三章 发生职业暴露后的操作规程

第九条 民警如果发生接触到艾滋病病毒污染的意外情况，

不要惊慌，要沉着冷静地分析、判断现场污染源和自己的实际情况，根据自己身体被污染或伤损部位的不同级别、程度，及时采取各种紧急处置的补救措施。紧急处置的原则就是通过下述方法对暴露部位就近进行冲洗和消毒，及时去除沾染在身体局部的部分艾滋病病毒，减少其经血液向全身传播的概率。

第十条 如果是含病毒血液、体液等溅洒于民警完好的皮肤表面部位，应立即先使用肥皂，再用自来水、流动清水或生理盐水冲洗。

第十一条 如果是含病毒血液、体液等溅入口腔、眼睛等部位，要及时用清水、自来水或生理盐水进行长时间、反复彻底地冲洗。

第十二条 如果是皮肤表层发生针刺伤、切割伤、抓伤、咬伤等出血性损伤：

1. 应立即在伤口旁边往外轻轻挤压，尽可能地挤出损伤部位局部血液，然后用稀释的肥皂液、自来水、流动清水或生理盐水等彻底冲洗，禁止对伤口部位直接揉压。

2. 被污染的身体受伤部位经冲洗后，应当用消毒液剂（如84消毒液、消毒灵、碘伏、75%的酒精、0.5%的来苏儿、0.2%的次氯酸钠、0.2%的漂白粉溶液、0.3%的双氧水等）对创面进行全面消毒，并包扎保护好伤口。

第四章 公安机关与卫生部门建立联动机制

第十三条 各地公安机关要与当地卫生部门建立起明确通畅的卫生防疫支持供给绿色渠道，建立健全公安机关与卫生部门的明确合作关系。在预防控制艾滋病的工作中，公安机关与卫生防疫部门要根据工作需要与特点相互支持，通力合作。卫生防疫部门要经常性、随时随地地给予公安机关提供有关预防控制艾滋病的卫生防疫专业知识与技术指导。

第十四条　民警在工作中一旦发生艾滋病职业暴露意外情况后，公安机关立即通过与卫生防疫部门的联动机制，请当地卫生部门派遣有关专家或医务人员，对发生暴露民警伤情的暴露级别和暴露源病毒载量级别进行评估与确定，并给予当事人补救处置的指导方案。

第十五条　医疗卫生机构根据现场暴露级别和暴露源病毒载量级别，对发生艾滋病病毒职业暴露的民警作出是否需要实施预防性用药方案。各省、自治区、直辖市的卫生医疗机构必须保证公安民警在执行职务时发生艾滋病病毒职业暴露情况后，能够在4小时内服用到（最迟不得超过24小时的规定时限内）抗病毒药品。

第五章　附　则

第十六条　报告原则

1. 对被污染的身体局部进行应急处置的同时，及时向上级主管领导汇报遭遇艾滋病病毒职业暴露的情况，以使上级及时了解现场事态，并根据现场各种状况分析意外事件发生的原因与后果，给予现场安排调度必要的救助支持。

2. 报告的同时，现场要分析查找事故原因，并对事故过程和处理情况进行详细记录。包括事故发生时间、地点及经过、暴露方式、损伤的具体部位、损伤程度、接触物的种类、处理方法和处理经过，以及在专家或医务人员指导下的用药情况（首次用药时间、药物的副作用情况等）。

3. 医疗卫生机构按照《医务人员艾滋病病毒职业暴露指导原则（试行）》第十五条的规定内容，对现场民警发生的艾滋病病毒职业暴露情况进行认真填写登记，并上报省级疾病控制中心和公安部预防控制艾滋病协调小组。

4. 各事故发生单位要在每年的7月5日和次年的1月31日前，分别将上、下半年填写的《艾滋病职业暴露人员个案登记表》逐级报至公安部预防控制艾滋病协调小组。由公安部预防控制艾滋病协调小组汇总后抄报国务院防治艾滋病工作委员会。

第十七条 保密原则

由于目前社会人群对艾滋病认识的不平衡，使艾滋病病毒感染者要面临来自各方的歧视和压力。因此，意外发生后，当事人可以仅向单位主要领导汇报，有关知情人必须为当事人严格保密。特别是已经造成感染的情况下，任何人都不得向外界和无关人员泄露当事人的所有情况。在报告过程中也必须遵守保密原则。

第十八条 知情同意原则

目前针对艾滋病病毒暴露后使用的预防感染的抗病毒药物，第一次用药的时间尽可能的要早。如第一次服药距暴露意外发生时间超过24小时，药物的有效性则不能得到保证。同时，所有用于预防性药物均有一定的毒副作用，而且预防效果也不是绝对的，只能降低暴露意外发生后被艾滋病病毒的感染概率。有关人员应事先将有关利益和风险告知当事人，在当事人知情和充分考虑利弊的基础上自愿选择是否使用预防性抗病毒药物。

第十九条 本《公安民警艾滋病职业暴露防护工作参考指南》仅作为公安机关和公安民警在参与预防控制艾滋病工作中的参考资料，各地公安机关应根据国家有关法律法规、职业防护规定和各自实际情况，制定出符合当地艾滋病防治工作需要的《公安民警艾滋病职业暴露防护工作细则》。

公安部预防控制艾滋病协调小组

二〇〇四年十一月一日

附录十一：

预防艾滋病最基本知识十条

一、艾滋病是一种目前尚无有效治愈方法但是完全可以预防的严重传染病。

二、艾滋病主要通过三种途径传播：性接触、血液和母婴传播。

三、预防经性途径传染艾滋病首先是洁身自爱、遵守性道德，其次是正确使用避孕套。使用避孕套不仅可以避免怀孕，还可以预防性病和艾滋病。

四、预防经血液途径传染艾滋病首先是不要吸毒，特别是不能共用注射器或使用未消毒的注射器静脉注射毒品。

五、预防经血液途径传染艾滋病的另一个方面是避免使用未消毒的器械拔牙和其他侵入人体的操作，避免使用不安全的血液和血液制品。

六、已感染艾滋病病毒的妇女避免怀孕和哺乳可以预防经母婴途径传染艾滋病。

七、已感染艾滋病病毒的人在发展成艾滋病病人以前通常可以没有任何症状的生活很多年，外表看上去完全正常，但他们能够将病毒传染给其他人。

八、与艾滋病病人及艾滋病病毒感染者的一般生活工作接触是不会传染上艾滋病的，不必恐惧与艾滋病病人接触。

九、不要歧视艾滋病病人及艾滋病病毒感染者，给予他们人道主义的关心和帮助有利于预防和控制艾滋病。

十、艾滋病威胁着每一个人和每一个家庭，预防艾滋病是全社会的责任。